U0296362

作 者 简 介

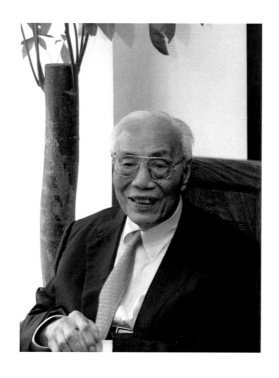

  颜德馨，男，祖籍山东，生于 1920 年。主任医师，教授，博士生导师，著名中医药学家，国家级非物质文化遗产传统医药项目代表性传承人，全国老中医药专家学术经验继承工作指导老师。历任中国中医药学会理事、国家中医药管理局科技进步奖评审委员会委员、上海师范大学、长春中医学院、成都中医药大学、上海中医药大学特聘教授、博士生导师及上海市中医药工作咨询委员会顾问、上海市医学领先专业专家委员会委员、国家自然科学基金评委等职，现任同济大学中医研究所所长。历年来获得"上海市名中医"、"全国名老中医"、第三届"上海市医学荣誉奖"等多项荣誉称号。2003 年中华中医药学会特授予其终身成就奖，并聘为该会终身理事。2004 年获得中国医师协会首届"中国医师奖"及"中国铁道学会铁道卫生学科带头人"称号，2009 年 5 月当选国家首届"国医大师"。

  颜德馨教授出生于江苏丹阳中医世家，尊翁颜亦鲁为"孟河医学流派"名中医，幼承家学。1939 年毕业于上海中国医学院，1956 年调入上海铁路中心医院主持中医业务，1992 年创建上海铁路中医技术中心。颜德馨教授长期从事疑难病证的研究，在学术上开拓创新，根据疑难病证的缠绵难愈、证候复杂等特点，以"气为百病之长"、"血为百病之胎"为纲，倡导"久病必有瘀"、"怪病必有瘀"，创立"衡法"治则，为诊治疑难病证建立了一套理论和治疗方法，为医林所瞩目。尤其是运用于心脑血管病领域，颇有成效，并于2001年在上海市卫生局领导下组建上海市中医心脑血管病临床医学中心，中心标志性学术专著《颜德馨中医心脑病学》已经由人民卫生出版社付梓。颜德馨教授多年来从事生命科学研究，主持"瘀血与衰老"科研项目，提出瘀血实邪乃人体衰老之主因的新观点，荣获国家中医药管理局科技进步二等奖。此外如"颜德馨治疗心脑血管病专家系统"、"颜德馨治疗疑难病的经验总结"、"脑梗灵治疗脑梗塞的临床与实验研究"、"衡法新药调节血脂功能的研究"等多项科研成果均获得各级科技进步奖。颜德馨教授历年来发表论文二百余篇，出版著作《餐芝轩医集》、《活血化瘀疗法临床实践》、《医方囊秘》、《气血与长寿》、《中国中医抗衰老秘诀》、《颜德馨医艺荟萃》、《颜德馨诊治疑难病秘笈》、《中医外治法》、《颜德馨临床经验集》、《颜德馨膏方真迹》等多部，并著有《衰老合瘀血》一书英文版在全世界发行。曾多次赴美国、法国、加拿大、泰国、印尼及港、台等地讲学，为中医走向世界作出了贡献。

在非典流行期间，颜德馨教授以84岁高龄，担任上海市中医防治专家组顾问，上海市中医治疗指导组组长及华东地区防治非典首席科学家。因而在"非典"得到初步控制后，颜教授分别被中国科协和中华中医药学会授予"全国防治非典型肺炎优秀科技工作者"、"中医药抗击非典型肺炎特殊贡献奖"，并取得上海市科委关于急性热病的重点资助科研项目。

颜德馨教授热心中医事业的建设，重视下一代中医接班人的培养，于1999年个人捐资设立"颜德馨中医药人才奖励基金"，每2年评选1次以鼓励后学。2004年正式成立上海颜德馨中医药基金会，并担任理事长。

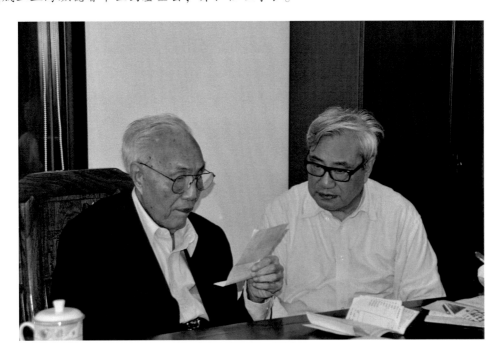

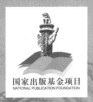

"十二五"国家重点图书出版规划项目

国医大师临床研究

中华中医药学会　组织编写

颜德馨中医气血理论与临床实践

胡晓贞　主编

科学出版社
北京

内 容 简 介

本书是国医大师颜德馨教授研究中医气血理论与临床实践的学术专著。上篇为基础理论篇，主要论述气血的概念及其生理功能，气血的病因病机与病理，气血的辨证与治则、治法，以及颜德馨教授对气血学说的认识与发展；下篇为临床应用篇，重点介绍颜德馨教授应用气血理论治疗内科杂病的经验，分别从概述、病机探析、审机论治、病案举例等方面进行分析，全面地阐明了气血失常的证候和疾病的辨证施治规律。全书将基础与临床、理论与实践紧密地结合起来，内容丰富翔实，系统地反映了中医气血研究的沿革与进展，从气血角度拓宽了中医辨证论治的新领域，体现了气血证治方法的优势与独到之处，不仅具有学术价值，同时也具有较高的临床实用价值。

本书可作为高等中医院校本科生、研究生和教师的教学参考书，也是中医、中西医结合临床工作者、研究人员的重要参考书籍。

图书在版编目（CIP）数据

颜德馨中医气血理论与临床实践／胡晓贞主编．—北京：科学出版社，2015.4

（国医大师临床研究）

国家出版基金项目·"十二五"国家重点图书出版规划项目

ISBN 978-7-03-043894-2

Ⅰ．颜… Ⅱ．胡… Ⅲ．气血–研究 Ⅳ．R223.1

中国版本图书馆 CIP 数据核字（2015）第 055167 号

责任编辑：鲍 燕／责任校对：张怡君
责任印制：赵 博／封面设计：黄华斌 陈 敬

科学出版社 出版
北京东黄城根北街 16 号
邮政编码：100717
http://www.sciencep.com

北京建宏印刷有限公司印刷
科学出版社发行 各地新华书店经销

*

2015 年 4 月第 一 版 开本：787×1092 1/16
2024 年 9 月第七次印刷 印张：13 1/2 插页：1
字数：320 000

定价：78.00 元
（如有印装质量问题，我社负责调换）

《国医大师临床研究》丛书序

2009 年 5 月 5 日，人力资源和社会保障部、卫生部和国家中医药管理局联合发布了《关于表彰首届国医大师的决定》。30 位从事中医临床工作（包括民族医药）的老专家获得了"国医大师"荣誉称号。这是新中国成立以来，中国政府部门第一次在全国范围内评选国家级中医大师。国医大师是我国中医药事业发展宝贵的智力资源和知识财富，在中医药的继承创新中发挥着不可替代的重要作用。将他们的学术思想、临床经验、医德医风传承下来，并不断加以发展创新，发扬光大，是继承发展中医药学，培养造就高层次中医药人才，提升中医药软实力与核心竞争力的重要途径。

为了弘扬中华民族文化，广泛传播和充分利用中医药文化资源，满足中医药人才队伍建设的需要；进一步完善中医药传承制度，将国医大师的学术思想、经验、技能更好地发扬光大。科学出版社精心组织策划了"国医大师临床研究"丛书的选题项目，这个选题首先被新闻出版总署批准为"十二五"国家重点图书出版规划项目，后经科学出版社遴选后申报国家出版基金项目，并在 2012 年获得了基金的支持。这是国家重视中医药事业发展的重要体现，同时也为中医药学术传承提供良好契机。国家出版基金是国家重大常设基金，是继国家自然科学基金、国家社会科学基金之后的第三大基金，旨在资助"突出体现国家意志，着力打造传世精品"的重大出版工程，在"弘扬中华文化，建设中华民族共有精神家园"方面与中医药事业有着本质和天然的相通性。国家出版基金设立六年来，对中医药事业给予了持续的关注和支持。

作为我国成立最早、规模最大的中医药学术团体，中华中医药学会长期以来为弘扬优秀民族医药文化、促进中医药科学技术的繁荣、发展、普及推广发挥了重要作用。本丛书编辑出版工作得到了中华中医药学会大力支持。国家卫生和计划生育委员会副主任、国家中医药管理局局长、中华中医药学会会长王国强亲自出任丛书主编。

作为中国最大的综合性科技出版机构，60 年来科学出版社为中国科技优秀成果的传播发挥了重要作用。科学出版社为本丛书的策划立项、稿件组织、编辑出版倾注了大量心血，为丛书高水平出版起到重要保障作用。

本丛书同时还得到了各位国医大师及国医大师传承工作室和所在单位的大力支持，并得到各位中医药界院士的支持。在此，一并表示感谢！

本丛书从重要论著、临床经验等方面对国医大师临床经验发掘整理，涵盖了中医原创思维与个性诊疗经验两个方面。并专设《国医大师临床研究概览》

分册，总括国医大师临床研究成果，从成才之路、治学方法、学术思想、技术经验、科研成果、学术传承等方面疏理国医大师临床经验和传承研究情况。这既是对国医大师临床研究成果的概览，又是研究国医大师临床经验的文献通鉴，具有永久的收藏和使用价值。

文以载道，以道育人。丛书将带您走进"国医大师"的学术殿堂，领略他们深邃的理论造诣，卓越的学术成就，精湛的临床经验；丛书愿带您开启中医药文化传承创新的智慧之门。

《国医大师临床研究》丛书编辑委员会

2013 年 5 月

前　言

颜德馨教授祖籍山东，复圣颜回后裔，1920 年生于江苏丹阳中医世家，幼承家学，负笈海上，稍长即考入上海中国医学院，深得沪上名医徐小圃、祝味菊等大师青睐，其聪颖善悟，博采众长，学贯中西，奠定了其善诊内外大小方脉的基础，乃至成为海派的领军人物。勤求古训，于《内经》、《难经》、《伤寒卒病论》等经典著作无不深研，博览百家，尤推崇张从正、张景岳、叶天士、王清任等诸家，以善治疑难、急性病而著称医林。在其 70 年行医生涯中，上下求索，勇探未知，学术上推崇气血学说。在 2007 年被文化部确定为国家级非物质文化遗产"中医生命与疾病认知方法"项目代表性传承人之一，2009 年荣膺我国首届"国医大师"，现虽已 90 余岁高龄，仍在中医一线悉心诊治患者，倾心培育传人。

气血是构成人体最基本的物质，生命的本质在于气血，而气血失和不仅是脏腑、经络、形体、官窍等多种病变的基础，而且也是分析和研究各种临床疾病病机的基础，所以《内经》有"气血失和，百病乃变化而生"之说。可以说中医气血学说是中医学独特理论体系的重要组成部分，是一种比较系统和完备的具有特色的理论，贯穿于中医学的生理、病理、诊法，辨证和防治之中。

虽然中医气血理论源远流长，内容丰富，但是在古今医学著作中，少有专门研究论述。当前气血实质的研究是国家重点科研项目之一。"颜氏内科流派"代表人物国医大师颜德馨教授在长期临床实践中，先后提出"气为百病之长，血为百病之胎"、"久病必有瘀，怪病必有瘀"等学术观点，发明" 疏其血气，令其条达，而致和平"的衡法治则，创立气血辨证体系，为中医药诊治各种疑难杂证提供新的思路和方法。

全书以颜德馨中医气血基础理论研究为基础，详细深入论述了气血病因病机，治则治法，认识发展，以及颜德馨教授运用气血理论治疗内科杂病的经验。从气血角度拓宽了中医辨证论治的新领域，不仅具有学术价值，同时也具有较高临床实用价值。

由于我们学识寡薄，承师业欠精，加之篇幅所限，故未能展现颜德馨教授学术全貌，书中有不妥之处，望请批评指正。

颜氏内科传承流派研究基地

2014 年仲夏

目　录

下篇 临床实践

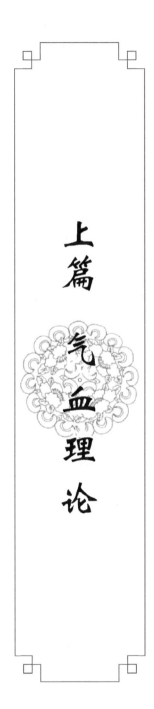

上篇　气血理论

第一章 气血概述

在祖国医学中，有着丰富多彩的、精湛的理论体系，这些理论既来源于长期的实践，又对医疗实践有着广泛的指导意义。诸如，阴阳五行学说、藏象学说、气血学说、经络学说等。其中，气血学说是中医理论体系中重要而特殊的组成部分。

"气"是不断运动着的具有很强活力的精微物质，是构成和维持人体生命活动的最基本物质，对人体具有十分重要的作用；"血"在脉中循行，内至脏腑，外达皮肉筋骨，如环无端，运行不息，营养和濡润全身。从气、血的属性来分阴阳：气具有推动、温煦等作用，属阳；血是液态物质，具有濡养、滋润等作用，属阴。故《难经》有云："气主煦之，血主濡之。"人有阴阳，亦即气血。阳主气，气全则神旺；阴主血，血盛则形强。二者互相依存，息息相关，共同维持机体的生命活动。在中医学中，"气"与"血"是兼具"物质性"和"功能性"的概念。

气血概念的物质性，是指气血是构成人体、维持人体生命活动的基本物质；气血既是人体脏腑、经络等组织生理活动的产物，又是这些组织进行正常生理活动的物质基础。如《寿世保元》谓："所以得全性命者，气与血也。血气者，乃人身之根本乎。"《医宗必读·医论图说》谓："气血者，人之所以赖以生者也，气血克盈，则有邪外御，病安从来？气血虚损，则诸邪辐辏，百病丛集。"

气血概念的功能性指是，脏腑的生理活动、生理功能体现于气与血的运动变化中，气血从阳和阴两个角度承载着脏腑的功能活动。具体而言，如肾之藏精、主生长发育、主生殖的生理功能就是通过"肾气"来实现的，《素问·上古天真论》云："女子七岁肾气盛，齿更发长；二七而天癸至，任脉通，太冲脉盛，月事以时下，故有子；三七肾气平均，故真牙生而长极；四七筋骨坚……"气血的运动变化阐明了人体在生理和病理状态下多方面的活动，又是治疗疾病的最终落脚点。气血由弱转强、由盛转衰的过程也就是人体生、长、壮、老、已的生命历程；而疾病发生、发展、转归的全过程，其本质也在于气血的变化；通过各种治疗方法，改变气血异常的病理状态，使气血调和，恢复其充盈、流畅的生理状态，可以达到治疗疾病的目的。气血的盛衰变化，能反映脏腑、经络及各种疾病的病变，故而，以气血为纲领来分析、判断、辨证、论治疾病，对临床实践具有指导意义。

气 的 概 述

(一) 气的基本概念

1. 气的哲学概念

气在古代是人们对于自然现象的一种朴素的认识，原属于哲学范畴。"气"肇始于道家之作。先秦时期的老子、宋钘、尹文等哲学家提倡"精气学说",认为气是构成整个世界的细微物质,万物皆因气而生成,气是天地万物的本源。《老子》提出了"道"的概念,"道"即是气。《周易·系辞》谓:"天地氤氲,万物化生。"《庄子知北游》明确地指出:"通天下一气耳。"宋尹学派在《管子》的内业、心术诸篇中提出了精气构成万物和"化不易气"的学说。《管子·内业》谓:"凡物之精,比则为生,下生五谷,上为列星,流行于天地之间……是故名气",指出气是一种运动着的物质,是构成物质世界的本源。《管子·心术下》谓:"气者,身之充也",指出人也是由气构成的。

东汉哲学家王充进一步发展了精气学说,在自然观上提出了唯物主义"元气"学说,《论衡·谈天》谓:"天地,含气之自然也。"《论衡·自然》谓:"天地合气,万物自生。"《论衡·物势》谓:"天地合气,人偶自生。"《论衡·辨祟》谓:"人,物也,万物之中有智慧者也。"认为气是构成世界最基本的物质,宇宙间的一切事物,都是气运动变化的结果。

气作为一个哲学概念,是物质的同义词,是一个普遍而广泛的、抽象的物质概念,它可以概括宇宙,解释自然界一切事物的存在和运动状态,但非仅指某一具体事物。气是一种至精至微的物质,是构成宇宙和天地万物的最基本元素。运动是气的根本属性,气的升降出入,是物质世界运动变化的根源。气、形及其相互转化是物质世界存在和运动的基本形式。天地万物的发生、发展和变化,皆取决于气和气的气化作用。

正是古人对自然万物朴素、唯物的认识,对中医基础理论体系的形成和发展产生了深远的影响。

2. 气在中医学中的基本概念

气是物质与功能的统一,同样,人体之气也是生命活动与生理功能的统一。总而言之,中医学认为,气是构成人体的最基本物质,也是维持人体生命活动的最基本物质,人体各种生命活动均可以用气的运动变化来解释。

(1) 气是构成人体的最基本物质:人是天地之气和合交感的产物。人生活的场所,是下降的天气和上升的地气相互交汇的地方,在这里,既有天之六气的影响,又有地之五行生克的作用。《素问·至真要大论》曰:"本乎天者,天之气也;本乎地者,地之气也。天地之气合,六节分而万物生化矣。"人生活在自然界中,和宇宙万物一样,都是由气构成的,都是天地形气阴阳相感的产物,是自然界有规律的运动变化的结果。

父母之精气是生命的本始物质。中医学在强调气是构成人体的最基本物质,承认生命物质性的同时,又进一步指出生命是由精气直接形成的。《素问·金匮真言论》曰:"夫精者,身之本也。"《灵枢·决气》曰:"两神相搏,合而成形,常先身生,是谓精。"精气先身而生,具有遗传特性,来源于父母的先天之精气相合,形成了原始的胚胎,转化为胚胎自身之精气,成为人体生长发育和繁衍后代的物质基础。

(2) 气是维持人体生命活动的最基本物质:气化是生命活动的基本特征。人体是一个不断发生着升降出入气化作用的有机体。气化运动是生命的基本特征,没有气化就没有生命,《素问·六微旨大论》曰:"物之生,从乎化,物之极,由乎变,变化之相薄,成败之所由也。"气化运动的本质就是有机体内部阴阳消长转化的矛盾运动。《素问·六微旨大论》曰:"升降出入,无器不有","上下之位,气交之中,人之居也","气交之分，人气从之，万物由之，此之谓也"。没有升降出入就没有生命活动。《素问·六微旨大论》又曰："非出入，则无以生长壮老已，非升降，则无以生长化收藏"，"出入废则神机化灭，升降息则气立孤危"。升降出入是气化运动的基本形式，生命活动寓于升降出入的矛盾运动之中。

气为神的物质基础。人之生死，一气而已。形者生之舍，气者生之元，神者生之制。形以气充，神依气立，气纳神存。人之形与神皆根源于气。精神活动在生命功能的基础上，产生更为高级的功能活动，即人的感觉、思维和情志活动，属机体生命活动的范畴，气的充足是产生感觉和情志活动的物质基础。气构成形体，由形体产生人体之神，即神根于形，形根于气。中医学的形神观，坚持了物质第一性，精神第二性的唯物主义原则，否认有离开形体而独立存在的精神实体，强调神的存在以脏腑气血功能为前提，脏腑是由人体之气而生成的。

物质世界处于永恒的运动变化之中。整个世界就是一个由气到形、由形到气，即形气转化的循环往复的无穷过程。人的生命活动也是如此，中医学按气—形—神的逻辑结构，论述了物质与运动、机体与功能、肉体与精神的关系，即形体物质与生命功能之间的关系，也就是形神关系。总之，形与神俱，乃成为人。

3. 气在中医学中的含义

哲学概念的气与医学概念的气是有区别的，他们之间是抽象与具体、共性与个性、一般与特殊的关系。

中医学吸纳了"精气学说"的观点，从气是宇宙的本原，是构成天地万物的最基本元素这一哲学观点出发，认为人是天地自然的产物，气是生命的本源，是构成生命的基本物质。人的生、长、壮、老、已皆本于气，气聚则生，气壮则长，气衰则老，气散则亡。《内经》认为，气是一种不能直接观察或感觉的极其细小的物质微粒。《灵枢·赋风》谓："气其所从来者微，视之不见，听之不闻，故似鬼神"，认为气是人类感觉器官无法感知的无形存在。《素问·宝命全形》谓："天地合气，命之曰人"，"人以天地之气生"，指出气是构成人体生命的最基本物质。

中医学中，气是一个内涵丰富的概念，既有物质属性，如谷气、营气、清气等；又有功能属性，如肾气、肺气、脾气等；更有双重属性的，如宗气、卫气等。

作为流动的精微物质，气可分为两种：中气、元气。中气即水谷之气，李东垣《脾胃论》曰："人受水谷之气以生，故以胃气为本。"元气指元阳之精气，禀受于先天，密藏于命门。

气的概念还包括五脏的功能之气。《灵枢·营卫生会》云："人受气于谷，谷入于胃，以传与肺，五藏六府，皆以受气。"《素问·五藏别论》云："所谓五藏者，藏精气而不泻也。"《素问·六节藏象论》云："五味入口，藏于肠胃，味有所藏，以养五气。"说明气和五脏的关系密切，气可滋养五脏，五脏可收藏精气以为用。"五气"即指五脏的功能。

气亦指自然界之风、寒、暑、湿、燥、火六淫之气，神志变化之喜、怒、悲、忧、思、恐、惊七情之气。《素问·天元纪大论》曰："人有五藏化五气，以生喜怒思忧恐。"

气的概念还涉及引起疾病的邪气、抵抗疾病的正气。如《医门法律》云："气失其和则为邪气，气得其和则为正气，亦为真气……气聚则生，气散则死。"

（二）气的生成

1. 气的来源

在人体内有着各种类型的气，其来源略有不同，但概括起来，不外乎三个途径。一是禀受父母先天之精气，秘藏于肾，是形成人体的原始物质，谓先天之气，《素问注证发微》曰："方其始生，赖母以为之基，坤道成物也；赖父以为之楯，阳气以为捍卫也。"人体自出生之后，需依赖肾的先天之精气发挥生理功能。二是吸入大自然的清气，即人体本能的呼吸运动所吸入的自然界的新鲜空气，亦称天气。《素问·阴阳应象大论》说："天气通于肺"，明确指出自然界天气的吸入为肺脏所主。人体赖呼吸运动，以使体内的气体在肺内不断交换，实行吐故纳新，参与人体气的生成，故《类经》曰："天食人以五气，五气入鼻，由喉而藏于心肺，以达五脏。"三是饮食精微，即水谷之气。人之饮食依赖脾胃的运化功能，吸收其精微，运行于周身，内而脏腑，外而皮毛，四肢百骸，无处不到，维持其生理功能、生长发育及使受损伤之处得以修复。水谷精微的吸收，主要依赖胃的受纳和脾的运化功能，诚如《素问·阴阳应象大论》曰："谷气通于脾。"水谷之气是人体各种类型气的共同物质基础，故《灵枢·五味》指出："谷不入，半日则气衰，一日则气少矣"，强调谷气对气生成的重要性。

2. 气的生成与脏腑的关系

综上所述，气的生成，一要靠肾中精气、水谷精气和自然界清气的充足供应；二要靠脾、肺、肾三脏为主的脏腑功能的正常。因此，《张氏医通》中有"肺为气之主，肾为气之根"，"气之源头在乎脾"之说。

（1）肺为气之主：《素问·五藏生成》谓："诸气者，皆属于肺"，人身之气均为肺所主，肺对气的这种作用称之为肺主气，肺通过其主气的作用来参与气的生成，故而《类经》有云："肺主气，气调则营卫脏腑无所不治"。一则肺主呼吸之气。肺通过呼吸吸入自然界的清气，呼出体内的浊气，实现体内外的气体交换，保证自然界的清气源源不断地进入体内，参与气的生成。《医宗必读》指出："肺叶百莹，谓之华盖，以覆诸脏，虚如蜂窝，下无透窍，吸之则满，呼之则虚，一呼吸，消息自然司清浊之运化，为人身之橐籥"。二则肺主一身之气。肺在气的生成过程中主要生成宗气，宗气走息道以行呼吸，贯心脉而行气血，通达内外，周流一身，以维持脏腑组织的正常生理功能，从而促进了全身之气的生成。此外，肺通过有节律地一呼一吸，对全身之气的升降出入运动起着重要的调节作用。

（2）脾胃为气血生化之源：在气的生成过程中，脾胃的运化功能至关重要，《脾胃论》曰："人之所气者谷也，谷之所注者胃也。"《明医杂著》有云："胃司受纳，脾司运化，一纳一运，化生精气，津液上升，糟粕下降，斯无病也。"脾升胃降，纳运相得，将饮食物化生为水谷精气，靠脾之转输，把水谷精气上输于肺，肺调百脉，而布散全身，以营养五脏六腑、四肢百骸，维持正常的生命活动。脾胃为后天之本，气血生化之源，在气的生成过程中起着重要的作用，不仅能化生水谷精气，提供物质基础，参与宗气的生成，又能滋养先天之精气。

（3）肾为气之根：肾之精气为生命之根本，包括先天之精和后天之精。《医宗金鉴·删补名医方论》曰："先天之气在肾，是父母之所赋；后天之气在脾，是水谷所化。先天之气为气之体，体主静，故子在胞中，赖母息以养生气，则神藏而机静，后天之气为气之用，用主动，故育形之后，资水谷以奉生身，则神发而运动。天人合德，二气互用，故后天之气得先天之气，则生生而不息；先天之气得后天之气，始化化而不穷也。"由此可见，肾精的盛衰，除先天条件外，后天之精的充盛与否也与之有密切的关系。《医门法律》曰："父母构精时，一点真阳，先身而生，藏于两肾之中，而一身之元气由之以生，故谓生气之原。"肾所藏的先天之精气充盛，不仅为全身之气的生成奠定了物质基础，而且还能促进后天之精的生成，使五脏六腑有所禀受而气不绝，生生不息。

血 的 概 述

（一）血的基本概念

血是流行于脉管之中的红色液体，是构成人体和维持人体生命活动的基本物质之一。血具有人体所需的丰富营养，通过气的推动，循经脉而运行周身，具有营养和濡润全身的功能，以维持人体脏腑、组织等的正常功能活动。清代张志聪《侣山堂类辨》谓："营气之道，内谷为宝。谷入于胃，乃传之肺，流溢于中，布散于外，精专者行于经隧。是血乃中焦之汁，流溢于中以为精，奉心化赤而为血……此流溢于中之血，半随冲任而行于经络，半散于脉外而充于肤腠皮毛。"清代周学海《读医随笔》谓："夫血者，水谷之精微，得命门真火蒸化，以生长肌肉皮毛者也。"

诸医家对血的概念的认识比较统一。《灵枢·决气》谓："中焦受气取汁，变化而赤，是谓血"，"诸血者皆属于心"，"脉者，血之府也"，都是中医对"血"的概念的认识。中焦脾胃受纳、化生的水谷精微之气，通过消化吸收上输于心，又经过心的气化作用，成为赤色的血，流行于脉道中，滋养着人体。《素问·五藏生成》说："肝受血而能视，足受血而能步，掌受血而能握，指受血而能摄"，即是指血的滋养作用。大医家张景岳更加详细地指出了血的生理作用："血……故凡为七窍之灵，为四肢之用，为筋骨之和柔，为肌肉之丰盛，以至滋脏腑，安魂魄，润颜色，充营卫，津液得以通行，二阴得以调畅，凡形质所在，无非血之用也。"

血与气均是构成人体和维持人体生命活动的基本物质。《医宗必读》曰："气血者，人之所赖以生者也。"《景岳全书》曰："人有阴阳，即为血气。阳主气，故气全则神王；阴主血，故血盛则形强。人生所赖，惟斯而已。"《妇人良方》曰："夫人之生，以气血为本，人之病，未有不先伤其气血者。"

（二）血的生成

由于血的有形性，故其概念和功能与西医学所说的"血液"相类似，但中医学的血并不是由西医学所谓的造血器官所产生，而是由多个脏器、多个渠道参与生成的，以脾胃运化的水谷精微、营气、津液及先天肾精为主要物质基础，在以脾胃为主，配合心、肺、肝、肾等脏腑的共同作用下生成的。

1. 血生成的物质基础

水谷精微是化生血的最基本物质。《灵枢·营卫生会》指出："中焦亦并胃中，出上焦之后，此所受气者，泌糟粕，蒸津液，化其精微，上注于肺脉，乃化而为血。"《景岳全书》亦明确指出："血者水谷之精气也，源源而来，而实生化于脾。"由此可见，生成血的最基本物质是由脾胃所化生的水谷精微。脾胃为"气血生化之源"，饮食营养的优劣，脾胃运化功能的强弱，直接影响着血的化生。

营气是血的主要组成部分，《金匮要略心典》曰："营者血之源。"《读医随笔》曰："夫生血之气，营气也。营盛即血盛，营衰即血衰，相依为命，不可分离也。"津液亦可以化生为血，不断补充血液，以使血液盈满。《灵枢·邪客》曰："营气者，泌其津液，注之于脉，化以为血。"《读医随笔》谓："津亦水谷所化，其浊者为血，清者为津，以润脏腑、肌肉、脉络，使气血得以周行通利而不滞者此也。凡气血中，不可无此，无此则槁涩不行矣。"营气和津液都来于脾胃运化而生成的水谷精微，因此有"营血并称"、"津血同源"的说法。

肾精亦可化生血。《景岳全书》谓："血即精之属也，但精藏于肾，所蕴不多，而血富于冲，所至皆是。"《侣山堂类辨》谓："肾为水脏，主藏精而化血。"由此可见，肾所藏之精也是化生血的基本物质，故而有"精血同源"之说。

2. 血的生成与脏腑的关系

（1）脾胃：为后天之本，气血生化之源，脾胃所化生的水谷精微是化生血的最基本物质。《医碥》谓："胃中水谷之清气，借脾之运化成血，故曰生化于脾。"《妇人良方》谓："血者水谷之精气也……故虽心主血，肝藏血，亦皆统摄于脾，补脾和胃，血自生矣。"若中焦脾胃虚弱，不能运化水谷精微，则血化源不足，可致血虚。

（2）心：主血脉，水谷精微，通过脾的升清作用，上输心肺，在肺吐故纳新后，注于心脉而化赤为血；血输送营养物质至全身各脏腑，维持其正常的功能活动，复又促进血的生成。心作为五脏六腑之大主，在血的生成中起主要作用。如《医碥》指出："精、髓、血、乳、汗、液、津、涕、泪、溺，皆水也，并属于肾。而血色独红者，血为心火之化，数者色皆白，乃肺气之化也。肾为阴，肺为阳，阳交乎阴，而液以化。肾属水，心属火，水交于火而血以成，以其为心火所成。故《经》谓心生血。又云血属于心。又云心主身之血脉也。"《侣山堂类辨》谓："血乃中焦之汁，流溢于中以为精，奉心化赤而为血。"

（3）肾：藏精，肾精也是化生血液的基本物质，肾精是通过肝脏的作用而化生成血的。《病机沙篆》谓："血液之源在于肾。"《张氏医通》谓："血之与气，异各同类，虽有阴阳清浊之分，总由水谷精微所化，其始也混然一区，未分清浊，得脾气之鼓运，如雾上蒸于肺而为气；气不耗，归精于肾而为精；精不泄，归精于肝而化清血。"

（4）肝：主疏泄而藏血。肝是一个贮血器官，精血同源，肝血充足，则肾亦有所藏，精有所资，精充则血足。另外，肝亦能生血，如《素问·六节藏象论》云："肝……其充在筋，以生血气"。

（5）肺：在血的生成中，主要是通过肺朝百脉而主治节的作用实现的。脾胃运化的水谷精微，化生为营气和津液等营养物质，通过经脉而汇聚于肺，经肺的气化作用，方化而为血。另外，肺通过主一身之气的作用，使脏腑功能旺盛，促进血的生成。

3. 血中有气

血以水谷精微中的营气和津液为主要物质基础，在以脾胃为主，心、肺、肝、肾等脏腑的共同作用下生成，具有濡养和滋润全身的功能。上述脏腑的功能活动，实质上都属于脏腑之"气"的功能活动范畴，这说明"气"参与了血的生成。不仅如此，血之所以运行于脉道之中而环周不息，亦有赖于气对血的推动和固摄作用。从气与血的密切关系来看，血对气有承载作用，气之所到乃血之所至，血之所以能濡润全身脏腑经络，离不开气的功能，故《顾氏医镜》说："营中未必无卫，卫中未必无营。"

中医学认为，血中有气，气中有血，二者对生命活动的维持均具有重要作用，气聚则生，气散则死，有血则生，无血则死，在病理上二者之间也常相互影响。

第二章 气血的生理功能

人体的气血通过经脉运行于全身，转化为五脏六腑、组织功能活动的能量，使其发挥正常的生理功能。气血是人体生命活动能力的集中表现，《难经·二十二难》谓："气主煦之"、"血主濡之"，即是对气血生理功能的高度概括。

气的生理功能

（一）气的分类

人体的气，根据其主要组成部分、分布部位和功能特点的不同，有多种不同的名称，有呼吸之气、水谷之气、脏腑之气、经络之气、营气、卫气、真气、元气、宗气、中气、天气等。聚在上焦（胸中）的叫"宗气"；聚在中焦的叫"中气"；聚在下焦、发源于肾的叫"元气"；宣发于肌肤腠理的叫"卫气"；运行在血脉之中的叫"营气"。

1. 宗气

宗气是由肺吸入的自然界之清气和由脾胃运化的水谷之精气结合而成的，形成于肺，积于胸中，为全身元气运动输布的本始，又名大气、胸中大气。明代孙一奎指出："宗气者，为言气之宗主也。"宗气在胸中积聚之处，称作"上气海"，又名"膻中"。《医门法律》曰："膻中宗气主上焦息道，恒与肺胃关通"，说明肺和脾胃在宗气的形成过程中起着重要的作用。宗气实际上是由营卫之气与吸入之清气而组成的，诚如《读医随笔》所谓："宗气者，营卫之所合也，出于肺，积于气海，行于气脉中，动而以息往来者也。"

《灵枢·刺节真邪》谓："宗气留于海，其下者，注于气街，其上者，走于息道"，指出宗气的分布与运行。宗气积聚于胸中，贯注于心肺之脉。其向上出于肺，循喉咙而走息道，经肺的作用而布散于胸中上气海。其向下赖肺的肃降而蓄于丹田下气海，并注入足阳明之气街而下行于足。

《灵枢·邪客》谓："宗气积于胸中，出于喉咙，以贯心脉而行呼吸焉。"宗气主要有两大生理功能：一是走息道出喉咙而司呼吸，凡言语、声音、呼吸的强弱均与宗气的盛衰有关；二是贯心脉而行气血，可"助心行血"，凡气血的运行，心脏的搏动，以及肢体的寒温、活动能力等，均与宗气有关。

2. 中气

中气由水谷精气化生，源于脾胃，亦称为脾胃水谷精气、脾胃中气。脾胃中气不仅是人体生命活动所需营养物质的主要来源，也是全身元气化生的物质基础，为后天之本。

人体不断摄取饮食物，经过胃的腐熟、脾的运化，化生为水谷精气，赖脾的转输而上输于心肺，布散于全身。李东垣《脾胃论》创"中气"一说，认为"人以脾胃中元气为本"，指出："夫饮食入胃，阳气上行，津液与气入于心，贯于肺，充实皮毛，散于百脉。脾禀气于胃，而灌溉四旁，荣养气血者也"，"既脾胃受伤，则中气不足，则六腑阳气皆绝于外，故营卫失守，诸病生焉。"

3. 元气

元气又称为原气、真气、真元之气，是人体各种气中最重要、最基本的一种，由先天之精所化生，根源于肾，包括元阴、元阳之气。元气始见于《难经》，《难经·六十六难》谓："脐下肾间动气者，人之生命也，十二经之根本也，故名曰原。"元气禀受于先天，发于肾间（命门），通过三焦分布全身，内而脏腑，外而肌肤腠理，无处不到，以发挥其作用。元气的盛衰，并非完全取决于先天禀赋，与脾胃运化水谷精气的功能亦密切相关。《景岳全书》谓："人之自生至老，凡先天之有不足者，但得后天培养之力，则补先天之功，亦可居其强半，此脾胃之气所关乎人生者不小。"由此可见，先天不足者，若能得到充足的后天调养，亦可使元气充足。

《难经·八难》说：元气为"五脏六腑之本，十二经脉之根……故气者，人之根本也。"元气是构成人体和维持人体生命活动的最基本物质，有推动人体生长发育，温煦和激发各个脏腑、经络等组织生理功能的作用，为人体生命活动的原动力。《景岳全书》说："命门为元气之根，为水火之宅，五脏之阴气非此不能滋，五脏之阳气非此不能发。"《石室秘录》说："心得命门而神明有主，始可以应物；肝得命门而能决断；胃得命门而能受纳；脾得命门而能转输；肺得命门而能治节；大肠得命门而能传导；小肠得命门而能布化；肾得命门而体强；三焦得命门而决断，膀胱得命门而收藏。"若元气充足，则脏腑功能旺盛，抗病力强，就会健康长寿；若元气不足，脏腑功能低下，抗病力弱，则疾病会相继而生。因此，平时应注意保养元气，治疗时应重视培补元气，这一点对于防病、治病，都极为重要。

4. 营气、卫气

营气、卫气均来源于水谷精微之气，《灵枢·营卫生会》谓："人受气于谷，谷入于胃，以传与肺，五藏六府，皆以受气。其清者为营，浊者为卫，营在脉中，卫在脉外，营周不休，五十而复大会，阴阳相贯，如环无端。"

营气是水谷之气所化生的精微部分，与血共行于脉中，主要功能为化生血液和营养周身。《灵枢·邪客》谓："营气者，泌其津液，注之于脉，化以为血。"《素问·痹论》谓："营者，水谷之精气也，和调于五藏，洒陈于六府，乃能入于脉也，故循脉上下，贯五藏络六府也。"营气以血脉为轨道，昼夜不息地运行于人体上下、表里各部，流乎于中而滋养五脏六腑，布散于外而浇灌皮毛、筋骨。《读医随笔》谓："营气者，出于脾胃，以濡筋骨、肌肉、皮肤，充满推移于血脉之中而不动者也。"营气与血同行脉中，有营养全身的作用，营气又能化生为血，二者关系密切，可分而不可离，故常常"营血"并称。营气与卫气相对而言，属于阴，故又称为"营阴"。

卫气同营气一样，也是由水谷精微所化生，行于脉外，遍及全身，其性剽悍滑疾，活动力强，运行快速。卫气与营气相对而言，属于阳，故又称"卫阳"。《素问·痹论》谓："卫者，水谷之悍气也，其气剽疾滑利，不能入于脉也，故循皮肤之中，分肉之间，熏于肓膜，散于胸腹。"《卫生宝鉴》："盖阳气为卫，卫气者，所以温分肉，充皮毛，肥腠理，司开合，此皆卫外而为固也。"由此可见，卫气的功能主要有护卫肌表，防御外邪入侵；司汗孔开合，调节体温，主汗液的排泄；温煦脏腑，润泽皮毛等。

人体之气，除上述几种外，还有"脏腑之气"、"经络之气"等。"脏腑之气"和"经络之气"，实际上都是由元气所派生的，是元气分布于某一脏腑或某一经络而成的，如心气、肺气、肝气、胆气、三焦之气等。

（二）气本一元论

在《内经》中，把人体生命活动中超出肉眼直观范围而又是客观存在的生命物质，称为"气"，认为营气、卫气、宗气，本出一源。气的分类在中医文献中有不同的论述，如有按其部位而分，清代喻昌《医门法律》谓："但真气所在，其义有三：曰上中下也。上者所受于天，以通呼吸者也；中者生于水谷，以养营卫者也；下者气化于精，藏于命门，以为三焦之根本者也。故上有气海，曰膻中也，其治在肺；中有水谷气血之海，曰中气也，其治在脾胃；下有气海，曰丹田也，其治在肾。人之所赖，惟此气耳！"也有按其功能而分，清代周学海《读医随笔》谓："气有三，曰宗气也，荣气也，卫气也"，"宗气积于胸中，出于喉咙，以贯心肺，而行呼吸焉；营气者，泌其津液，注之于脉，化而为血，以荣四末，内注五脏六腑，以应刻数焉；卫气者，出其悍气之剽疾，而先行于四末分肉皮肤之间，而不休者也"。

《内经》之后，历代医家多宗"气本一元"之说。如金代李东垣《内外伤辨惑论》谓："夫元气、谷气、荣气、清气、卫气、生发诸阳上升之气，此六者，皆饮食入胃，谷气上行，胃气之异名，其实一也"。清代何梦瑶《医碥》谓："气一耳，以其行于脉外，则曰卫气，行于脉中，则曰营气，聚于胸中，则曰宗气。名虽有三，气本无二。"清代吴谦等《医宗金鉴》谓："元气者，太虚之气也。人得之则藏乎肾，为先天之气，即所谓生气之原，肾间动气者是也。生化于脾，为后天之气，即所谓水谷入胃，其精气行于脉中之营气，其悍气行于脉外之卫气者是也。若夫合先后而言，即大气之积于胸中，司呼吸，通内外，周流一身，顷刻无间之宗气者是也。总之，诸气随所在而得名，实一元气也。保元者，保守此元气之谓。"

气虽然有不同的分类，但从其本源而言，一般分为两大类：即元气和谷气。元气来自人受生之时遗传而得，谷气是后天从饮食调养中吸收的水谷精气化生而成，二者相辅相成，互为转化，成为构成人体的最基本物质，而且也是维持人体生命活动的最基本物质。

（三）气的运行形式

人体的气，是恒动着的、具有很强活力的精微物质。气运行于周身，环流不息，时刻推动和激发着人体的各种生理活动。中医学将气的运动称为气机，升、降、出、入是气运动的基本形式。升，是气由下向上的运动；降，是气由上向下的运动；出，是气由内（体内）向外（自然界）的运动；入，是气由外向内的运动。《素问·六微旨大论》

谓："升降出入，无器不有。故器者，生化之宇。器散则分之，生化息矣。故无不出入，无不升降"，"非出入则无以生长壮老已，非升降则无以生长化收藏"，"出入废则神机化灭，升降息则气立孤危"。气的升降出入运动贯穿于生命过程的始终，是构成人体生命活动的外在表现。气化运动是生命运动的基本特征，只要一息尚存，人体内就有气的升降出入运动，反之，气的运行停止，生命则息。《读医随笔》说："升降出入者，天地之体用，万物之橐籥，百病之纲领，生死之枢机也。"气的升降出入，是通过脏腑的功能活动体现出来的。出入是升降运动的外在表现，可与升降运动联系在一起。

其一，脏腑气机升降的一般规律。一般而言，五脏贮藏精气，宜升；六腑传导化物，宜降。就五脏而言，心肺在上，在上者宜降；肝肾在下，在下者宜升；脾胃居中，通连上下，为升降的枢纽。在气机的运动方向上，有肝主升发、肺主肃降、心火下煦、肾水上奉、脾主升清、胃主降浊等。如果当升不升，反而下降；或者当降不降，反而上逆者，皆为病态，常见的如脾气下陷、胃气上逆等即属此类病变。在气机的循行部位上，有肝从左升、肺从右降、营行脉中、卫行脉外等。若气的运动不按固有的循行部位即会出现病理变化，如肝气不从左升反而横逆，形成肝木克脾土之证。在气机的升降限度上，升降太过或不及也会产生相应的病理变化，如肝阳上亢，就是肝气升发太过的病理表现。

其二，各个脏腑所表现的气机升降出入，是相互协调、相互配合、升降相因、互为其用的。脏与脏、腑与腑、脏与腑之间处于升降的统一体中，每一脏腑本身也是升与降的统一，即升降中复有升降。一般而言，五脏宜升，但就五脏本身而言，亦有升中有降，如肝从左升；肺从右降；心火下煦于肾水；肾水上奉于心火；脾胃升清降浊，为气机升降之枢纽。一般而言，六腑宜降，但亦降中寓升，如小肠等吸收精微、津液的作用。从单个脏器而言，肝主升发，又主疏泄，也是升降相因的表现。总之，脏腑的气机升降运动，在生理状态下，是有一定规律的，一般可表现为升已而降、降已而升、升中有降、降中有升的特点，只有这样，才能出入不已，升降不止，气机条达通畅，以维持机体内外环境的统一。

其三，气以脏腑、经络等组织为其运动的场所。如肺的宣发，把气、血、津液向上、向外输布，为升；肺的肃降，把水液向下输于肾，为降；肺的呼出，把体内气体呼出体外，为出；肺的吸入，把体外气体吸入体内，为入。

气的升降出入运动只有在相对协调平衡的状态下，即气机调畅，才能发挥其维持人体生命活动的作用。当气的运动失去了这种平衡，即"气机失调"，人的生命活动就要出现各种病理变化。如气的运动受阻，运行不利时，称气机不畅；气的运动受阻较甚，在某些局部发生瘀滞不通时，称为气滞；气的上升运动太过，称为气逆；气的下降运动不及，称为不降；气的上升不及或下降太过，称作气陷；气的外出运动太过，称作气脱；气的外出运动不及而结聚于内，称为气结、气郁，甚则为气闭。气的运动失调表现在脏腑上，如肝气郁结，肺失宣发肃降，脾气下陷，胃气上逆，肾不纳气，心肾不交等。

（四）气的生理功能

气是构成人体和维持人体生命活动的最基本物质，具有十分重要的生理功能，正如《难经·八难》所说："气者，人之根本也。"人体不同的气，各有其不同的功能特点，以下仅介绍其基本的生理功能。气的这五个方面的生理功能，密切配合、相互为用，在人体的生命活动中都是极为重要、缺一不可的。

1. 推动作用

气的推动作用，是指气具有激发和推动的作用，使一切营养物质输布于全身，以维持人体正常的生理活动。人体的生长发育，各脏腑组织的生理活动，血和津液的生成、运行、输布，都要依靠气的激发和推动。若气虚，则推动作用减弱，可影响人体的生长、发育，或出现早衰，亦可使脏腑、经络等组织的生理活动减退，与此同时，可出现血和津液的生成不足，运行迟缓，输布、排泄障碍等病理变化。

2. 温煦作用

气的温煦作用，是指气具有温煦、熏蒸的作用，即所谓"气主煦之"。人体之所以能够维持正常的体温，需要卫气的温煦作用；各脏腑、经络等组织的生理活动，需要在元气的温煦作用下进行。《景岳全书》指出："元阳者，即无形之火，以生以化神机量也，性命系之。"血得温则行，气可化水，血、津液等液态物质正常的循行，也需要在气的温煦作用下进行。由此可见，若气的温煦作用失常，可出现畏寒怯冷、四肢不温、脏腑功能衰退、血和津液的运行迟缓等病理变化。

3. 防御作用

气的防御作用，是指气有卫护肌肤，抗御邪气入侵的作用。《素问·刺法论》所谓的"正气存内，邪不可干"和《素问·评热病论》所谓的"邪之所凑，其气必虚"，指的就是气的防御外邪入侵的作用。气的防御作用，一则可以抵御外邪的入侵，二则可以驱邪外出。故而，气的防御功能正常，邪气不易侵入；或虽有邪气入侵，也不易发病；即使发病，也易于治愈。若气的防御功能减弱，机体抵御邪气的能力就下降，使机体易罹患疾病；或患病后则难愈。可见，气的防御功能，与疾病的发生、发展、转归有着密切的关系。

4. 固摄作用

气的固摄作用，是指气对体内液态物质的固护、统摄作用。气的这种固摄作用，表现有三：一则固摄血液，防止血溢出脉外，保证血在脉中正常运行；一则固摄汗液、尿液、唾液、胃液、肠液等，控制其分泌、排泄，防止体液的丢失；一则固摄精液，控制精液排泄，防止其妄泄。气的固摄作用减弱，会导致体内液态物质的大量丢失，如气不摄血，可出现各种出血；气不摄津，可致自汗、多尿或小便失禁、流涎、泄泻、滑脱等；气不固精，可见遗精、滑精、早泄等。

气的推动作用和固摄作用是相辅相成的，二者相互协调，控制和调节着体内液态物质的正常运行、分泌和排泄。一方面，气推动着血的运行和津液的输布、排泄；另一方面，气又固摄着体内液态物质，防止其无故流失。故而，气的推动作用和固摄作用是维持人体血液正常循行和水液代谢的重要环节。

5. 气化作用

气的气化作用，是指通过气的运动而产生的各种变化。中医学中气化有两个含义：

一是指精、气、血、津液之间的相互转化，《素问·阴阳应象大论》谓："味归形，形为气；气归精，精归化；精食气，形食味；化生精，气生形……精化为气"，是对气化过程的高度概括。气化为形，形化为气的形气转化的气化运动，包括了精、气、血、津液等物质的生成、转化和排泄过程。二是指某些脏腑的气化功能，《素问·灵兰秘典论》谓："膀胱者，州都之官，津液藏焉，气化则能出矣"，这里的气化，即是讲膀胱的排泄功能。肾的气化，三焦的气化，膀胱的气化，均指的是这些脏器对水液的调节功能。《素问·六微旨大论》谓："物之生，从乎化，物之极，由乎变，变化之相薄，成败之所由也"，可见气化运动是生命最基本的特征。如果气的气化作用失常，则能影响整个物质代谢过程，如影响饮食物的消化吸收；影响精、气、血、津液的生成、输布；影响汗液、尿液和粪便的排泄等，从而形成各种代谢异常的病理变化。

血的生理功能

（一）血的循行形式

脉为血之府，在正常的情况下，血循行于脉中，流布于全身，环周不休，运行不息，为人体的周身、上下、内外提供丰富的营养，以供其发挥各种生理功能。

血的循行需要靠心气，以及宗气助心以行血的功能来进行。血和营气循行流动在一个相对密闭的管道系统中，称为脉管。脉管有"壅遏营气，令无所避"的功能，使血不至离经外溢而导致各种出血。《灵枢·邪气藏府病形》谓："经络之相贯，如环无端"，故而，血在人的生命活动中是在不停地进行循环式的流动，即所谓"环周不休"。李中梓《医宗必读》明确指出："脉者血脉也，血脉之中气道行焉。五脏六腑以及奇经，各有经脉，气血流而复始，循环无端，百骸之间，莫不贯通。"

《素问·平人气象论》谓："人一呼脉再动，一吸脉亦再动，呼吸定息脉五动，闰以太息，命曰平人"，指出血的循行流动是有节律的。《素问·经脉别论》谓："食气入胃，散精于肝……食气入胃，浊气归心，淫精于脉，脉气流经，经气归于肺，肺朝百脉，输精于皮毛，毛脉合精，行气于府，府精神明，留于四藏，气归于权衡，权衡以平，气口成寸，以决死生"，指出血的循行流动是有一定走向的。这段内容描述了水谷精气的运行走向，指出了水谷精气是进入血循环的，从中得以了解血循行的具体走向，明确指出了心、肺、脉构成了血的循环系统。

（二）血的循行与脏腑的关系

《景岳全书》谓："血……盖其源源而来，生化于脾，总统于心，藏受于肝，宣布于肺，施泄于肾，灌溉一身，无所不及。"血的正常循行，必须具备两个条件：一是脉管系统的完整性，二是全身各脏腑发挥正常的生理功能，特别是与心、肺、肝、脾四脏的关系尤为密切。

1. 心主血脉

《素问·痿论》说："心主身之血脉"，心气是推动血循行的基本动力。《医学入门》

说："人心动则血行诸经"，脉是血循行的通路，血在心气的推动下循行于脉管之中。心、脉和血构成了一个相对独立的系统。心气的强弱，心脏的搏动是否正常，在血的循行中起着十分关键的作用。心气虚的患者，常因运血无力，血行迟滞，而产生心脉瘀阻证，临床除瘀血症状外，同时可见心悸、乏力、少气、自汗等心气虚的证候。

2. 肺朝百脉

心的搏动是血循行的基本动力，而血的循行，又依赖气的推动，随着气的升降出入而循行全身。肺主一身之气，肺朝百脉，调节着全身的气机，辅助心脏，推动和调节血的运行，使血输布于全身百脉之中。肺主一身之气而司呼吸，是宗气形成必不可少的条件之一，宗气贯心脉以行血气，由此亦可见血的循行，与肺的关系密切。

3. 肝主藏血

肝具有贮藏血和调节血量的作用。根据人体动静的不同情况，调节脉管中的血流量，使之维持在一个恒定的水平上。肝主疏泄，调畅气机，一方面保障着肝本身的藏血功能，另一方面对血能够通畅地循行也起着一定的作用。

4. 脾主统血

五脏六腑之血全赖脾气的统摄，脾气能统摄血，使之不致溢出脉管之外。《济阴纲目》谓："血生于脾，故云脾统血。"脾之所以统血，与"脾为气血生化之源"密切相关。脾气健旺，则气之固摄作用正常，使血不会逸出脉外；若脾气失健，统血失职，则会出现便血、崩漏、肌衄等出血病证。

由此可见，血也是以恒动的形式存在的，血的循行是在心、肺、肝、脾等脏器的相互配合下进行的。其中任何一个脏器功能失调，都可引起血行失常的病变。

（三）血的生理功能

《难经·二十二难》谓："血主濡之"，是对血的生理功能的高度概括。血具有营养和滋润全身组织的生理作用。血循行于脉管之中，内至五脏六腑，外达皮肉筋骨，循行无端，运行不息，不断地对全身各部，包括五脏六腑、五官九窍、四肢百骸等发挥充分的营养和滋润作用，以维持正常的生理功能活动。《金匮钩玄》指出：血"目得之而能视，耳得之而能听，手得之而能摄，掌得之而能握，足得之而能步，脏得之而能液，腑得之而能气。是以出入升降，濡润宣通者，由此使然也"。

血的濡养作用还可以从面色、肌肉、皮肤、毛发等方面反映出来，血液充足则面色红润，肌肉丰满壮实，毛发光亮柔滑，肢体肌肤具备完好的感觉和运动功能，骨髓滋润，关节滑利等。当血的濡养作用减弱时，机体除脏腑功能低下外，还可见到面色不华或萎黄、肌肤干燥、肢体或肢端麻木、运动不灵活等临床表现。故《景岳全书》谓："故凡为七窍之灵，为四肢之用，为筋骨之和柔，为肌肉之丰盛，以至滋脏腑，安神魂，润颜色，充盈卫，津液得以通行，二阴得以通畅，凡形质所在，无非血之用也。是以人有此形，唯赖此血。"由此可见，血在维持人体的生命活动中，有重要的意义。

血是机体精神活动的主要物质基础，其盛衰会对人体的精神活动产生极大的影响。

《素问·八正神明论》曰："血气者，人之神，不可不谨养。"《灵枢·营卫生会》曰："血者，神气也。"《灵枢·平人绝谷》曰："五藏安定，血脉和利，精神乃居。"人的精神充沛，神志清晰，感觉灵敏等均有赖于血的充盈，血脉的调和流利。血虚或失血可出现不同程度神志方面的症状，心血虚、肝血虚，常有惊悸、失眠、多梦等表现，失血甚者还可出现烦躁、恍惚、癫狂、昏迷等神志失常的改变。

然而，血注于心为心血，藏于肝为肝血，流于脾为脾血，冲脉则为血海，故血的生理功能主要表现为心血、肝血、脾血及血海的功用。

1. 心血

血与心的关系密切，血必须依赖心的作用才能源源泵出，依赖脉才能周流全身。《素问·五藏生成》曰："诸血者皆属于心。"心血的主要功能是供应和运行全身之血，营养五脏六腑、四肢百骸。若心血不足或心血亏耗，则可见心悸、少寐、健忘等症状；若心血瘀阻，则可见胸痹、心痛、心悸不宁等症状。

2. 肝血

肝主全身之血的贮藏和调节。《读医随笔》谓："肝藏血，非肝之体能藏血也，以其性之敛故也。"《素问·五藏生成》谓："故人卧血归于肝"，指出人体处于休息或睡眠状态时，全身所需的血量相应地减少，此时大量的血贮藏于肝。若肝病失其藏血功能，则见多梦易惊、卧寐不宁等症状；肝血不足，则见筋衰无力、爪甲薄软、皮肤麻木不仁等症状。

3. 脾血

脾血主要由营气化生而来。《灵枢·本神》谓："脾藏营"，《难经·四十二难》谓："脾裹血"，指出脾有藏营化血的功能。脾气健旺，才能裹护血液，维持血的正常运行，不致散溢。

4. 血海

冲脉为血海。冲脉血盛，任脉气通，月经按时而下，女子则能怀孕。若冲脉血虚，血海不能按时满盈，则月经减少或月经后期；若冲脉因受热邪而失调，则月经先期或月经过多，甚至出现崩漏、流产等症。

第三章 气血病证的病因学特点

气在人体有推动、温煦、防御、固摄、气化等重要作用；血在人体有濡养、滋润脏腑及各种组织的作用。气血生成之后，在体内循行不已，无处不到，以发挥其正常的生理作用。当各种原因使气血的生成、运行、功能等发生异常时，就会导致气血疾病的产生。一言以概之，无论外感、内伤各种病证，均在不同程度上与气血有关。《本草衍义·衍义总叙》谓："夫人之生以气血为本，人之病未有不伤其气血者。"

气血病的范围广泛，导致气血病的原因很多，其发病的病理机制亦不尽相同。《素问·调经论》谓："夫邪之生也，或生于阴，或生于阳。其生于阳者，得之风雨寒暑。其生于阴者，得之饮食居处，阴阳喜怒"，其把病因分为阴、阳两大类：风、雨、寒、暑等外感六淫之邪属阳邪；而脏腑、经络、情志等内伤之邪属阴邪。气血病的病因亦不外乎阴、阳两大类。

六 淫

正常情况下，自然界的风、寒、暑、湿、燥、火，是万物赖以生存的必不可少的重要条件，这种与人类生命活动息息相关的气候现象，称为"六气"，或"六元"。当六气发生太过或急剧变化，超出了人体适应功能的限度；或人体的调节功能失常，不能对外界变化做出相应的调节；或非其时而有其气时，就会发生疾病。这种致病的气候因素，称为"六淫"，泛指外感病的致病因素。《素问·至真要大论》谓："夫百病之生也，皆生于风寒暑湿燥火，以之化之变也"，"百病"泛指一切外感疾病。《素问·八正神明论》谓："是故天温日明，则人血淖液而卫气浮，故血易泻，气易行；天寒日阴，则人血凝泣而卫气沉"，指出六气的变化对气血运行有直接的影响。

构成人体的基本物质是气与血，因此，机体在六淫致病因素的作用下，首先波及气血，引起气与血的变化。六淫可直接或间接地影响人体的气与血，使其发生疾病，可单独致病，亦可合而致病，且多与季节、气候、环境相关。六淫致病的途径不外乎由皮肤或口鼻而入，多先侵犯气分，而后侵犯血分，在人体气血充实时，多发为实证；若人体气血不足，则发为虚实夹杂之证。六淫对气血的影响，是在气血虚或相对不足的情况下发生的。根据六淫各自的特点，导致气血的运动有着不同的变化。

（一）风

风为春季之气，但四季皆有风。风邪为六淫中主要的致病因素之一，可以兼夹不同的邪气同时侵袭人体，从而导致多种疾病，如兼寒则为风寒，兼湿则为风湿，兼燥则为风燥，兼火则为风火。由于风邪能鼓荡五气伤人，故《素问·风论》云："风者，百病之长也。"《临证指南医案》云："六气之中，唯风能全兼五气。"风邪伤人，临床上可见恶风、疼痛、鼻塞、咳嗽、肢强、抽搐，或皮肤瘙痒，速起迅消，侵无定处等症状。总之，风邪伤人所致的疾病是多端的，既能上至高巅，又可侵犯四末，内而脏腑，外而肌表，上下内外，无所不到。

1. 风邪对气的影响

风邪伤人，首先侵犯人体肌表，温养肌表的主要是卫气，所以卫阳先受其害。如风寒伤卫，可使卫气闭塞而无汗；风热伤卫，可使卫气开泄而多汗；风湿伤卫，可使卫气运行迟滞而身痛；风燥伤卫，可使津液耗伤而肤皱、瘙痒。

《素问·太阴阳明论》谓："伤于风者，上先受之。"故风邪袭人，多伤于人体上部，所谓"上"，不仅指人体的上身部分，还包括上焦之肺。风为阳邪，先伤卫阳，再伤肺气。风邪伤肺，可使肺气功能失调，发生咳嗽、气喘，以及面部浮肿等症状。

"风气通于肝"，这是古代医家根据"人与天地相参"的理论，对六气与脏腑之间的关系做出的简单归纳。正常情况下，自然界的风气是不会直接侵害肝脏的，在肝阴虚的病理状态下，外界的风邪可与肝相关的怒气互动，致使肝阴虚从阳、从风转化，外风引动内风，遂发生肝风、卒中等病证。

2. 风邪对血的影响

风为阳邪，善动而不居，善行而数变。由于风性善动，故而容易走泄气分，亦容易动血伤阴。《素问·金匮真言论》谓："春气者，病在头……故春善病鼽衄。"若风伤肺阴，可引起鼻衄。风邪随季节的变化对营血、津液有不同的损伤，如春夏之季，风从热化、火化，多伤肺胃之阴津；秋冬之季，风从湿化、寒化，多伤肝肾之血脉；若风从燥化，则多耗伤肺阴。

风伤于血脉，易引起痹证，如《灵枢·论疾诊尺》谓："尺肤涩者，风痹也。"张景岳《类经》谓："尺肤涩者血少，血不能营，故为风痹。"尺肤涩是尺肤涩滞不滑的意思，是由于风邪浸淫而致的血脉不和之证。风邪还可使血脉失去柔和之性，导致肢体强直、手足抽搐，甚则角弓反张等，如《金匮要略》中的刚痉和柔痉，就是风中血脉的病变。风伤血脉经络，还可致口眼歪斜、颜面麻木、手指震颤等症状。

（二）寒

寒为冬季之气，寒邪致病，多与风邪合至，先伤卫表，后伤肺气，见恶寒发热、咳嗽等；脾胃受寒，可致脘腹作痛、呕吐泄泻等；寒邪入侵肌表，客于筋骨关节之间，致气血凝滞，筋脉收引，而产生痹痛。如《素问·举痛论》曰："寒气入经而稽迟，泣而不行，客于脉外则血少，客于脉中则气不通，故卒然而痛。"寒邪伤人，临床上还常见形寒怕冷、恶寒、疼痛、四肢不温、面色苍白等症状。

1. 寒邪对气的影响

寒为阴邪，最易伤人阳气。《景岳全书》谓："天之大宝，只此一丸红日；人之大宝，只此一息真阳"，将人身阳气比作天空中的太阳，指出阳气是脏腑功能的动力。阳气之主在心，阳气之根在肾，阳气之源在脾，故寒邪伤人，多累及心阳、脾阳及肾阳。

《素问·举痛论》谓："寒则腠理闭，气不行，故气收矣。"《素问·痹论》谓："痛者，寒气多也，有寒，故痛也。"寒邪伤阳，多出现气机闭塞之证。寒邪闭塞，阳气被遏，若心阳受伤，致胸痹心痛、四末寒冷等；脾阳受伤，致脘腹作痛、下利清谷等；肾阳受伤，致腰背作痛、阳痿水肿等；肝阳受伤，致寒疝等；寒闭卫阳，致无汗，身痛等。

2. 寒邪对血的影响

寒邪伤人，先伤气分，后侵血分。寒邪主凝滞，主收引，寒邪侵犯血脉，使血脉滞涩，不通则痛，甚则瘀积结块。《素问·调经论》云："寒独留则血凝泣，凝则脉不通。"故寒客血脉的主要病理变化之一就是血凝不通而致血瘀。

寒客血脉，血瘀不解，还会形成癥积，临床上可见腹部包块等。如《素问·举痛论》云："寒气客于小肠膜原之间，络血之中，血泣不得注于大经，血气稽留不得行，故宿昔而成积矣"。《灵枢·水胀》云："石瘕生于胞中，寒气客于子门，子门闭塞，气不得通，恶血当泻不泻，衃以留止，日以益大，状如怀子。"隋代巢元方在《诸病源候论》中，亦把"久寒积冷"作为癥积的主要病因。

（三）暑

暑邪为夏季火热之气，具有明显的季节性，《素问·热论》谓："先夏至日者为病温，后夏至日者为病暑。"暑为阳邪，其性升散开泄，最易耗气伤津。凡暑邪袭人，多致腠理开泄，大汗出，气随汗出，而致伤津耗气。津伤则口渴喜饮，小便短赤等；气耗则心烦气短、倦怠懒言等；气津两伤，甚则虚脱，可致卒然昏仆、不省人事等。暑邪为病，常兼夹湿邪，故临床可兼见四肢困重、胸闷呕恶、大便溏泄而不爽等。

1. 暑邪对气的影响

《素问·举痛论》谓："炅则腠理开，营卫通，汗大泄，故气泄矣。"汗为心之液，故心气可随汗大泄而耗伤，故暑邪易伤心气；肺为气之主，肾为气之根，暑邪伤卫，汗液大泄，肺气随汗出而外泄，肾气随汗泄而外散。故而，暑邪伤人，易损伤心、肺、肾之气，临床可见神疲、气短、乏力、恶风、心慌，甚则脉象微弱、语声低微等。

暑有阴暑、阳暑之分，以暑邪兼夹之气的性质去区别。暑邪夹湿，多伤人之气分，为阴暑，可见乏力、气短等；暑夹火热，多伤人之阴分，为阳暑，可见口渴、面赤、大汗等。

2. 暑邪对血的影响

暑热为夏月之气，人感受暑邪，先伤气分，继则伤及营血，轻则为伤暑，重则为暑温、中暑、暑瘵。暑温有伤气、伤阴、伤营血之异，伤营血则见高热神昏、躁动不安等。暑瘵是暑热烁肺，伤及阳络，络血上溢的一种痨病，可见骤然吐血、衄血、脉浮大中空等症象。《素问·阴阳应象大论》云："夏伤于暑，秋必痎疟。"暑邪伤人，经年不愈，入于血分，使血瘀结块积于胁腹，或胀或痛，形成"疟母"，由此可见，暑邪亦可致疟。

（四）湿

湿为长夏之气，多与风、暑等结合而为病。湿最易伤脾，而脾最易生湿，湿伤脾，脾生湿，形成互为因果的关系，常以"湿困脾"、"脾虚生湿"加以概括。叶天士《临证指南医案》谓："湿喜归脾者，以其同气相感故也。"临床上若见诸痉强直、痞膈中满、便溏不爽、霍乱吐下、体重肢肿、积饮积痰、关节酸痛等情况，皆可从湿论治。

1. 湿邪对气的影响

《内经》云："脾恶湿。"脾气最易受湿困。脾主升清，主要的功能是运化水谷精微，促进体内水液的代谢。若人感受水湿之邪，脾失升清，则运化功能障碍而致病，诚如《素问·六元正纪大论》所谓："湿盛则濡泻，甚则水闭胕肿。"

湿邪还易伤肾气。《素问·至真要大论》云："湿气大来，土之胜也，寒水受邪，肾病生焉。"《难经·四十九难》谓："久坐湿地，强力入水则伤肾。"肾主骨生髓，其府在腰，湿邪伤肾，着而不去，肾气不能温养骨髓及腰府，以致骨痿、腰痛、关节肿痛、腰中如带五千钱，以及阳痿、不育等症。

湿为阴邪，黏腻重浊，最易伤人阳气，困郁脾胃，阻遏气机。气机被阻的部位不同，可出现相应的气机不利的病理表现，如湿阻卫气，则恶寒无汗、头重如裹、周身困重等；湿困脾阳，运化无权，则腹胀腹泻，甚则水湿内停，发为浮肿等；湿邪留滞于经络关节，伤及气血，则肌肤不仁、关节痹痛等。

2. 湿邪对血的影响

湿邪具有重浊的特点，湿遏血脉，易使血流阻滞，而发生痿、痹等病变。《素问·痿论》云："有渐于湿，以水为事，若有所留，居处相湿，肌肉濡渍，痹而不仁，发为肉痿。故《下经》曰：肉痿者，得之湿地也"，肉痿是指湿浊侵犯，停滞肌肉所致的肌肉萎缩。张景岳指出："湿之为病……在经络则为痹，为筋骨疼痛，为腰痛不能转侧，为四肢痿弱酸痛；在肌肉则为麻木。"

脾为气血生化之源，主运化。湿最易伤脾，若湿困脾阳，影响脾的运化功能，脾虚日久不愈，气血生化无源，易形成脾不生血的血虚证，临证可见面色㿠白，头晕乏力等；或脾不统血的出血证，临证可见肌衄、吐血等。

（五）燥

秋季气候干燥，故燥为秋天之气。燥邪伤人多在秋令，可与风、热等病邪结合而致病。初秋气温尚热，或久晴无雨，秋阳以曝，多患温燥；晚秋气温渐凉，西风冷肃，多患凉燥。秋燥致病，可使肺气、肝气、津液受损。临证凡见鼻、口唇燥，皮肤干皱，甚则皲裂，咽干口渴，大便干结，目赤眦痛等症状，皆可从燥论治。

1. 燥邪对气的影响

燥邪最易伤肺气，不管温燥、凉燥，均易伤肺。清代喻嘉言《医门法律》中指出："夫诸气膹郁之属于肺者，居于肺之燥，非属于肺之湿也。苟肺气不燥，则诸气禀清肃之令，而周身四达，亦胡致膹郁耶"，对燥气致病的特点做了详细的描述。肺为娇脏，主宣发肃降，燥邪伤肺，使肺气的宣发肃降功能失职，引起肺气郁闭，或肺气上逆，出现胸闷、咳嗽、气喘等。

2. 燥邪对血的影响

《素问·阴阳应象大论》谓："燥胜则干。"故燥性干涩肃敛，易伤津液、阴血。《素问玄机原病式》云："诸涩枯涸，干劲皴揭，皆属于燥"，是对《内经》"病机十九条"的补充。燥邪伤津血，以温燥致病为主。若燥邪伤及肌表，则见皮毛干枯、皮肤瘙痒，甚则抓痕累累等；若燥从鼻入者，多伤肺阴，可见口鼻干燥、舌干无津、咳嗽咽痛等；若燥伤肺络，络破血溢，则可见鼻衄，或痰中夹见血丝；若燥伤胃阴，则见烦渴多饮、便秘腹胀等；若燥邪下传大肠，则见便血等；若燥伤于肝，则肝血不荣，筋脉、两胁、双目失养，可见爪甲干燥、筋脉挛缩、手足痿弱、两胁作痛、目干目赤等。

（六）火（热）

火为六淫之一，与热同性，在临床上常以火热相称，火热同为阳邪，易耗气伤津，或迫津外泄，动血生风。"火乃热之体，热为火之用。""热为火之渐，火乃热之极。"故一般而言，临床所见有热轻火重之别。秦伯未《谦斋医学讲稿》中指出："静则为热，动则为火"，热邪性静，火邪性动。区别火与热，一般看其热势是否上炎，如肝热可见胁热、腹胀嘈杂、泛酸等，而肝火可兼见头痛、目赤、易怒等。热邪伤人，多与风邪、燥邪、湿邪等相杂而至，发为风热、温热、湿热、燥热等；火邪伤人，一则由外感热病，热从火化；二则五志过极化火、阴虚内热化火、脏腑之火等。

1. 火热之邪对气的影响

《内经》中有"壮火食气"、"壮火散气"之说，这里所说的"壮火"，既指五志过极之火，也包括六淫中太过之火；而"食气"、"散气"即耗散元气之意。火热致病，大多为气不守经，上越下夺而发生。《素问·至真要大论》之"病机十九条"中，属于火者有五条，属于热者有四条，其中火热伤气的包括：火邪伤及阳明经脉之口噤等；火热迫肺之喘鸣等；火郁于中，胃气不降，反而上逆之呕、吐酸、噫、哕、呃等；火热扰及肠胃，传化失司之腹胀如鼓、肠鸣有声等；火邪下迫，大肠气滞之暴泻、里急后重等；火客心包，扰动心神之躁狂失常等。

2. 火热之邪对血的影响

火热之邪最易消耗津液，伤阴动血。《素问·至真要大论》云："少阳司天，火淫所胜，民病咳唾血"，"少阴司天，热淫所胜，民病唾血，血泄，衄蔑"。人感受火热之邪，常在见有显著热象的同时，还兼有大汗大渴、喜冷饮、舌干少津、大便干结、小便短赤等阴津耗伤之候；若火热太盛，侵淫血分，则可灼伤脉络，迫血妄行，导致吐血、衄血、肌衄、尿血、便血、月经过多或崩漏等各种出血证；火热之邪，尚能燔灼肝经，劫耗阴液，筋脉失养，而致筋脉拘急，肝风内动，可见高热、神昏谵语、手足瘛疭、四肢抽搐、目睛上视、颈项强直、角弓反张等"热极生风"之证；若火热之邪入于血分，聚于局部，热极肉腐，可发为疮疡痈肿等。

七　情

七情是指喜、怒、忧、思、悲、恐、惊七种情志变化，在正常的情况下，七情是大脑对周围事物的不同反映，是机体的精神状态，一般不会使人致病。人的情志活动依靠五脏精气为物质基础，如《素问·阴阳应象大论》曰："人有五藏化五气，以生喜怒悲忧恐。"当机体受到强烈的、突然的精神刺激，或长期持久的外界刺激，或当人体脏腑本身气血有太过或不及，就会产生情志的异常，会不同程度地影响气血运行和脏腑功能，称为七情内伤。

七情致病与脏腑气血的关系密切，如《三因极一病证方论》谓："七情，人之长性，动之则先自脏腑郁发，外形于肢体。"《灵枢·口问》云："心者，五藏六府之大主也……故悲哀愁忧则心动，心动则五藏六府皆摇"，指出情志为病，首先伤心，心神受损则可涉及他脏。心主血藏神，肝藏血主疏泄，脾为气血生化之源，是气机升降枢纽，故而，情志所伤，以心、肝、脾三脏和气血失调最为多见。《素问·阴阳应象大论》指出五脏主司精神活动，各有所属，如"肝在志为怒"、"心在志为喜"、"脾在志为思"、"肺在志为忧"、"肾在志为恐"。不同的情志变化对各脏腑的功能有不同的影响，若情志活动失常，则直接影响相应的所主脏腑，使气机逆乱，气血失调，从而导致众多疾病的发生，如"怒伤肝"、"喜伤心"、"思伤脾"、"忧伤肺"、"恐伤肾"等。然而，脏腑气血的变化，亦会影响情志的变化，如《素问·调经论》谓："血有余则怒，不足则恐。"又如《灵枢·本神》谓："肝气虚则恐，实则怒；心气虚则悲，实则笑不休。"

《素问·举痛论》云："余知百病生于气也。怒则气上，喜则气缓，悲则气消，恐则气下，寒则气收，炅则气泄，惊则气乱，劳则气耗，思则气结"，这是情志过极对气影响的归纳。《玉机微义·血证》云："积怒伤肝，积忧伤肺，烦思伤脾，失志伤肾，暴喜伤心，皆能动血"，指出情志的异常亦可使血发生病理变化。《类证治裁·郁证》云："七情内起之郁，始而伤气，继必及血，终乃成劳。"由此可见，七情致病，直接影响脏腑，先使脏腑气机升降失常，继而引起脏腑气血紊乱。

1. 怒

怒为肝之志，《内经》指出："怒伤肝"、"怒则气上"。怒动于肝气，主要表现为肝气郁结、肝气横逆、肝气上冲及肝气乘脾犯胃。肝气郁结则两胁胀满不舒、善太息等；肝气横逆可致胸胁胀满疼痛、急躁易怒等；肝气上冲可见头晕耳鸣、面红目赤、性情暴躁等；肝气乘脾犯胃，则见腹胀、泄泻、纳呆、呕恶等。

《素问·举痛论》云："怒则气逆，甚则呕血。"《素问·四时刺逆从论》云："气血上逆，令人善怒。"《素问·生气通天论》云："大怒则形气绝，而血菀于上，使人薄厥。"张景岳亦指出："怒气伤肝，动肝火则火载血上，动肝气则气逆血奔，所以皆能呕血。"肝藏血，在志为怒，怒气动肝，血不归藏而随气上逆，并走于上，则可发为眩晕头痛、心烦呕逆、肢体震颤、胸胁苦满、面红目赤、呕血衄血、耳聋耳鸣、视力模糊，甚或昏厥卒倒、不省人事等。肝气的横逆和上冲，可使肝血随之耗散，肝阴受损，诚如《素问·疏五过论》谓："暴怒伤阴。"而阴血亏虚，血不养肝，肝木失去滋润，又可使肝火更盛，人更易发怒。

2. 喜

喜为心之志，《内经》指出："喜伤心"、"喜则气缓"。《素问·举痛论》谓："喜则气和志达，营卫通利，故气缓矣"，指在正常的情况下，喜能使气血调和，心志畅达。《灵枢·本神》曰："肺喜乐无极则伤魄，魄伤则狂，狂者意不存人"，"喜乐者，神惮散而不藏"，故暴喜过度则心气受伤，神气涣散，神不守舍，出现精神不集中、神志恍惚、惊悸不安、夜卧不宁、乏力自汗，甚则喜笑不休、言语错乱、失神癫狂等症状。《素问·疏五过论》曰："暴喜伤阳"，故过喜亦可伤心阳，可见面色苍白、语言低微、心中愦愦若有所失等。

正常的喜乐可使血脉流通，气机和顺，若暴喜不止，不但会使心气受伤，还会使气脱阴消，导致"阴阳离决"的危证。清代喻嘉言《寓意草》记载有："昔有新贵人，马上洋洋得意，未即回寓，一哭而逝"，此即是喜过气脱之例证。

3. 思

思为脾之志，思发于脾，而成于心，《内经》指出："思伤脾"、"思则气结"。《灵枢·本神》谓："怵惕思虑者，则伤神。"《素问·举痛论》谓："思则心有所存，神有所归，正气留而不行，故气结矣。"由此可以看出，思虑太过则损伤脾气，耗伤心神，使气机郁结，神志呆滞。思虑伤脾，致脾气失升，气滞不行，运化无力，则会出现食少纳呆、腹胀肠鸣、便溏等症状；思虑伤及心神，则可见头昏烦热、心悸怔忡、健忘不寐、多梦等症状。

忧思伤脾，脾为气血生化之源，脾气不运，生血不足，则致气血亏虚，而见肌肉渐削、面色不华、唇舌色淡、精神疲惫、四肢不用、月经量少等症状。忧思过度亦可使血液瘀闭不行，如《灵枢·百病始生》云："忧思伤心。"心主血脉，心伤则血脉不和，初起见胸闷、气短等，若迁延不愈，血脉瘀阻，会出现口紫发绀、面色青紫、胸痛彻背、脉结代等瘀血证。

4. 悲（忧）

忧为肺之志，《内经》指出"忧伤肺"、"悲则气消"。悲、忧在情志上为两种，都是情志沉郁悲观的表现，轻者为忧，重者为悲，二者都可伤肺气。悲、忧均能使气机不利，脉道闭塞，诚如《灵枢·本神》谓："愁忧者，气闭塞而不行。"肺气闭塞，则见面白多汗、咳嗽气急等症状。悲、忧亦能伤心，《素问·举痛论》谓："悲则心系急，肺布叶举，而上焦不通，营卫不散，热气在中，故气消矣。"心肺之脉不和，上焦气机不通，从而出现呼吸难以接续，甚则血滞，而见胸痛等症状。

《灵枢·本神》谓："肝悲哀动中则伤魂，魂伤则狂妄不精"，故悲、忧还可伤肝血，肝主藏血，血舍魂，悲哀过度，则魂魄受伤，魂不守舍。《素问·痿论》云："悲哀太甚，则胞络绝，胞络绝则阳气内动，发则心下崩，数溲血也"，此处所谓"胞络绝"就是胞脉血络不顺，阻滞不通之义，由于胞络损伤，阳气乘机在内扰动，使血络破而致尿血。

5. 恐

恐为肾之志，《内经》指出"恐伤肾"、"恐则气下"。《素问·四时刺逆从论》云："血气内却，令人善恐。"长期恐惧，能伤肾气、肾精。恐伤肾，使肾中精气衰退，元气虚馁，下焦元气不足则不能上承，中上二焦失去化源，心肺失其濡养，心肺之气不得下，肾气不得上，气机升降失调，故"气下"。"气下"表现为下焦胀满，肾气不固，气不归根，气泄以下，可见腹胀、二便失禁等。

《灵枢·本神》谓："恐惧者，神荡惮而不收"，故恐还可伤神，使神气耗散，六神无主，使人的精神失常，起轻生念头等。恐惧不解则容易伤精败血，肾气与肾精皆受损，则可见耳聋耳鸣、腰膝酸软、骨痿痿厥，甚至滑精、遗精、精脱等症状；败血则可见头晕目眩、心悸怔忡、面色憔悴等症状。

6. 惊

惊与心、胆、神的关系密切，可引起心无所依，神无所归的严重病理反映。《素问·举痛论》云："惊则心无所倚，神无所归，虑无所定，故气乱矣。"《灵枢·口问》曰："大惊卒恐，则血气分离，阴阳破散。"由此可见，过度的惊恐，或卒感惊骇，能使脏腑气机紊乱，心志散失，神气无所归宿，气机一乱，则血气分离，阴阳离散，可见失神昏乱、惊慌失措、卒然昏厥、夜卧则惊等症状。

若气乱及血，则血循失常，当至不至，当散不散，如孕妇受到惊骇，则胎失血养，可致堕胎、早产等。《素问·奇病论》谓："病名为胎病，此得之在母腹中时，其母有所大惊，气上而不下，精气并居，故令子发为癫痫也"，因母体受惊恐，而致气血紊乱，神魂受伤，胎儿受到影响，则出生后发为癫痫、痴呆等。

饮　食

饮食于人至关紧要，《内经》有"得谷者昌，失谷者亡"之说。人的精神气血，皆由水谷之精微所化生。人的精神要充沛，气血要旺盛，必须要有饮食五味不断地资生和滋养。若饮食不足或过偏，可使气血的生化、运行受到影响，从而引起疾病。

《素问·痹论》谓："饮食自倍，肠胃乃伤"，指出饮食不节，首先伤及肠胃。大凡饮食所伤，首先伤及脾胃之气，或致胃气上逆，或致脾气下泄，或致脾胃升降失调，浊气中阻，或致脾胃虚弱，正气不充；继而伤及大肠、小肠、胆、三焦及膀胱之气，使其化物、传导、泌别的功能失调；六腑传化功能失常，则使五脏所需之气血得不到供应，从而出现气血虚损的证候。若长期饮食偏嗜，会导致脏气偏盛或偏衰，影响气血功能。故而，饮食五味应当适宜，平时饮食不要偏嗜，病时更应注意饮食宜忌。

1. 饮食不节

饮食是化生气血以维持人体生命活动的物质源泉。《医宗必读·不能食》谓："夫脾为五脏之母，土为万物之根，安谷则昌，绝谷则亡。"《灵枢·五味》谓："谷不入，半日则气衰，一日则气少矣。"若长期进食量减少，营养不足，气血生化无源，而致气血衰少，气血虚则不能抵御外邪入侵，可继发各种病证。

若饮食不节，暴饮暴食，使脾胃受损，可见脘腹胀满、疼痛，嗳腐泛酸，呕吐泄泻等症状。小儿食滞日久，可酿成疳积，出现手足心热、脘腹胀满、面黄肌瘦等症状。《素问·生气通天论》谓："因而饱食，筋脉横解，肠澼为痔"，"膏粱之变，足生大丁"。经常饮食过量，或过食肥甘厚味，易化生内热，可致痢疾、痔疮、痈疽疮毒等证。

2. 饮食偏嗜

水谷有酸、苦、甘、辛、咸五味之别。《素问·生气通天论》谓："夫五味入胃，各归所喜攻，酸先入肝，苦先入心，甘先入脾，辛先入肺，咸先入肾。"《素问·至真要大论》云："久而增气，物化之常也。气增而久，夭之由也。"由此可以看出，五味有增加五脏之气的作用，但五味偏胜，脏气增久，反而成为疾病的因由。一般而言，辛走气分，多伤肺气；苦走血分，多伤心气；甘走肌肉，多伤脾气；酸走筋脉，多伤肝气；咸走骨骼，多伤肾气。

《素问·生气通天论》谓："味过于酸，肝气以津，脾气乃绝；味过于咸，大骨气劳，短肌，心气抑；味过于甘，心气喘满，色黑，肾气不衡；味过于苦，脾气不濡，胃气乃厚；味过于辛，筋脉沮弛，精神乃央。"《素问·五藏生成》谓："多食咸，则脉凝泣而变色；多食苦，则皮槁而毛拔；多食辛，则脉急而爪枯；多食酸，则肉胝䐴而唇揭；多食甘，则骨痛而发落。"以上均为五味太过伤及脏腑气血而致病。若五味不及，则会使气血生化无源，脏气不足，病邪则易于乘虚而入。

饮食长期偏热或偏凉亦可致病。若偏食辛温燥热之品，食滞日久，可郁而化热，使胃肠积热，出现口渴、脘腹胀痛、便秘、痔疮等症状。若伤于生冷，脾阳受损，寒湿内生，聚湿生痰，出现腹痛，泄泻等寒湿中阻之证，或致痰饮证；《医述》谓："冷食伤血。"冷食内侵，脾阳不能运化水谷，则血脉凝泣而不流，出现肢冷疼痛、畏寒惧冷等寒凝血脉之证，或致瘀血证。

酒为水谷之液，能活血利气，亦能损伤血气，其入口下胃，直走血分。张景岳指出："凡酒入血分，血欲静而酒则动之，血欲藏而酒逐之，故饮酒者，身面皆赤，此入血之征，亦散血之征也。"酒性燥烈，纵饮无度，则助火灼血，遂出现咯血、吐血、衄血、便血、尿血，以及皮肤紫斑等血热妄行之证。

劳 逸

劳动是人类生活中最基本的活动，正常的劳动有助于疏通气血，增强体质。劳动过后需要适当休息，以恢复脏腑气血的功能。然而，过度劳累、过度安逸均可致病。劳动过度就会损伤气血，有碍于脏腑功能的正常发挥；好逸恶劳，或因其他因素长期不劳动，也会使正气过于停滞而耗伤。《素问·宣明五气》中说："五劳所伤，久视伤血，久卧伤气，久坐伤肉，久立伤骨，久行伤筋。"五劳即久视、久卧、久坐、久立、久行、其中久卧、久坐属"逸"的范围。

（一）过度安逸

人体每天需要适当的活动，气血才能流畅，若长期贪逸少劳，则正气日衰。《养生要言》谓："一身动，则一身强"，指出正常的劳动或运动能使人体气血通畅，筋骨劲强，健康长寿，不易患病。"久卧伤气"，倘若好逸恶劳，则导致气血运行不畅，脏腑功能减弱，正气日益衰减，抗病能力低下，临床上见体弱神疲，食少乏力，精神不振，肢体软弱，或肥胖臃肿，动则心悸气短、自汗津津，易感受外邪，常患疾病。

（二）过度劳累

1. 劳力过度

劳力过度则耗气伤血，以致人体气血虚衰。《素问·举痛论》谓："劳则气耗。"又谓："劳则喘息汗出，外内皆越，故气耗矣。"过度劳累，则可伤气，久之则气少力衰、神疲消瘦、体弱无力、少言懒语、不思饮食、疲乏气短等。劳倦过度也会损耗血。劳力过度，汗出过多，"血汗同源"，会使血相对地减少，诚如唐容川《血证论·汗血》谓："汗者，阳分之水，血者，阴气之液。阴与阳原无间隔，血与水本不相离，故汗出过多则伤血。"

过劳亦可伤及脏腑，损耗气血。如《古今医统·五劳六极七伤》谓："劳于肝者，则怒多而火盛，泪外泄而目昏，或胁肋刺痛，筋急不能久立远行；劳于肺者……而耗气则燥甚而液枯干咳声哑，二便秘涩；劳于脾者，劳倦伤脾，发热恶寒，呕吐不食，四肢无力，好卧倦言，渐而致于肾惫阴寒，则成怯证。"

2. 劳神过度

劳神过度包括过度操心的脑力劳动，亦包括情志"思"的病理变化。劳神过度，亦能引起脏腑功能减退，气血为之亏耗，如《济生方·论五劳六极》谓："盖劳力谋虑成肝劳，应乎筋极；曲运神机成心劳，应乎脉极；意外过思成脾劳，应乎肉极；矜持志节成肾劳，应乎骨极。"思虑过度则伤脾气，"思则气结"，"思伤脾"，脾气郁结，运化失司，则胸脘痞塞、不思饮食、消化不良、腹胀泄泻等。过度劳神，亦可使心血暗耗，心血不足则失眠头晕、心悸气短等。

3. 房劳过度

"肾藏精"，"肾为气之根"，肾气充沛，肾精就能温养脏腑。若房劳过度，不仅使肾精亏损，肾气亦会随肾精外泄而耗伤，久而气血俱耗，精血俱亏，真元皆伤。《杂病源流犀烛·色欲伤源流》谓："按医家言，气者神之祖，精乃气之子。气者精神之根蒂也。"又谓："精伤则气馁，气馁则神散。"可见精伤也是气虚的重要原因。《寿世保元·虚损门》谓："人有入房纵欲，不知保涩，以致形体消瘦，面色萎黄，膝软无力，皮聚毛落，不能任劳，盗汗淋漓，此损精而成痨也。"《素问·生气通天论》谓："因而强力，肾气乃伤，高骨乃坏。"《灵枢·邪气藏府病形》谓："有所用力举重，若入房过度，汗以浴水，则伤肾。"由此看来,倘若姿情纵欲,房劳过度,可导致精竭、血伤、气耗,肾气受伤,则伤肾阴、肾阳。肾阴虚可见腰膝痠软、眩晕耳鸣、精神委靡、倦怠、失眠、性功能减退,或遗精、早泄等症状;肾阳虚可见腰膝痠软、肢冷神疲、滑精、阳痿、带下、淋浊等症状。

痰饮、瘀血

痰饮与瘀血是人体受到某些致病因素的作用后,导致气血失常所形成的病理产物,气滞生痰饮,血滞致瘀血。这些病理产物形成之后,又能直接或间接作用于人体的脏腑、经络、气血,由于痰饮、瘀血随气、脉络等流动,从而发生多种不同的病证,故又属于病因之一。痰饮、瘀血既为病因,又为病理产物,本书在此一并论述。

(一)痰饮

痰与饮是人体水液代谢障碍所形成的病理产物,是脏腑病理变化的产物。一般认为,稠浊者为痰,清稀者为饮。张景岳有云:"饮惟停积肠胃,而痰则无处不到。"痰饮引起气血方面的病变,主要表现为:痰饮可使人身各部位的气机阻塞,气滞又可产生血瘀。

1. 痰饮的形成

在正常的情况下,水谷精微是通过肺、脾、肾及三焦的气化功能转化为营养物质的。肺居上焦,为气之主,主治节,有通调水道、敷布津液的作用;脾居中焦,为气血生化之源,主运化,有运化水谷精微、运输水液的作用;肾居下焦,为气之根,主气化,有蒸化水液、分清泌浊的作用;三焦司决渎,为水液运行的道路。痰饮多由外感六淫,或饮食、七情内伤等,使肺、脾、肾及三焦等脏腑的气化功能失常,水液代谢障碍,以致水津停滞,聚湿而积痰成饮,酿成病理产物而停留于体内。

2. 痰饮的病证特点

古人有"百病多由痰作祟"之说。痰饮形成之后,首先是这些治理水液的脏腑气化功能受损,进而影响到其他脏腑,表现出多种病证。饮多留积于肠胃、胸胁及肌肤,而痰则随气升降流行,内而五脏六腑,外至筋骨皮肉,形成形形色色的怪证、难治病。痰饮阻滞于经络,可影响气血的运行和经络的生理功能;痰饮停滞于脏腑,可影响脏腑的功能和气机的升降。

(1)饮的病证特点

饮停肠胃,胃气不降反而上逆,则见肠鸣沥沥有声、脘腹胀满、食欲不振、呕吐痰涎等;饮在胸胁,气机阻塞,则见胸胁胀满、心下痞硬、咳唾引痛;饮在胸膈,肺气阻塞,则胸闷、咳喘气逆、不得平卧、其形如肿;饮溢肌肤,水液停滞,气机受阻,则肌肤水肿、无汗、身体疼痛困重。临床上若见上述症状,可从饮论治。

(2)痰的病证特点

清代沈金鳌指出:"痰之为物,流动不测,故其为害,上至巅顶,下至涌泉,随气升降，周身内外皆到，五脏六腑俱有。"何梦瑶亦曾列举过痰在人体十八个部位所产生的病变。总之，痰能在全身任何一个部位引起疾病，内可以阻碍气机的升降，外可以影响经气的流行。兹将痰阻气机的几个方面总结论述如下：

1）痰阻于肺：痰有湿痰、热痰之分。痰湿犯肺，症见面白、咳嗽痰多、痰白而稀等；痰热伏肺，症见发热、咳喘、痰稠而黄等；若痰涩壅盛，痰气搏结，症见喘咳气急、胸膈噎塞等。

2）痰阻于心：痰阻心脉，心血不畅，则见胸闷胸痛，心悸怔忡等；痰迷心窍，可见卒然昏仆等；痰涩壅塞不出，则见神昏不能识人、痴呆等；痰火扰心，则发为癫狂等；热痰犯心，可见烦躁、口渴面赤、多笑、眩晕、脉洪等。

3）痰阻于肝：风痰阻于肝经，气血运行不畅，症见面青、脉弦、肢体麻痹、便溺秘涩、脘腹胀痛、多郁多怒、搐搦眩晕，或成瘫痪、角弓反张等。

4）痰阻脾胃：痰困脾土，脾运失健，症见面黄、脉缓、肢体沉重、倦怠嗜卧、腹胀食滞、泄泻，或关节肿胀、麻木不仁等；痰停于胃，胃失和降，则见恶心呕吐、胃脘痞满等。

5）痰气阻肾：阻肾之痰多为寒痰，症见面黑，脉沉，腰背寒冷，腰膝酸软，耳鸣，四肢不举、疼痛等。

6）痰停经络：痰阻经络筋骨，则可见肢体麻木、疼痛，或半身不遂，或成瘰疬痰核，或成阴疽流注等症状。

7）痰气上犯：痰浊上犯于头，清阳被蒙，可出现头晕头痛、昏冒眼花、神昏、痴呆、癫狂等症状。

8）痰结咽喉：痰气凝结于咽喉，临床可见咽中梗阻，吞之不下，吐之不出等症状。

9）痰阻颈项：痰气停阻于颈项，则发为颈项部瘰疬痰核，不红不痛，不硬不热等。

（二）瘀血

瘀血是指体内血液停滞，包括离经之血积存体内，或血运不畅，阻滞于经络、脏腑。瘀血既是疾病过程中形成的病理产物，又是某些疾病的致病因素。瘀血引起气血方面的病变，主要表现为：初病气结在经，久病血伤入络，导致气滞血瘀。

1. 瘀血的形成

瘀血的形成，主要有两方面：一是因气虚、气滞、血寒、血热等，使血行不畅而凝滞。气为血之帅，气虚或气滞，不能推动血液的正常运行；或寒邪客入血脉，使经脉拘急，血液凝滞不畅；或热入营血，血热搏结，血行不畅等，均可形成瘀血。二是七情内伤、六淫外感，或气虚失摄，或血热妄行等，致使血离经脉，积存于体内而成瘀血。

2. 瘀血的病证特点

瘀血形成之后，不仅失去正常血液的濡养作用，而且，反过来又会影响全身或局部血液的运行，产生疼痛、出血，或经脉瘀塞不通，内脏发生癥积，以及"瘀血不去，新血不生"而致血虚等。《素问·玉机真藏论》谓："脉道不通，气不往来。"《医述》亦指出："血逆则气滞。"故瘀血亦直接妨碍着气的运行，引起气滞。瘀血的病证特点因瘀阻的部位和形成瘀血的原因不同而异，因此，国医大师颜德馨教授近年提出"怪病必有瘀"、"久病必有瘀"的观点。

（1）一般症状

1）发热：瘀血证的发热，可有全身发热和局部发热两类。全身发热表现为持续高热不退，或高热伴出血、狂躁，或高热伴局部疼痛，或低热绵绵，或往来寒热，或午后潮热，或周期性发热。局部发热表现为局部红肿疼痛，局部肌肤灼热，或自觉心胸、脘胁、少腹、阴器、咽喉等部位发热，但全身又无发热症状。

2）疼痛：疼痛部位固定不移，痛有定处，拒按，按之痛甚，其痛如绞，或似针刺，痛难立消，缠绵迁延。

3）出血：吐血、咯血、尿血、便血、崩漏、鼻衄、齿衄、肌衄等，或外伤跌仆致局部出血。其出血特点是：量多且出血难止；或反复间断不已，血色暗红；或鲜红且多夹血块；或出血时伴发热、疼痛；或烦躁；或口渴不欲饮等。

4）胀满：头目、胸胁、脘腹、腰背及肢体局部胀满，其特点是胀满持久不减，且日益加重。

5）瘙痒：肌肤瘙痒，或皮里内外如虫蚁爬行，抓之不及，阵阵而作。

6）麻木：肢体麻木不仁，或麻如触电，甚则失于感觉，不知寒温。

7）板滞：肢体牵掣板滞，活动不利，或关节不得屈伸，或颈项不耐转侧，或俯仰不便，或举握受限。

8）口干：口干而漱水不欲饮。

9）多梦：少寐多梦，其梦多惊恐险恶，或梦从高处坠落，或梦窒息欲死，或梦腾云飘逸，或为恶梦惊醒。

10）健忘：心烦失寐，怔忡健忘，或焦虑不安，思绪紊乱，甚则妄言，妄听，妄见。

（2）各系统症状

1）心系：心悸怔忡、心痛、神志错乱、癫狂等。

2）肝胆系：寡欢抑郁、多疑多虑、易烦易躁、黄疸日久不退、易怒易暴、喜怒无常等。

3）脾胃系：脘腹疼痛、胀满、灼热，干呕频频，噎膈反胃，不得食，便秘与泄泻交替而作等。

4）肺系：久咳、久喘、久哮、咽燥、梅核气日久不解、咳痰粉红，甚则咳血、咯血等。

5）肾系：少腹胀满拘急、肢体浮肿不退、尿浊、尿血、尿时涩痛、尿时中断、少尿等。

（3）体征

1）毛发：枯萎、干燥，或色泛黄，易折断、易脱发，或毛发中空，或发梢开叉等。

2）面部：颜面部色黑或暗，印堂黧黑，或面部可见暗红色或褐色斑块，或紫色小痣，或面色青紫、暗红等；眼圈色暗或黑，暗而少泽等；颧部潮红或暗红，或可见红丝赤缕等；鼻红起疱，如酒渣鼻；唇色青紫或暗红；颏下色暗等。

3）眼：巩膜瘀浊，或见瘀丝、瘀点、瘀斑，或黄染等。

4）舌：舌质紫暗、暗红，或舌有瘀点、瘀斑、血瘤等；舌体强直，舌边有紫暗色齿痕，舌下筋脉紫暗，曲张充盈等。

5）颈部：青筋怒张、充盈，瘿瘤肿块，痰核瘰疬，红丝赤缕，蟹爪血丝等。

6）胸部：皮色暗红，或见红丝，胸部膨满等。

7）腹部：腹大如鼓，脐眼突出，青筋暴露，可扪及癥积，痞块，按之疼痛；少腹压之疼痛拘急，或按之板硬等。

8）腰背部：脊柱椎骨肥大、外突，压之疼痛等。

9）四肢：指趾末端杵状增大，爪甲青紫，下肢浮肿，或局部指趾苍白，按之冰凉，或局部指趾端色黑剧痛等。

10）皮肤：皮肤板滞而硬，触之无弹性，或肌肤甲错、干燥、瘙痒，或皮下瘀斑、瘀点，或皮下青紫怒暴，或见肿块、痰核，或见黑痣、紫斑等。

（4）病史特点

1）久病史：久治不愈的慢性病或顽固性疾病，多有瘀血。

2）手术史：术后血离经脉，久而成瘀，如肠粘连、瘢痕疙瘩等。

3）月经史：痛经，闭经，月经后期，经行量少，经色暗而有块。

4）生育史：男子不育；女子不孕，产后恶露不净，产后崩漏，产后毛发脱落，月经早绝。

5）生活史：素嗜酒烟，或恣食甘肥，或善感易怒，或受惊吓，或接触疫水、戾气。

6）外伤史：外伤后多有瘀血作祟。

7）其他：有癫痫，精神病，更年期综合征等病史者均有瘀血。

（5）实验室检查

1）血液流变学检查：全血黏度、血浆黏度增高，红细胞电泳时间延长，血沉方程 K 值增大，红细胞压积增高，纤维蛋白原含量增加，均提示瘀血证。

2）甲皱微循环检查：异形管祥增加，祥顶瘀血，流速减量，流态异常及微血管周围渗出、出血。

3）心血管功能与血流动力学检查：血流量降低，心前区高频阻抗有 PEF 延长，LVE 缩短。

4）心电图及超声心动检查：心肌缺血劳损，心室肥厚，心脏增大，瓣膜病变。

5）超声波、同位素脏器扫描：肝脾肿大，肾盂积水，腔内肿块。

6）放射线检查：肺部炎症、肿块，内脏肿块、溃疡、息肉、憩室。

7）脑血流图、脑电图检查：脑动脉硬化、癫痫等。

8）CT 及血管造影：颅内、脏器等有栓塞、血肿、肿块。

9）血液生化检查：高血脂、乳糜血清、高胆红素等。

10）血常规检查：红细胞、白细胞、血小板增多。

11）其他：血液中找到狼疮细胞，类风湿因子阳性，血沉增快，抗"O"、黏蛋白增高。

第四章　气血病证的病机

　　病机是指疾病发生、发展、变化和转归的机制。《素问·至真要大论》首先提出"病机"的概念，强调诊治疾病必须"谨守病机"。对于病机的"机"字，王冰注释为"机要"。张仲景在《类经》中说："机者，要也，变也，病变所由出也"，指出病机乃病证发生的缘由、机制，"变"表明病机有不断变化的特征，"要"指出病机是把握疾病本质的要领。尽管疾病的种类繁多，临床表现错综复杂，病机千差万别，但总体而言，不外乎阴阳失调、邪正盛衰、气血失和等，其中，气血病机极为重要。

　　气在人体有推动、温煦、防御、固摄、气化等重要的作用；血在人体有濡养、滋润脏腑及各种组织的作用。气、血生成之后，在体内循行不已，无处不到，以发挥其正常的生理作用。当各种原因使气、血的生成、运行、功能等发生异常时，就会导致疾病的产生。一言以概之，无论外感、内伤各种病证，均在不同程度上与气血有关。

　　《内经》对气血的生成、循行、生理功能等有比较深刻的认识，并认为"气血不和"是疾病发生的基本病机。如《素问·调经论》谓："人之所有者，血与气耳"，"五藏之道，皆出于经隧，以行血气，血气不和，百病乃变化而生"。《难经·二十二难》谓："气主煦之，血主濡之。气留而不行者，为气先病也；血壅而不濡者，为血后病也"，对气血的作用及病机作了高度概括。

　　宋代杨士瀛《直指方·血荣气卫论》指出："人之一身，所以得全其性命者，气与血也。盖气取诸阳，血取诸阴，人生之初，具此阴阳，则亦具此血气。血气者，其人身之根本乎！血何以为荣？荣行脉中，滋荣之义也。气何以为卫？卫行脉外，护卫之意也……夫惟血荣气卫，常相流通，则于人何病之有？一窒碍焉，百病由此而生矣"，对气血的生理、病理作了较详细的论述。

　　明代张景岳对气血病机作了概括，并提出比较丰富的治疗方药。《景岳全书·诸气·论调气》云："夫百病皆生于气，正以气之为用，无所不至，一有不调，则无所不病。故其在外则有六气之侵，在内则有九气之乱，而凡病之为虚为实，为热为寒，至其变态，莫可名状，欲求其本，则止一气字足以尽之。盖气有不调之处，即病本所在之处也"，强调指出，各种疾病，归根到底是由于气机不调所致。由此，张氏提出"行医不识气，治病从何据"的说法，认为"旨哉斯言。是实治身治病第一大纲"。《景岳全书·血证》中说："实行于上则见于七窍，流注于下则出乎二阴，或壅瘀于经络，则发为痈疽脓血，或郁结于肠脏，则留为血块血癥，或乘风热则为斑为疹，或滞阴寒则为痛为痹，此皆血病之证也。"对出血的病机，则概括为"火盛则逼血妄行"、"气伤则血无以存"。

　　清代王清任十分重视气血，《医林改错·气血合脉说》说："治病之要诀，在明白气血。"王氏对血瘀有深刻的认识，创制了血府逐瘀汤等二十二首活血化瘀的方剂，对血瘀证治做出了突出贡献。唐容川《血证论》对出血及血瘀的病机及证治亦有较大的贡献，提出止血、消瘀、宁血、补血的治血四法。

从上述看来，气血病的病机，简以概之为"气血不和"。引起气血不和的关键在于气与血的偏盛或偏衰，《素问·通评虚实论》谓："邪气盛则实，精气夺则虚"，气血偏盛为实证的表现，气血偏衰为虚证的表现。

概括起来，气病病机基本可归纳为气郁、气滞、气逆、气虚、气陷、气脱、气闭等七类。气郁的辨证要点是：以心情抑郁、胸部满闷、胁肋胀痛为主要症状，并常有精神抑郁、情志内伤的病史；气滞以病变部位表现胀满或疼痛为辨证要点；气逆则随病及脏腑的不同，表现为咳嗽喘促、呃逆嗳气、恶心呕吐、头胀头痛、眩晕，甚至晕厥等症状；气虚以少气懒言、倦怠乏力、食少自汗、舌淡、脉虚无力等表现为辨证要点；气陷的辨证要点是在气虚表现的基础上，出现下腹坠胀、内脏脱垂等症状；气脱为气虚的重危病变，以面色苍白、四肢厥冷、大汗淋漓、脉微弱等为辨证要点。

血病病机基本可归纳为血瘀、血虚、出血三类。血瘀以病变部位刺痛，或有瘀积肿块，肌肤甲错，舌质青紫或有瘀点瘀斑，脉象弦涩等为辨证要点。出血为热盛迫血妄行所致者，于出血的同时伴发热、口苦、口渴、便秘、舌红苔黄、脉滑数等症状；出血为阴虚火旺所致者，则兼见口干咽燥、午后潮热、五心烦热、盗汗、舌红苔薄或无苔、脉细数等症状；出血为气虚不摄所致者，则可见头晕眼花、心悸、纳差、舌质淡、脉细弱等症状。血虚则以头晕眼花、心悸失眠、面色苍白或萎黄、唇甲淡白、舌质淡、脉细为辨证要点。

气 病 病 机

气是构成人体和维持人体生命活动的精微物质，以"升降出入"为基本运动形式，不断地周流全身，维持脏腑经络的正常功能，促进精、血、津液的化生；推动血、津液的运行、输布；固摄精、血、津液；控制和调节汗液、尿液的排泄。当外邪、情志、饮食、劳倦等病因作用于人体，导致气的生成不足、功能异常或运行障碍时，就会由此而产生疾病。正如《直指方·诸气方论》曰："人以气为主，一息不运则机缄穷，一毫不续则穹壤判。阴阳之所以升降者，气也；血脉之所以流行者，亦气也；荣卫之所以运转者，此气也；五脏六腑之所以相养相生者，亦此气也。盛则盈，衰则虚，顺则平，逆则病。"气的失常主要包括两方面：一为气的生成不足，或气的功能减退，称为气虚；二是气的运动失常，如气运行不畅或气的升降出入失去平衡协调，称为气机失调。

（一）气郁

气郁是指气的运行障碍，主要是由于忧思郁怒，情志不遂，精神抑郁太过所致的一种病理表现，亦与脏气内虚有关。人体的气贵乎流通，恶于怫郁，气的畅通有赖于肝的疏泄、心的推动、肾阳的温化、脾的转输，以及肺的宣肃作用。气郁的病机，主要为气结于内，不得发越，其中与肝、心、脾的关系最为密切。《证治汇补》谓："有本气自郁而生病者，心郁则昏昧健忘；肝郁则胁胀嗳气；脾郁则中满不食；肺郁则干咳无痰；肾郁则腰胀淋浊，不能久立；胆郁则口苦哺热，怔忡不安。"导致气郁的原因主要是情志不舒，如徐春圃《古今医统》谓："郁为七情不舒，遂成郁结，既郁之久，变病多端。"

《丹溪心法·六郁》认为："气血冲和，万病不生，一有怫郁，诸病生焉，故人身诸病，多生于郁。"戴元礼解释说："郁者，结聚而不得发越也。当行者不得行，当降者不及降，当变化者不得变化，此为传化失常，六郁之病见矣。"可见郁是关系到升降、传变的一类疾病。

心主神明，为人体生命活动的主宰，气郁与心的关系密切。《景岳全书·郁证》谓："至若情志之郁，则总由乎心，此因郁而病也。"《诸病源候论·结气候》谓："结气病者，忧思所生也。心有所存，神有所至，气留而不行，故结于内。"

然而，气郁在脏腑的反映，最主要表现为肝气的郁结。肝主疏泄，性喜条达，能疏达气机，疏通壅滞。若忧思郁怒等情志过极，使肝失条达，气机不畅，结聚而不得发越，即为气郁，表现为心情抑郁、胸部满闷、胁肋胀痛等症状。肝气一有郁结，即可影响到脾气、肺气、心气、心血、肝血等，从而产生一系列复杂的证候。如肝郁及脾，木不疏土，可产生肝脾同郁，症见胁肋胀痛、脘腹痞满、不思饮食，纳谷不化等；又如肝脾郁久，可使肺气郁滞，症见胸闷胁胀、咳嗽上气、痰涎不断；再如肝郁日久，气机不利，耗伤心血，心神失养，无所依附，症见精神恍惚、面色㿠白、悲伤欲哭；若肝郁犯脾，脾郁痰聚，痰扰心神，则见反应迟钝、表情淡漠、不思饮食、幻想幻觉、喃喃独语、言语散乱，甚或目瞪迷惘、不省人事，此为肝脾心同郁，痰蒙心窍。明代赵献可认为，木郁则土郁，土郁则金郁，金郁则水郁，水郁则火郁，治木郁则诸郁皆愈。

朱丹溪将郁归纳为六，即气郁、湿郁、热郁、痰郁、血郁、食郁，在气郁的基础上，常会继其他郁滞的产生，指出六郁的关系是气郁则生湿，湿郁则生热，热郁则生痰，痰郁则血凝，血郁则食不化。可见气郁为诸郁之源。《类证治裁·郁证》曰："七情内起之郁，始而伤气，继必及血。"气郁影响及血，以致血行不畅，脉络阻滞，则成血郁，表现为胸胁刺痛，痛有定处，舌有瘀点、瘀斑等；气郁化火则成火郁，表现性情急躁、口苦咽干、目赤耳鸣、大便秘结、舌质红、苔黄、脉弦数等；气机郁滞，使津液不能输布，以致形成痰郁，若痰气交阻于胸膈之上，则表现胸中窒闷，咽中如物梗阻，吞之不下，吐之不出等，即所谓的"梅核气"；忧思伤脾，或肝郁横逆侮脾，脾失健运，不能运化水谷，致饮食停滞，则成食郁，表现为纳差、腹胀、胸脘满闷、吞酸嗳气等；脾虚水湿内停，阻滞中焦，则成湿郁，表现为食少、嗳气、脘腹胀满、便溏腹泻、苔腻等。

（二）气滞

气滞亦为气运行障碍的一种病机，是指机体的脏腑、经络气机阻滞，流行不畅的一种病理现象。一般而言，气郁主要表现为情志病变，气滞则主要表现为脏腑、经络等的功能失常。可以说气机郁滞是气郁的进一步加重，《临证指南医案》指出："郁则气滞，其滞或在形躯，或在脏腑，必有不舒之现症。盖气本无形，郁则气聚，聚则似有形而实无质，如胸膈以阻，心下虚痞，胁胀背胀，脘闷不食，气瘕攻冲，筋脉不舒……不知情志之郁，由于隐情曲意不伸，故气之升降开合枢机不利。"气郁与气滞的区别为：气郁多由情志怫郁所致，而气滞可因痰湿、水饮及寒邪阻塞气机，也可因饮食失调阻塞气机，亦可因跌仆损伤而瘀阻气机；气郁多发生于肝脏，主要表现为肝气郁结，而气滞可发生于身体任何部位，如心脉气滞、肺气郁滞、肝胆气滞、肠胃气滞、经络气滞等；气郁的临床表现多以胁肋胀闷不适为主，而气滞则以脘腹胀痛明显；气郁者善太息，气滞者喜嗳气、呃逆；气郁尚不致于产生血瘀重症，而气滞往往伴有血瘀症状同时出现；气郁的治疗多用理气解郁之法，而气滞的治疗则以行气、破气为主。

气在人体运行不止，而贵在流布畅通。情志不舒，饮食失调，感受外邪，以及闪挫劳伤等多种病因都会导致气滞，气滞的辨证要点为："不通则痛"，以病变部位出现胀痛，或闷痛，或痞痛，或攻痛，或窜痛，痛无定所，时轻时重，嗳气或矢气后其痛可减轻。气滞证常见于胸痛、腹痛、胁痛、胃脘痛、腰痛、痛经等疾病。肺气滞，失于宣降，可见胸膈满闷、胸背疼痛、咳嗽气促、痰多，或身尽肿、小便癃闭、大便秘结等症状；心气滞，血行不畅，心失所养，蒙蔽神明，可见心胸满闷而痛，甚则胸痛彻背，心悸怔忡，咳唾喘息，或语无伦次，喜怒无常，发狂等症状；肝气滞，疏泄失常，则见胁腹胀满疼痛，或痛引少腹，或厥阴疼痛，月经不调，痛经等症；脾胃气滞，升降不利，则见腹部满闷胀痛、嗳气吐酸、便秘等症状；肾气滞，气机不畅，可见腰痛、腹重坠、腰重如带五千钱、水肿少尿、或阳痿等症状；经络气滞，营卫受阻，则表现受阻部位的经络、肌肉、关节胀痛、痹痛等症状。

（三）气逆

气逆是指脏腑气机紊乱，升降失常，当降不降，当升不升，或升发太过，或下降不及，以致气机逆而不顺的一种病理变化。升降是气的基本运动形式之一，升降动态平衡，是维持机体正常生理功能活动的必要条件。在正常的情况下，气机的升降出入是按照一定规律进行的，具体地体现于各个脏腑的功能活动，以及脏腑之间的协调关系。如肺既能宣发，又主肃降；脾气主升，胃气主降；肝气升发，肺气肃降；心火下降，肾水上济，水火既济等。这里所讲的升降出入是相对而言的，升中有降，降中有升，这种有序的升降出入是机体功能活动的基本运动形式。如果这种运动形式失去原有的规律，就会出现气机升降出入失常的现象，气逆则为其中之一。

《素问·四气调神大论》谓："逆春气则少阳不生，肝气内变。逆夏气则太阳不长，心气内洞。逆秋气则太阴不收，肺气焦满。逆冬气则少阳不藏，肾气独沉"，指出肝气主升发而不畅达，心为五脏六腑之大主而阳气不盛，肺气主肃降而不能收敛，肾气主收藏而阳气消沉，均属于气逆的病理变化。周学海《读医随笔·升降出入》亦指出："太过不及，皆为逆也"，故而，不能仅仅认为应下行而反上行者为逆。

引起气逆的病因不外乎六淫、七情及饮食不节等。由于致病因素和脏腑生理功能不同，气逆的表现亦不尽相同，临床上以肺、胃、肝的气逆较为多见。若感受外邪或痰浊壅肺，使肺气失于肃降，则肺气上逆，表现为咳嗽、喘促、胸闷等症状；若感受外邪，或饮食、痰浊积滞，或胃寒积饮等损伤胃腑，均可使其失于和降，胃气上逆，表现为呃逆、嗳气、恶心呕吐、反胃等症状；若郁怒伤肝，使肝气升发太过，失于疏泄，以致肝气上逆，而见性情急躁、奔豚气、头痛眩晕，甚至昏厥等症状，此即《素问·生气通天论》所说的："大怒则形气绝，而血菀于上，使人薄厥"的证候；若房劳太过，肾气虚亏，失于摄纳，则表现为喘息、冷汗出等症状。《素问·调经论》云："血之与气，并走于上，则为大厥，厥者暴死，气复返则生，不返则死"，这是气血大逆而难以复生的病证，属中风危候，亦是气逆的一种。

（四）气闭

气闭是指气机闭塞所引起的九窍不通，甚或神志昏愦的一种病理变化，多属实证，有怒气伤肝之实，有卒中邪气之实，有痰气闭塞之实。清代尤怡指出："病虚者，气多脱；病实者，气多闭。"李东垣提出"五脏之气，上通九窍。五脏不和，则九窍不通"之说，指出九窍闭与五脏之气不和有关，尤其重视脾胃与九窍病变的关系。由于中病部位不同，致病因素有异，或病邪轻重有别，气闭有经络气闭和脏腑气闭之分。

（1）经络气闭，即经气不通，《灵枢·经脉》就有经络气闭的病变。如手太阴肺经气闭之臂厥；手阳明大肠经气闭之齿痛；手太阳小肠经气闭之肩似拔；足太阳膀胱经气闭之项似拔、腰似折、腘似结、踹似裂；足少阳胆经气闭之目眦皆痛；手少阳三焦经气闭之喉痹耳聋；足太阴脾经气闭之舌本强等。

（2）脏腑气闭，是脏腑之气结不开。由于六腑以通为用，以降为顺，故气闭尤以腑气闭结为多见。如胃气闭，其失和降，则见呕吐、腹胀腹痛等；大肠气闭，传导失司，则见大便秘结、腹胀等；膀胱气闭，气化不利，则见小腹胀、癃闭等；三焦气闭，疏布水液的功能失职，则见水肿等。若脏气闭则病多危重，如气郁太过，上壅心胸，闭塞心窍，而突然昏厥；或情志抑郁，或外感六淫，或痰浊内阻，使肺气闭塞，气道不通，则可见呼吸困难，甚则气急鼻煽，面青唇紫等；因情志抑郁，引起肝失疏泄，气机不利，气郁心胸，闭塞清窍，而见突然昏厥、不省人事等；由于阳气内郁，不能外达，所以气闭者，常同时出现四肢欠温，甚或四肢拘挛等；卒感外邪，或情志突变，而致中风之闭证，临床上则见卒然口噤目合、两手握固、神昏不语、二便不通等。

（五）气虚

气虚是指气的生成与来源不足，或消耗过度，不能正常发挥气的各种作用，以及脏腑功能减退所形成的一类病理变化。气虚的原因主要有两方面：一是由于饮食失调，水谷精微不充，以致气的来源不足；二是由于大病或久病之后，或年老体弱及烦劳过度等，以致脏腑功能减弱，气的生化不足。

根据气的来源、循行部位及功能特点等的不同，气虚有全身气虚、局部气虚，如脏腑功能减退的脏腑气虚、元气虚、中气虚、卫气虚，以及经络气虚等。故而气的亏虚会出现一系列的临床症状，如气虚不能化生水谷精微，形体失养，则体倦乏力等；不能荣于上则头晕目眩等；肺气不足，则声低懒言等；脾气不足，失于健运，则纳呆纳差等；卫气虚弱，表卫不固，则致自汗、易感外邪等；气虚而鼓动运行之力不足，以致营血不能荣于色、充于脉，则表现为面白、舌质淡、脉虚无力等。另外，气虚常见的症状还有发热、多汗、咳喘、水肿、麻木、心悸、呃逆、吐利、脱肛、尿频、出血、阳痿、中风、瘫痪等。

由于气的生成、敷布与肺、脾、肾三脏的关系最为密切，所以气虚以肺、脾、肾三脏气虚最为多见。

1. 肺气虚

肺主气，《素问·五藏生成》曰："诸气者皆属于肺"，说明人身之气皆由肺所主。引起肺气虚的原因，不外乎六淫所侵，或劳力过度，肺气在致病因素的侵袭下，其宣发、肃降、调节水液代谢及推动血行的作用就会减弱。肺气失于宣发，就会使气道不畅，呼吸不利，腠理闭塞，而见咳嗽、气喘、无汗等；肺气失于肃降，就会导致气逆而上，出见喘息、胸闷、气急等；肺失治节，不能通调水道，就会出现水肿、小便不利等。

《难经·四十四难》云："肺主声。"《素问·通评虚实论》云："所谓气虚者，言无常也。"肺气充沛，喉的功能正常，呼吸通畅，则声音洪亮；肺气虚弱，喉咙就不能正常发音，而见语言低微、少气懒言。《素问·五藏生成》谓："肺之合皮毛，其荣毛也。"肺气充足，则皮毛润泽；肺气虚弱，则皮毛枯槁无泽。肺气通于卫气，肺气一旦虚弱，卫气卫外的功能减退，六淫易于侵袭机体而致病。《灵枢·脉度》谓："肺气通于鼻，肺和则鼻能知香臭矣。"肺主气的功能正常，鼻窍通畅，嗅觉灵敏；肺气不足，则六淫乘虚而入，以致鼻塞流涕、嗅觉失灵。

2. 脾气虚

脾主运化，赖脾气而完成。脾虚则运化无权，如"诸湿肿满，皆属于脾"、"脾为生痰之源"，均为脾气虚弱所致的病变。《寓意草》曰："中脘之气旺，则水谷之清气上升于肺，而灌注于百脉，水谷之浊气下达于小肠，从溺而消。"脾气健旺，消化吸收功能正常，四肢百骸能得到充足的营养物质；脾气虚弱，不能运化水谷精微，则导致纳呆、腹胀、乏力、消瘦等；若脾虚不能运化水湿，湿聚生痰，饮停积水，临床可见咳嗽、气喘、浮肿等病证。

脾统血，唐容川指出："其气上输心肺，下达肝肾，外灌溉四旁，充溢肌肤，所谓居中央、畅四方者如是。血即随之运行不息，所谓脾统血者，亦即如是。"若脾气虚弱，失于统摄，则血溢于脉外，从而出现各种出血病证，如吐血、便血、崩漏等。

《素问·五藏生成》谓："脾之合肉也，其荣唇也。"《素问·太阴阳明论》谓："四肢皆禀气于胃，而不得至经，必因于脾乃得禀也。"饮食入胃，若脾气旺盛，则把营养物质输送到全身肌肉、四肢、口唇等；若脾气虚弱，运化功能失常，则可见逐渐消瘦、口唇淡白无华、四肢痿软无力等。

3. 肾气虚

"肾为气之根"，肾脏为人体元阴、元阳之宅。秦伯未指出："命门是生命之根，包括真阴和真阳，产生动气，通过脏腑经络，达脑，通骨髓，走四末，温皮肤腠理"，在维持人体的正常生理活动上起着主导作用。肾脏精气不足，元阴、元阳虚弱，且会波及其他脏腑，出现一系列亏损的病理变化。《类证治裁》谓："肺为气之主，肾为气之根，肺主出气，肾主纳气，阴阳相交，呼吸乃和。"若肾气虚弱，肾主纳气的功能减弱，就会影响呼吸，从而出现动辄气喘、呼多吸少、气息短促，以及小便失禁等症状；肾气虚，累积肾阳，肾阳虚弱，则温煦、生化作用不足，而见腰膝酸软、形寒肢冷、阳痿早泄等；若肾阳不能助心火推动血行，还会出现血脉壅塞的血瘀证。

肾主水，若肾中阳气不足，气化功能失常，水液代谢紊乱，就会出现水肿、小便不利等，甚则肾阳不能温运脾土，而见五更泄泻等。肾在窍为耳及二阴，肾的精气上通于耳窍，肾阳的气化又统摄二阴、司二便。若肾气不足，则可见耳鸣、听力减退；肾阳不足则导致二便排泄的异常。

（六）气陷

气陷是指脏腑之气因虚甚而下陷不升的病理变化，由气虚和气的失升举共同为病，以上气不足、气虚下陷为主要病理特点。主要由于先天禀赋不足、久病体虚、年老体衰、饮食损伤，以及烦劳过度所致。

"上气不足"是由于脾气虚，升清之力不足，无力将水谷精微充分地上输于头目，头目失养而出现头晕眼花、耳鸣、疲乏无力等症状，即《灵枢·口问》所说的："上气不足，脑为之不满，耳为之苦鸣，头为之苦倾，目为之眩"的病证。

"中气下陷"与脾的关系最为密切，脾居中焦，其气主升，脾气受损，清气升举无力，则致气虚下陷，临床上除表现头晕目眩、倦怠乏力、面色苍白、舌质淡，脉虚无力等气虚的共同症状外，还有腹部坠胀，胃、肾下垂，脱肛，或子宫脱垂等内脏下垂的病症；中气下陷，则脾胃运化失常，表现为食少、腹胀、肛坠、泄泻等。《素问·阴阳应象大论》所说的"清气在下，则生飧泄"，即属中气衰弱，失于升举，清阳之气下陷的病变。

对气陷证论述最详的莫如张锡纯。张氏认为气陷，最常见的是大气下陷，即宗气下陷，其次是中气下陷。大气发源于先天肾气，得后天脾胃水谷之气的滋养，贮积于胸膺空旷之府，即《内经》中所谓之"宗气"。大气不但为诸气之纲领，并为周身血脉之纲领，走息道以行呼吸，贯心脉以行气血。凡营卫之敷布，中气之化谷，三焦之决渎，以及五脏六腑、四肢百骸的生理功能正常，皆赖大气之统摄。故而，可以认为，大气一虚，诸病丛生。《医学衷中参西录》指出，引起大气下陷的原因为"多得之力小任重或枵腹力作，或病后气力未复，勤于动作，或因泄泻日久，或服破气药太过，或气分虚极而下陷"。由此可以看出，大气下陷亦是在气虚的基础上发展而成的，其临床表现以气息失于接续为特征，表现为心肺功能衰弱，张氏指出大气下陷的症状为"气短不足以息，或努力呼吸，有似乎喘，或气息将停，危在倾刻"，其常见脉象为"沉迟微弱，关前尤甚。其剧者。或六脉不全甚，或参伍不调"等。

（七）气脱

气脱为气虚至极，至亡气、失气、气竭、气绝的病理变化，乃是元气散脱的危重证候，多见于大汗、大吐、大泻、大失血，以及中风、厥证等病情重危之际，亦常见于骤然遭受外界刺激之时，如突然的精神因素，或惊吓不已，或悲痛至极，或忽闻恶声，或偶见异物等。《景岳全书·厥逆》说："气虚卒倒者，必其形体索然，色清白，身微冷，脉微弱，此气脱证也。"《景岳全书·非风》又谓："凡非风（即中风）卒倒等证，无非气脱而然。何也？忽为汗出者，营卫之气脱也；或为遗尿者，命门之气脱也；或口开不合者，阳明经气之脱也；或口角流涎者，太阴脏气之脱也；或四肢瘫软者，肝脾之气败也；或昏倦无知，语言不出者，神败于心，精败于肾也。凡此皆冲任气脱，形神俱败而然。"此可谓是对气脱病机的高度概括。

人的生命活动，全赖元气的充盈。张景岳谓："气聚则生，气散则死。"在正常的情况下，元气充盈于全身，布散于脏腑；若气脱于外，则形体必然涣散不收；若治不及时，会顷刻而亡。气虚几至脱绝，临床上可见气息低微、眩晕昏仆、面色苍白、汗出不止、目闭口开、全身瘫软、手撒、二便失禁、脉微欲绝等危证；气虚无力推动阳气及血液布达脏腑、经络及躯体，故见面色苍白、四肢厥冷、脉微；固摄无力，津液外泄，而见汗自出，甚至汗出如珠。

血病病机

血液生成之后，在经脉中周流不息，担负着灌溉、营养全身的作用，以保持机体的各种正常功能，并供给各脏腑组织生长的物质基础。《景岳全书·血证》中论述血的功能时说：血"灌溉一身，无所不及，故凡为七窍之灵，为四肢之用，为筋骨之和柔，为肌肉之丰盛，以至滋脏腑，安神魂，润颜色，充营卫，津液得以通行，二阴得以调畅，凡形质所在，无非血之用也。是以人有此形，惟赖此血"。血的运行由心所主；血的生成及统摄，有赖于脾气的健旺；血的贮藏及调节则有赖于肝气的正常，所以血病的病机，常与心、脾、肝三脏有密切的关系。气为血帅，气行则血行，气止则血止；血的运行，除赖气的推动外，尚需津液的运载，津液亏耗亦会使血行不利，所以血的病变，与气、津液有密切的关系。

血的失常主要包括两方面：一是血的不足与血的功能减退，称为血虚。二是血的运行失常，如因各种原因，使血行不畅，甚至瘀积者，称为血瘀；由于各种原因，导致脉络损伤或血液妄行，以致血溢脉外的一病理变化，称为出血；失血过多，则会导致血脱危证。归纳起来，血病病机主要有血瘀、出血及血虚三类，临床亦可见血寒、血热等。

（一）血瘀

血瘀是指血液运行迟缓，或不通畅，或离经之血停积体内的一种病理状态。血瘀的原因，主要有五种：一是气滞，气为血帅，血为气母，血随气行，故气行则血行，气滞则血瘀；二是气虚，气无形而主动，血有形而主静，血的流动全靠气的推动，气虚则推动无力，是而血行迟缓，形成虚中夹实的血瘀证；三是血寒，寒性凝滞，令血凝而不流，形成血瘀，故《素问·举痛论》谓："寒气入经而稽迟，泣而不行，客于脉外则血少，客于脉中则气不通，故卒然而痛。"《素问·调经论》谓："寒独留则血凝泣，凝则脉不通。"四是血热，邪热入血，煎熬血液，使血稠而难流，故成血瘀；五是外伤，人体局部因外伤造成气血流通受阻，从而形成血瘀，如《诸病源候论》指出："血之在身，随气而行，常无停积，若因堕落损伤，即血行失度，随损伤之处，即停积，若流入腹内，亦积聚不散，皆成瘀血。"瘀血是血瘀的病理产物，而瘀血形成之后，又可阻于脉络，成为血瘀的一种原因。

随着瘀积部位和病及脏腑的不同，血瘀在临床上可以发为多种多样的病变和症状。常见：①疼痛。《本草求真·痛》谓："痛者，气血不通之意。"即血行瘀滞或瘀阻，不通而痛。血瘀疼痛的特点是痛如针刺，固定不移，久痛不愈，痛而拒按或兼肿胀。②癥积包块。引起癥积包块的主要病机是气滞、血瘀、痰结，王清任尤其强调血瘀在形成癥积包块中的重要性，《医林改错·膈下逐瘀汤所治之症目》指出："无论何处皆有气血……气无形不能结块，结块者必有形之血也。血受寒则凝结成块，血受热则煎熬成块。"③皮肤异常。血行瘀滞，还会出现皮肤颜色及血脉异常的症状，如青紫肿痛、赤丝缕纹、皮肤粗糙，甚至肌肤甲错等。④舌脉特点。血瘀的舌象多为舌质青紫或有瘀点、瘀斑，或舌下静脉紫暗，曲张充盈；脉象多为弦、涩、结，如《读医随笔·瘀血内热》谓："凡瘀血初起，脉多见弦。"《证治准绳·腰痛》谓："瘀血为病，其脉必涩。"《濒湖脉学》谓："结脉皆因气血凝。"⑤发热。血瘀发热属内伤发热的范畴，可以表现为全身或局部、自觉或他觉的发热。因瘀积部位、病程及耗伤气血阴阳的不同而有多种发热类型。⑥咳喘。瘀血阻滞气道，妨碍气机出入，即令气壅而为咳为喘，严重者由于瘀闭肺脉，令水溢痰生而致咳逆喘息，不得平卧，如《丹溪心法·咳嗽》谓："肺胀而嗽，或左或右不得眠，此痰夹瘀血碍气而病。"⑦心悸怔忡。瘀血阻滞心脉，血运不畅，心失所养而发生心悸怔忡，如《血证论·脏腑病机论》谓："血虚则神不安而怔忡，有瘀血亦怔忡。"⑧黄疸。肝胆血脉瘀滞，疏泄失常，胆汁外溢而发生黄疸，《张氏医通·黄疸》说："以诸黄虽多湿热，然经脉久病，不无瘀血阻滞也。"《读医随笔·黄疸黑疸》曰："黄之为色，血与水和杂而然也，总须兼用化血之品一二味，为其已坏之血不能复还原质，必须化之，而后无碍于新血之流行也。"⑨痈疮。湿热、火毒等邪侵犯人体，导致败血留滞，血瘀肉腐而形成内、外痈证，如《景岳全书·外科论证》说："凡疮疡之患，其为病则无非血气壅滞，营卫稽留之所致。"⑩健忘。瘀血阻滞，血脉不畅，使心神失养而致健忘，诚如《血证论·健忘》中所谓："凡心有瘀血，亦令健忘。"⑪癫狂。瘀血停积，神机阻滞，精神失常而发生癫狂，《医林改错》认为癫狂是由于气血凝滞，脑气与脏腑之气不相顺接所致。⑫肢体感觉或运动功能失常。由于血脉瘀阻，经隧不通，以致肢体麻木、疼痛，甚至瘫痪。

（二）血寒

血寒是指寒邪客于血脉，使血脉经络凝滞、收引，血行不畅的病理变化。《诸病源候论》谓："寒搏于血，则血涩不通。"《赤水玄珠》说："身受寒邪，口受寒物，邪入血分，血得冷则凝，则被塞矣。"产生血寒证的原因有二：一是寒邪侵袭，血脉经络受寒；二是素体阳虚，或脏气阳虚，失其温煦。血寒主要分为经脉血寒和冲任血寒。经脉受寒有经络受寒与冲任受寒之分，素体阳虚有阳虚血寒与冲任血寒之别。

血寒的见症是多种多样的，主要临床表现有：恶寒、疼痛、手足清冷、肢体麻木痹痛、皮肤不泽、月经后期、痛经、闭经、产后胞衣不下、产后腹痛、崩漏、不孕、舌暗、脉沉迟或细缓等。如《医述》中指出："血寒者，其证麻木，疲软，皮肤不泽，手足清冷，心腹怕寒，腹有块痛，得热则止，女子则月事后期而至，脉细而缓。"

（三）血热

血热包括血分郁热，血分虚热，以及热邪由营入血，而出现的伤阴、动血、热扰神明等病理变化。《医学原理》谓："血热者，阳气陷入血中，血因而热。"《温热论》谓："温邪上受，首先犯肺，逆传心包，肺主气属卫，心主血属荣。"归纳起来，外邪不解化热、七情动火、过食辛辣、久病虚热、劳倦色欲等，皆可引起血热，然皆不离张景岳所总结之"火盛"、"气损"两大要素。血热临证多可分为出血证候和非出血证候，如吐血、呕血、咳血、衄血、尿血、便血、斑疹、月经过多、崩漏等，以及疮痈、热入血室、蓄血、口干、发热等。

血分郁热多由气分郁热所致，诚如刘河间所言"气有余便是火"、"五志过极皆为热甚"，故而，大凡血分郁热的患者，情绪波动较大，多见急躁易怒。血分虚热，即阴虚生内热之义。血属阴而主静，若失血过多或劳伤阴血，阳相对亢盛，出现一派虚火症状，如《血证论》谓："火者心之所主，化生津液，以濡周身。火为阳而生血之阴，即赖阴血以养火，故火不炎而血液下注，内藏于肝，寄居血海。或如血虚，则肝失所藏。木旺而火愈动；心失所养，火旺而益伤血，是血病即火病矣。"热邪由营入血，是外感热病的严重阶段。当火热由气入营入血时，血分就受到热邪所迫，热迫血行，出现四肢躁动、神昏谵语、斑疹隐隐、舌色红绛，甚则吐血、便血、崩漏等。

（四）血虚

血虚是指营血虚少不足，濡养与滋润功能减退的病理状态。早在《内经》中即载有"血海不足"。血的化生与五脏皆有关，由于心主血、肝藏血、脾统血，所以血虚时，在这三脏表现最为明显；而能鼓舞五脏之生理功能者，唯有肾中精气，若肾中精气亏虚，五脏皆衰，血的化生不足，此即所谓"精血同源"。故治疗血虚，在调补脾胃，以资化源的基础上，应加之补肾益精之法，以增强化生血的原动力。血能载气，血少则血中之气亦少，因此，血虚者在血虚的基础上，如面色、唇、舌、爪甲淡白无华等，常兼见疲乏无力、头晕眼花、动则气短心悸、容易出汗、脉数无力等气虚的表现。

血虚的原因主要有三个方面：一是血损过多，新生之血补充不及，以致营血虚损，各种急、慢性出血，如吐血、衄血、咯血、便血、尿血、崩漏、呕血、外伤出血等，或温热久羁，耗损营血，或误用汗吐下之法，耗津伤血，或用药不慎，直接损伤营血；二是化源不足，饮食营养缺乏，或脾胃运化无力，水谷精气化生太少，因而缺少化生血的物质基础，生血之源枯涸，机体得不到血液的充分供养；三是化生血的功能减退，如年老日衰等，脏腑功能减退，致化源不足，也难生成血。

血虚产生的病机，主要有四个方面：一是血虚使脏腑、形体、经络、九窍的营养与滋润不足，而渐渐枯萎，临床上可见面色萎黄或淡白无华、皮肤干燥、毛发枯槁、爪甲脆而易裂等；二是血虚使人体的感觉和运动功能障碍，如《素向·五藏生成》谓："肝受血而能视，足受血而能步，掌受血而能握，指受血而能摄。"若血虚，则肝、足、掌、指都得不到血的充分濡养，以致视、步、握、摄等感觉与运动功能发生不同程度的障碍，出现视物昏花、手足麻木、肌肉瞤动、易于疲劳等症状；三是血虚使人的精神意识思维活动衰退或紊乱，《素问·八正神明论》云："血气者，人之神，不可不谨养"，血虚则心神失养，常出现失眠、多梦、健忘、注意力难以集中、不耐长时间的脑力劳动等，甚则可见精神恍惚、惊悸不安、痴呆，乃至昏迷等症状；四指血虚在妇人则另表现为冲任空虚，以致月经量少、月经后期、色淡，甚或经枯、经闭等。

（五）出血

出血指由于各种原因，导致脉络损伤或血液妄行，以致血液溢出脉外的一病理变化。感受外邪，邪热煎灼，损伤脉络；嗜食辛辣醇酒厚味，滋生湿热，迫血妄行；劳倦过度，损伤心脾，气伤则无以摄血，阴伤则虚火内生，迫血妄行；情志过极，郁怒伤肝，肝火上逆乘肺或横逆犯胃，以致迫血妄行；跌仆堕坠，金刃创伤，脉络损伤等均可引起出血。其中尤以火热熏灼及气虚不摄为主要病机。《景岳全书·血证》说："血本阴精，不宜动也，而动则为病。血主营气，不宜损也，而损则为病。盖动者多由于火，火盛则逼血妄行；损者多由于气，气伤则血无以存。"在火热熏灼之中，又有实火与虚火的不同。感受六淫中之热、燥、火等邪；里热亢盛或湿热蕴结；情志怫郁，肝郁化火等，均属实火。而肺、胃、肝、肾等脏腑的阴精不足，致阳气失其所养而亢盛为热的内生火热，则属虚火。

一般来说，实火亢盛，迫血妄行所致的出血，多见发热、口苦、口渴、便秘、舌红苔黄、脉滑数等实热证；阴虚火旺所致的出血，兼见口干咽燥、午后潮热、五心烦热、盗汗、舌红少苔甚至无苔、脉细数等阴虚证；气虚不摄所致的出血，则多见头晕眼花、心悸、纳差、面色萎黄或苍白、舌质淡、脉细弱等气虚证。从病理发展的大体情况来看，一般血证初期以实火所致者为多；经过反复出血，由于精血亏损，气随血失，则多阴虚火旺及气虚不摄，所以阴虚火旺往往既是出血导致的病理结果，又是继续引起出血的致病原因。若气损及阳，不仅正气不足，而且阳气亏虚，气虚阳弱，不能统率固摄血液，从而形成虚寒性的出血证。

当火热熏灼及气虚不摄的病机发生在不同的脏腑经络时，即可分别引起鼻衄、齿衄、咳血、吐血、便血、尿血、肌衄等不同的症状表现。清代冯梦瞻指出："血行清道出于鼻，血行浊道出于口；咳血、衄血出于肺，呕血出于肝，吐血出于胃，涎血出于脾，咯血出于心，唾血出于肾。耳血曰衃，鼻血曰衄，肤血曰血汗，口鼻俱出曰脑衄，九窍皆出曰大衄。便血清者，属营虚有热；浊者属热与湿。色鲜者属火，黑者火之极也。血与泄物并下者，属有积，或络脉伤也。尿血因房劳过度，阴虚火动，营血妄行，血色黑黯，面色枯白，尺脉沉迟者，此下元虚冷，所谓阳虚阴必走也。"叶天士对肌衄的辨证论述颇详，他指出："若斑点紫，小点者，心包热也；点大而紫，胃中热也。黑斑而光亮者，热胜毒盛，虽属不治，若其人气血充者，或依法治之，尚可救。若黑而晦者，必死。若黑而隐隐，四旁赤色，火郁内伏，大用清凉透发，间有转红成可救者。若夹斑带疹，皆是邪之不一，各随其部而泄。然斑属血者恒多，疹属气者不少，斑疹皆是邪气外露之象，发出宜神情清爽，为外解里和之意。如斑疹出而昏者，正不胜邪，内陷为患，或胃津内涸之故。"

（六）血脱

血脱是指失血过多，或阴血久虚至极所引起的一种极危重的病理变化，若失治，或治疗失宜，则会命倾。《灵枢·决气》谓："血脱者，色白，夭然不泽，其脉空虚，此其候也。"由于血严重亏损，故而可见面色、皮肤苍白，枯槁不润，脉空虚而细小。营血过度耗损，还会使津液随之减少，气亦会随之虚脱，出现营血、元气、津液三者的枯竭，临床上可见神识无主、目视不明、幻听幻视、肤凉肢冷、气息难续、脉微欲绝等。

气血同病病机

气血二者之间，无论在生成来源、生理功能、病理变化等方面，都有十分密切的关系。气属于阳，血属于阴，二者互相依存，相互为用。气对于血，有推动、温煦、化生、统摄的作用；血对于气，有濡养、运载的作用。《直指方·血荣气卫论》说："盖气者，血之帅也。气行则血行，气止则血止，气温则血滑，气寒则血凝，气有一息之不运，则血有一息之不行。"

气以生血，血以养气；气为血帅，血为气母；气以运血，血以载气；气非血不和，血非气不运。凡伤于气，必及于血，伤于血，也必及于气。气行则血行，气滞则血瘀，气盛则血充，气衰则血少，血虚则气少，血瘀则气滞，血脱则气随血逸。《血证论·吐血》谓："气为血之帅，血随之而运行；血为气之守，气得之而静谧。气结则血凝，气虚则血脱，气迫则血走。"《素问·调经论》谓："气血以并，阴阳相倾，气乱于卫，血逆于经，气血离居，一实一虚。血并于阴，气并于阳，故为惊狂；血并于阳，气并于阴，乃为炅中；血并于上，气并于下，心烦惋善怒；血并于下，气并于上，乱而喜忘。"因此，临床上除单独的气病、血病外，气血同病亦属常见。

（一）气滞血瘀

气病则血不能独行，血病则气不能独化。气滞血瘀是指气滞、血瘀互为因果所引起的病理变化，包括因气滞而引起的血瘀，以及因血瘀而导致的气滞。临床表现为病变部位胀满、疼痛，或有肿块、拒按，舌质紫黯或有瘀点、瘀斑等症状。

"气为血帅"，气的运行是血循行的动力。当气的流行出现迟缓、阻滞之时，血的运行就会随之发生壅塞、瘀遏，这种病理变化叫"气滞血瘀"。气滞血瘀是在脏腑气机失调的病理基础上逐渐形成的，例如，肝气疏泄失职，可以使气机郁滞，气滞血亦滞，进而形成气滞血瘀。他如心气失和、脾气不运、肺气失宣、肾气失藏等，都可以逐渐形成气滞血瘀。

当血液的运行规律受到某种外力的作用（如跌仆）而发生改变时，气的流行必然会受到影响，而出现阻滞不通，这种病理变化叫"血瘀气滞"，即唐容川所称"血滞气"。血瘀则产生瘀血，瘀血一旦形成之后，就由病理产物变为致病因素，影响脏腑功能。这种病理因素首先使全身或局部的气机郁滞，形成血瘀气滞证。若迁延不愈，就会在内脏或体表形成积块，较气滞血瘀证病情重。

（二）气虚血瘀

气为血之帅，血为气之母，血的运行依赖于气的推动。气虚血瘀多由于久病正虚，或年老体虚，而致气不足，气不足则不能充分推动血的运行，运血无力，血行不畅，以致瘀滞的一种病理变化。临床上除可见短气、心悸、乏力、自汗等气虚症状的同时，伴有病变部位刺痛，肢体麻木、疼痛甚或瘫痪，面色紫黯，舌质有瘀点、瘀斑等血瘀症状。

（三）气血两虚

气血两虚是指气虚与血亏并存的一种病理变化。久病不愈，气血俱伤；或脾胃虚弱，气血生化不及；或先有失血，气随血耗；或气虚日久，不能生化血液，均可形成气血两虚。由于气血俱虚，既失温煦，又失濡养，故见短气、懒言、乏力、纳差、头晕、健忘、自汗、心悸、失眠、面色苍白或萎黄、唇舌色淡、脉细弱等症状。气虚日久，可损及阳，血虚不复，可损及阴，阴阳俱损，成为虚损重证。

气血两虚，多始于脾胃。脾胃同居中焦，胃主受纳腐熟，脾主转输运化，脾胃健旺则气血生化有源，五脏六腑、四肢百骸皆得其养。若脾胃受纳减少，运化失常，水谷精微不能转化为气血，气血之源欠丰，必致气血两虚。故而，气血两虚证，治疗上多从脾胃入手。

（四）气不摄血

气不摄血是由于各种原因引起气虚，气虚则不能统摄，血液溢出脉外形成出血的一种病理变化。气不摄血临床上可表现为鼻衄、齿衄、吐血、便血、尿血、肌衄等症状，同时伴有神疲乏力、心悸气短、动则汗出、面色苍白、舌淡、脉弱等气虚的症状。其中若见气虚下陷诸症，而又见便血、尿血、崩漏者，则称为"血随气陷"，张景岳谓："益脾统血，脾气虚则不能收摄，脾化血，脾气虚则不能运化，皆是血无所主，因而脱陷妄行。"

（五）气随血脱

各种原因所致的大出血，均会使气随之暴脱，从而形成气血双脱的病理变化，大多卒然发生。常因跌仆损伤，出血不止；或妇女血崩，失血过多；或暴怒伤肝，突然呕血；或素有便血，久治不愈。气与血相依相成，血为气母，血以养气，血以载气，大量失血，则气无所依附而随之外脱，以致出现气脱阳微，不能达于四末，四肢厥冷；气血虚少，不能上荣头目，而见面色苍白，晕厥；气血脱失，不能鼓动及充盈血脉，脉即微细或芤。

（六）血随气逆

血随气逆是指气因升降失常、升举过度或有升无降，上逆为患，而血亦随之上逆或上溢的病理变化。气属阳而血属阴，气轻清而血重浊，血因气而运，随气而行。故气升逆过甚，血亦随之上逆为患。如肝气横逆、胃气上逆、肺不肃降等，血亦随之俱逆，发为吐血、咳血、咯血乃至鼻衄、目衄、舌衄等症状。严重者，则血随气上溢于脑，发为昏厥卒倒、中脏中腑等重危病证。诚如《素问·调经论》所谓："血之与气，并走于上，则为大厥。"

气血病证的病理表现

人体的气和血流行于全身，是脏腑、经络等一切组织器官进行生理活动的物质基础。如果气血失常，必然会影响机体的各种生理活动，导致疾病的发生。《素问·调经论》谓："气血不和，百病乃变化而生。"

国医大师颜德馨教授提出"气为百病之长，血为百病之胎"的观点，指出，各种疾病的发病情况和病理变化虽然不一，但其病变大多要涉及气血。由于气血失和可产生多种病变，因此可以说气血失和是机体病变和脏腑失调的集中病理反映，它与任何一脏一腑的病理变化都可发生联系。气血失和，循行受阻，则会导致脏腑功能紊乱，进而出现功能低下和病理障碍。所以，从气血的角度进行辨证，可以把握疾病在机体中的整体病机，通过疏通调和气血就可调整脏腑的功能活动，使其从病理状态转至正常的生理状态，从而达到治愈疾病的目的。

（一）气病的病理表现

气是构成和维持人体生命活动的精微物质，具有不断运动的特点，其主要生理功能有推动、温煦、防御、固摄、气化等作用。在致病因素的影响下，其病理表现纷繁复杂，归纳起来可有六个方面的表现：一是气滞（郁），由病邪侵袭，情志不舒，或跌仆闪挫等引起的人体某一部位或某一脏腑气机不利，从而产生脏腑功能失调或障碍等病理变化；二是气逆，是指外邪侵袭，食滞痰阻，情绪抑郁等因素而致气机失常，出现气机当降不降，当升不升，或升举无度，气行不顺而反逆于上，或离经横逆而犯他经他脏的病理变化；三是气闭，指由邪气壅盛，闭塞九窍，而致气机逆乱、阴阳乖戾等比较危重的病理变化；四是气虚，即年老久病，或饮食劳倦内伤，或素体禀赋不足等所致的元气不足，机体脏腑功能衰退的病理变化；五是气陷，是由于先天不足，或后天失调而致的元气亏损，气机升降失常，以中气下陷、升举无力为特征的病理变化；六是气脱，指由大汗、误下或失血而致气脱的病理改变。

1. 气滞的病理表现

（1）气机郁滞：当机体某一部位、某一脏腑、某一经络的气机流通发生障碍时，则会出现气行不畅，甚则"不通则痛"一系列的病理反应，主要表现为病变局部胀、闷、痞、痛，其特点是时轻时重、部位多不固定、时聚时散；疼痛多为攻痛或窜痛；胀满痞痛随叹息、嗳气或矢气而减轻。

（2）情志抑郁：气滞多与肝有关，恼怒、忧思等情志变化可导致气机郁滞，临床上可见郁郁寡欢，多疑善虑，甚则闷闷欲哭，或性情急躁，易怒善感等情志变化。

（3）脏腑气滞：气滞一旦形成，会对相应脏腑、组织的功能活动产生直接或间接的影响。若心气郁滞，则胸阳痹阻，而见胸痛彻背、胸闷如窒、心悸不宁等；若肺气壅滞，则肺失宣降，出现胸痛且闷、咳嗽喘息，或咳痰黏稠等；若脾胃气滞，则会影响其运化、受纳功能，表现为脘腹胀痛、不思饮食、嗳气频频、便秘等；若肝气郁滞，则疏泄功能失职，表现为胁肋胀痛、胸闷不舒、口苦、善叹息等。

（4）血行瘀滞：气滞则血行不利，血行迟滞，故而形成瘀血。在气滞的基础上，临床上兼见病变部位刺痛，痛处固定不移，面色紫暗，癥瘕积聚，舌质有瘀点、瘀斑等血瘀症状。

（5）痰湿食滞：气机阻滞则气的推动功能失职，导致痰、湿、水、食等运行障碍，形成湿阻、痰饮、水停、食积等病理变化。临床上在气滞的基础上，可兼见胸闷如窒，脘腹胀满疼痛，呕吐纳呆，周身疼痛困重，皮肤水肿，舌苔厚腻，脉弦滑、濡等。

（6）气郁化火：气机郁滞，日久化而生火，形成气郁化火的病理变化，临床上可见情绪抑郁，烦躁易怒，胸胁胀满、灼痛，口苦口干，或头痛，目赤，耳鸣，或嘈杂吞酸，或大便秘结，或小便短赤，舌红苔黄，脉弦数等症状。

2. 气逆的病理表现

（1）当降不降而上逆：气机正常的升降运动异常，当降不降，反而上逆，从而形成气逆。如肺气本以肃降为顺，若肺失宣肃，肺气上逆，则可见咳嗽上气、气促喘息不得卧等症状；胃主降浊，以和降为顺，若胃失和降，气行不顺反而上逆，则致恶心呕吐、嗳气、呃逆、反胃等；冲脉起于下焦，循腹部至胸中，达喉唇，若肝肾之气循冲脉夹胃气上逆，而见腹内拘急疼痛，自觉有气从少腹上冲胸脘咽喉，状如"奔豚"，即所谓的"奔豚气"。

（2）升发太过：气逆还可表现为升举无度，升发太过。临床上常见肝气升发太过、肝气上逆的病理变化，表现为急躁易怒、面红目赤、头痛头胀、眩晕、口苦耳鸣，甚则昏厥、呕血等症状；若肝气横逆乘脾，则可见脘腹胀满、便溏等症状；若肝气横逆犯胃，则可见纳呆、厌油腻、恶心呕吐等症状。

（3）血随气逆：气能行血，气逆则血亦随之上逆或上溢。若肝气上逆、胃气上逆、肺气上逆而致血随之上逆者，则发为吐血、咳血、咯血、鼻衄、目衄、舌衄等症状；若冲脉气逆，经血随之上冲，则可见鼻衄等倒经的表现；若大怒气升，血随气逆上溢于清窍，表现为卒倒、昏厥等，此即《素问·生气通天论》所谓："大怒则形气绝，而血菀于上，使人薄厥。"

3. 气闭的病理表现

（1）九窍闭塞：九窍闭塞不通为气闭的主要表现之一。耳目闭塞，则不视不听；肺窍闭塞，则气粗痰鸣；心窍闭塞，则不言不语；脾窍闭塞，则牙关紧闭，汤水难入；二阴闭塞，则大小便闭；脑窍闭塞，则神识昏迷。

（2）神明失用：气机运行发生极度障碍，而致神明失用，表现为卒然昏倒，不省人事，推之不动，呼之不应，移时不醒等。

4. 气虚的病理表现

（1）推动无力：气是活力很强的精微物质，有推动作用，对人体的生长发育，各脏腑、经络、组织等的生理活动，血的运行，津液的输布等，均有推动和激发其运行的作用。

1）气虚血瘀：气虚不能充分推动血液运行，使血行不畅，出现气虚血瘀的病理表现，在气虚症状的基础上，兼见病变部位刺痛，肢体麻木、疼痛甚或瘫痪，面色紫暗，舌质有瘀点、瘀斑等血瘀症状。

2）气虚痰阻：气虚则输布津液的功能失职，使水液停滞，津停痰阻，出现气虚痰阻的病理表现，在气虚证的基础上，另可见胸闷如窒，脘腹胀满，其形如肿，身体疼痛困重，舌苔厚腻，脉弦滑等，临床上常因痰阻的病位不同，而见多种不同的症状。

3）小儿发育迟缓：若小儿气虚，使其激发和推动的作用减弱，从而影响其生长发育，出现五软、五迟等疾病的表现。

（2）温煦不足：《难经·二十二难》谓："气主煦之。"《诸病源候论·冷气候》谓："夫藏气虚，则内生寒也。"临床上气虚可见面色苍白、畏寒喜热、倦怠乏力、静卧懒言、四肢不温、小便清长、大便溏薄、舌淡苔薄、脉沉而迟等气虚阳衰的病理表现。

（3）防御减退：《素问·评热病论》谓"邪之所凑，其气必虚"，若正气虚弱，防御能力减退，其主要病理表现在于卫气虚，卫表不固，腠理空虚，极易被外邪侵入。此类患者易反复感冒，易罹患其他时令病、传染病，且一旦患病则缠绵难愈。

（4）固摄无权：气的固摄主要表现为对血、汗液、尿液、唾液、精液等液态物质的作用，防止其无故流失。气虚则固摄无权，出现亡血、失精、汗尿失控等多种病理表现。

1）气不摄血：气虚则不能摄血，血溢脉外，形成诸出血病证，如鼻衄、齿衄、肌衄、吐血、便血、尿血、崩漏等，同时伴有神疲乏力、心悸气短、动则汗出、面色苍白、舌淡、脉弱等气虚症状。

2）气不摄津：若肺卫气虚，卫表不固，腠理疏松，汗孔开合失司，致自汗频出，动则益甚，兼见体弱纳少、面色萎黄无华等症状；若脾气不足，津液失于正常输布，致终日流涎不止、泛吐清水、泄泻滑脱，兼见食少纳呆、面黄体瘦等症状，多见于小儿，或素体虚弱者；若肾气亏虚，关门不利，则小便失控、多尿、尿频，或不能自控、小便失禁等，多见于年老体弱，肾气虚衰者。

3）气不摄精：若肾气亏虚，下元虚惫，精关失约，而见滑精频作，遗精，早泄，常伴面白少华、精神委靡、畏寒肢冷、舌淡苔白、脉沉细弱等元气亏虚的症状。

（5）气化无力：气化是通过气的运动而产生的各种变化，是体内物质和能量的新陈代谢，如气、血、津液、精之间的相互化生等；气化还指脏腑的某些功能活动，如肾、膀胱、三焦等脏器对水液的调节功能活动。因此，气化无力的病理表现亦是多方面的。

1）气不生血：气虚则化生血的功能减退，而致血虚，临床出现气血两虚的病理改变，如短气懒言、倦怠乏力、形体瘦怯、肌肤干燥、肢体麻木、自汗频频、心悸失眠、面色苍白或萎黄、唇舌色淡、脉细弱等。

2）气不化津：若肺、脾、肾、三焦等脏腑的气化功能衰退，则使气不化津，水液停聚于体内，或为水湿，或为痰饮，或水泛为肿；若肾气不足，膀胱气化无权，而使小便不利，排尿困难，导致癃闭的发生。

3）气不生精：东垣《脾胃论·省言箴》谓"精乃气之子"；张景岳也曾谓"精依气生……元气生则元精产"，说明了气对精的化生作用。气虚不能化生精液，可致不育症等。

（6）脏腑功能减退：脏腑功能减退，是气虚的基本病理表现之一。如肺气虚的特征表现为肺主气、司呼吸、朝百脉、宣发和肃降功能的减退；心气虚的特征表现是心主血脉、主神明等功能减退；脾胃气虚，则受纳腐熟水谷和运输转化精微等功能减退；肾气虚则藏精、主骨、生髓、封藏、气化和出伎巧等功能减退。

（7）神志异常：气虚对神志活动亦有影响。临床上，心气虚的患者多表现为心悸失眠、健忘、易惊；肺气虚的患者多表现为神疲懒言、善悲欲哭；肝胆气虚的患者多表现为惊悸不宁、胆怯善恐；脾气虚的患者多表现为神疲肢倦、乏力、多思易忧，甚则感情淡漠；肾气虚的患者多表现为自卑神怯。

5. 气陷的病理表现

（1）气虚为本：凡气陷者多由气虚进一步发展变化而来，因此，气陷的患者，均可见到脏腑功能衰退的一些症状，如神疲懒言、气短乏力、舌质淡胖、脉缓无力等。

（2）中气下陷：脾胃气虚，气血生化无源，脾气不升，而致中气下陷，临床可见腰腹胀满重坠、便意频频、头身困重、短气乏力、语声低微、脉弱无力等。

（3）宗气下陷：宗气即积于胸中之大气，宗气亏虚，鼓动无力，则脉迟，或结或代等；或气血斡旋失职，则心悸怔忡，动则胸闷气促等；或致肺主治节的功能失司，出现喘憋、水肿等。宗气下陷，除了上述表现外，尚可见气不足以息，出现胸闷喘促，动则尤甚等。

（4）二便泄下：气陷也可表现为其他脏气的下陷。如在大肠，则表现为传化失司，固涩无权，致大便稀薄，久泻不止，下利无度，甚至大便随矢气而溢出等；如在肾、膀胱，可有小便失禁、尿频、尿急等症状。诚如《内经》所谓："中气不足，溲便为之变。"

（5）脏器下垂：气陷以脏器下垂为特征性的病理表现之一，如胃下垂、子宫脱垂、脱肛、眼睑下垂、肾下垂等。

（6）血随气陷：气为血之帅，气陷则血随气陷，临床可见脘腹坠胀疼痛，甚则下血、尿血、崩漏、月经过多等。

6. 气脱的病理表现

（1）气虚而极："气为神之根"，气虚已极，故精神委靡；肺气衰败，故气息低微，气短不续；心气衰微，无力推动气血布达全身，故面色苍白、四肢厥冷、脉微弱；肾气衰弱，则关门不利，故二便自遗；固摄无力，津液外泄，故大汗淋漓，汗越出则气越脱。诚如《景岳全书·非风》谓："凡非风卒倒等证，无非气脱而然。何也？忽为汗出者，营卫之气脱也；或为遗尿者，命门之气脱也；或口开不合者，阳明经气之脱也；或口角流涎者，太阴脏气之脱也；或四肢瘫软者，肝脾之气败也；或昏倦无智，语言不出者，神败于心，精败于肾也。"

（2）气随津（液）脱：《伤寒论·阳明病》谓："发汗多，若重发汗者，亡其阳。"《景岳全书·泄泻》亦谓："若关门不固，则气随泻去，气去则阳衰。"《金匮要略心典·痰饮》也指出："吐下之余，定无完气。"频繁剧烈地呕吐、腹泻、下利及大量的出汗，均可导致"气随津脱"，或"气随液脱"的病理变化，除表现为舌干唇焦、心烦口渴等症状外，多伴有面色苍白、气短心悸、脉微弱等气虚症状。

（3）气随血脱："血能舍气"，故大量失血的同时，气必无所依附而随之外脱，可出现气随血脱的病理表现，临床上可在出血症状的基础上，伴见两目黑矇、眩晕面白、神昏乏力、冷汗淋漓、气短肢冷、脉虚大而芤等表现。

（4）亡阴亡阳：气脱容易导致亡阳之危重症，阳气衰竭，阳不恋阴，阴阳离绝，可见昏迷不醒、汗出肢冷、手撒肢厥、脉微细欲绝等症状。气脱又可导致亡阴，出现阴液耗竭，阴不制阳，阴阳离绝，而见神志昏迷、汗出如油、颧红、舌体红绛、苔光剥、脉虚细而数等症状。

（二）血病的病理表现

血是构成和维持人体生命活动的重要物质基础，具有濡养和滋润的作用，诚如《素问·五藏生成》谓："肝受血而能视，足受血而能步，掌受血而能握，指受血而能摄。"在致病因素的作用下，其病理变化复杂多端，归纳起来主要有五个方面：一是血瘀，血运行异常，流行不畅，引起血瘀；二是出血，血溢出脉络之外引起出血；三是血热，导致血行加速而引起一系列病理变化；四是血寒，导致血行减慢而引起病理变化；五是血虚，血量减少，血的濡润、营养功能不足。

1. 血瘀的病理表现

（1）血瘀致血虚：《血证论·吐血》所谓："瘀血不行，新血妄生"，"瘀血不去，则新血断无生理……盖瘀血去则新血已生。"故血瘀证同时可见面色㿠白等血虚的表现。

（2）血瘀致出血：如瘀血阻于齿龈，则发为齿衄；瘀血阻于肠道，则便血；瘀血阻于肝脾，则藏血、统血功能失常，可出现大量吐血，倾盆盈碗。故《血证论·吐血》谓："且经遂之中，即有瘀血踞位，则新血不能安行无恙，终必妄走吐溢矣。"

（3）血瘀致津停：若瘀血阻于肝、脾脉络之中，隧道不通，水湿不运，内聚于腹，则成臌胀；若瘀血阻于肾、膀胱脉络，气化失司，水溢于肌肤之间，则为水肿；若瘀血阻滞，气行障碍，气不能载津上行，则见烦渴，漱口而不欲咽等；若瘀血阻滞，水液内停、积聚，亦可形成痰饮。

（4）血瘀致气滞：瘀血阻滞经络，会影响气机的运行，从而形成气滞。因此，血瘀证往往兼有胸闷、腹胀等气机郁滞的病理变化。气滞可引起血瘀，血瘀亦可致气滞，二者可形成恶性循环。

（5）血瘀致疼痛：血行瘀滞或瘀阻，不通则痛，故而引起疼痛。疼痛是血瘀病变的最常见症状，其特点是痛有定处、疼痛剧烈，或如锥刺、日轻夜重、久痛不愈、痛而拒按，伴有肿块，触之坚硬，推之不移等。诚如《本草求真》谓："痛者，气血不通之意。"

（6）血瘀致发热：瘀血阻滞经络，气聚不行，而引起发热。由于瘀血的部位不同，其发热又各有特点，如瘀血在肌肉，肌肉属阳明所司，则为翕翕发热；若瘀血在腠理，腠理为荣卫所居，荣卫失调，则见发热恶寒；若瘀在半表半里，则见往来寒热。

（7）血瘀致他症：血瘀则致瘀血，瘀血一旦形成，在瘀血的部位往往会出现异常体征，如皮肤颜色及血脉异常，可表现为面色黧黑、肌肤甲错、赤丝缕纹、唇舌紫暗，或有瘀斑、瘀点，或局部痈疮等。此外，瘀血亦可致局部癥积，如王清任《医林改错》谓："气无形不能结块，结块者必有有形之血也，血受寒则凝结成块，血受热则煎熬成块。"

瘀血在于何处，则表现为何处脏腑组织的功能障碍。如瘀阻心脉，可见卒然心痛、神志昏迷、不省人事、周身青紫、四肢逆冷，此即《难经·六十难》所谓："厥心痛，其心痛，但在心，手足青者，即名真心痛。"若瘀血阻肺，则发为咳喘等；瘀血阻于肝胆血脉，则胆汁外溢而见黄疸等，故《张氏医通·黄疸》谓："以诸黄虽多湿热，然经脉久病，不无瘀血阻滞也。"瘀在腠理，则可见汗出异常，或自汗、盗汗，或半身汗出，或但为局部汗出等；瘀在肌肉、筋骨，可表现为肌肉萎缩，软弱不用，形成痿证，或表现为肌肉、关节、筋骨酸痛、麻木、重着、屈伸不利等，形成痹证；瘀在脑络，清窍失养，或发为癫狂，或耳目失用等。

2. 出血的病理表现

（1）出血可致血虚：出血能直接导致血虚，表现为面色苍白或萎黄、爪甲不荣、头晕眼花、心悸失眠、唇舌色淡、脉细弱无力等。

（2）出血可致气虚：血为气之母，失血可使气随血耗，而致气虚，临床上除见出血的表现，亦可见气血两虚所致的病理表现；倘若急性大量失血，则气无所依附而随之外脱，可导致气随血脱的病理表现。

（3）出血可致瘀血：瘀血可致出血，出血亦可致瘀血，二者互为因果。《血证论·吐血》谓：“血止之后，其离经而未吐出者是为瘀血，既与好血不相合，反与好血不相能。”故出血证临床常可兼见瘀血证的病理表现。

3. 血热的病理表现

（1）血热妄行：邪热入血，迫血妄行，从而引起出血，临床上多见吐血、咳血、衄血、便血、尿血、崩漏等。若火热之邪为病，其势急迫，表现为多部位急性出血，出血量较大；若因七情失调、劳欲过度、阴虚不能制阳等火热内生者，其出血量较小，多缠绵难愈，时出时止等。

（2）血热致瘀：王清任《医林改错·积块论》谓：“血受热则煎熬成块。”火热病邪易于灼伤津血，血受煎熬，其质变稠，血热相搏，形成瘀血，临床上除舌质红绛、脉洪数等热象外，兼见瘀血的病理表现。

（3）血热生风：若血热过盛，伤及营血，燔灼肝经，引动肝风，临床上除高热、神昏表现外，亦可见四肢抽搐、突发痉厥、颈项强直、角弓反张、鼻翼煽动、目睛上视等症状。

（4）血热伤阴：若血热消耗肾阴，阴不制阳，可见久热不退，咽干齿黑，耳聋耳鸣等；血被热耗，真阴被灼，肝血不足，筋脉失养而拘急，必致阴虚生风，而见手足蠕动，甚或瘛疭等；若阴血亏耗，心失所养，神无所主，浮而无根，则可见心中憺憺大动等。

（5）血热扰神：血分热盛，上扰于神，则可见神志病变。若血热波及营分，扰动心神，可见心烦不安、心悸怔忡，偶伴有谵语；若血热较盛，直扰心神，神明被蒙，则见神昏谵语，或其人如狂等；若热毒深入，内陷心包，灼血伤津，痰热内阻，扰动神明，临床上可见神昏谵语，或昏聩不语等；或血热炽盛，灼伤津血，血蓄下焦，瘀热互结，上扰神明，则其人如痴、如狂等。

4. 血寒的病理表现

（1）血寒则凝：《素问·刺节真邪论》谓：“夫邪之入于脉也，寒则血凝泣。”《素问·举痛论》谓：“寒气入经则稽迟泣而不行，客于脉外则血少，客于脉中则气不通，故卒然而痛。”因寒凝塞的部位不同，疼痛部位亦不同，如寒凝肌肉、筋骨、血脉而致不同部位的阴疽、痹证之疼痛，或寒凝肝脉的胸胁、少腹引痛等。

（2）血寒阴盛：血寒过盛，经脉闭塞，阳气不足，不达四末，而致阴盛，常见倦怠少动、四肢厥冷不温、畏寒等症状，此乃阴寒过盛，阳气相对不足之证。《伤寒论·厥阴病》载有：“手足厥寒，脉细欲绝者，当归四逆汤主之”，即是血寒阴盛的证治。

（3）血寒成积：寒邪侵入血脉，血滞于里，瘀积而成块，日积月累，由小变大，由软变硬，形成积块，临床可见腹中肿块等。如《素问·举痛论》谓：“寒气客于小肠膜原之间，络血之中，血涩不得注于大经，血气稽留不得行，故宿昔而成积矣”。

5. 血虚的病理表现

（1）心神失养：《素问·八正神明论》谓：“血气者，人之神，不可不谨养。”《素问·

调经论》谓："血有余则怒，不足则恐。"《景岳全书·不寐》谓："无邪而不寐者，必营气不足也。营主血，血虚则无以养心，心虚则神不守舍。"若血虚则神失所养，不能潜藏，临床上可见失眠健忘，心虚胆怯，如人之欲捕等。

（2）元神失养：血虚则髓减脑消，脑失所养，元神不宁，则可见恶梦怪梦、幻觉幻视、头晕眼花、精神异常等症状；元神失养，则会导致各种运动功能障碍，如肢体动作失调，甚至感觉障碍、痿废不用等。

（3）肝失藏血：若血虚不足，肝藏血功能失司，肝血不足，失于调节，分布到全身组织器官的血亦不足。若目失于濡养，则视物昏花，甚至发生雀盲；爪甲失于濡养，则干枯脆薄；筋肉失于濡养，则拘急麻木；关节失于濡养，则屈伸不利；肝为血海，血海不足，可见月经量少或闭经。

（4）气随血亏：血虚则血载气的功能发生异常，气涣散而无所归，如《血证论》谓："人身之血即以载气，血少则气多不能载之。"故临床上见有血虚证，必然伴有气虚证，形成气血俱虚证。若突然大出血，则气无所依附，势必随之逸脱，形成气随血脱之危候。

（5）血虚阴伤：津血同源，若血虚则可见体内广泛的阴津不足，进而形成阴虚。临床上，往往先有血液亏虚，表现为全身虚弱的症状，呈见面白无华、唇舌色淡、头晕眼花等；继之则可见到阴津不足，出现口渴、尿少、皮肤干燥等症状；甚或有阴虚生内热之变，可见五心烦热、潮热盗汗等症状。

（6）生风化燥：若血虚筋脉失养，则可见有手足震颤、肌肉瞤动、关节拘急不利、肢体麻木等血虚生风的病理表现；血虚百骸失于濡养，则可见有皮肤憔悴、毛发枯焦、爪甲脆折、口唇燥裂、舌上无津、口渴咽燥、目涩鼻干、大便硬结、小便短少等血虚生燥的病理表现。

（7）化精不足：精血同源，若血虚则精之化源亦不足，便可引起精少，临床上在血虚证的基础上，尚可见不育、阳痿等。诚如《血证论·男女异同论》曰："男子精薄，则为血虚。"

气血病机演变规律

气血是构成人体和维持人体生命活动的基本物质，气血失常必然会影响脏腑阻滞经络的各种生理功能，导致疾病的发生。如上所述，气的失常包括气滞、气郁、气闭、气逆、气陷、气脱等；血的失常包括血虚、血瘀、血寒、血热、出血、血脱等；气血互患包括气虚血瘀、气滞血瘀、气不摄血、气血两虚、气随血脱、血随气逆等。以上病理变化之间有复杂的演变规律。

（一）由实转虚

1. 初病多实，久病多虚

初起病邪初客，正气尚充，故以实证表现为多。气病，初病以气郁、气滞、气逆等属实的证候为多见；血病则以血热、血寒、血郁、血瘀为多见。久病则由于气血亏耗，或脏腑功能失调，气血生化不足，以致转化为气虚、气陷、气脱，或血虚等虚证。

2. 初病多实，久病转为虚中夹实

气机正常的升降出入运动是血与津液等精微物质化生、输布的重要条件，初病气滞，久病气虚均可引起气机升降失常，累及血与津液的输布，从而生痰致瘀。血盛则流畅，少则壅滞，故血寒或血热也可致瘀。故气血病初起多属实证，病久不仅出现气血不足，而且由于气血不足而导致痰瘀的产生，形成虚中夹实的病理状态。

（二）气病病机之间的演变

1. 气虚致气陷、气脱

气虚日久，进一步发展，若导致气的升举力量减弱，则引起腰腹胀满重坠、便意频频、二便泄下等气陷的病理变化；若正气持续衰弱，以致气不内守而外脱，则引起大汗淋漓、气短不得以续、二便自遗等气脱的病理变化。

2. 气有余便是火，气不足便是寒

朱丹溪指出"气有余便是火"，气机郁滞，流行不畅，郁而化火，则会出现心烦易怒、口干口苦等火象。张景岳指出"气不足便是寒"，气虚失去温煦之力，脏腑功能衰退，则会出现形寒肢冷、大便溏薄等寒象。

（三）血病病机之间的转化

1. 血瘀致血虚

血瘀则形成瘀血，瘀血停留于体内，则影响脏腑组织的功能活动，使血的化生不足，从而导致血虚。诚如《血证论·吐血》所谓："瘀血不行，新血妄生。"

2. 血瘀致出血

血瘀则形成瘀血，瘀血阻滞脉络，血运行障碍，溢于脉外而致出血。

3. 出血致血虚

出血指的血的流失，大量出血，或出血经久不愈，能直接导致血虚。

4. 出血致瘀血

若血溢脉络之外，不能及时排出，停瘀于内，阻碍新血的运行，从而成为瘀血。

5. 血热致出血

邪热入血，血热炽盛，灼伤血络，迫血妄行，从而引起出血。

6. 血热致瘀血

火热病邪易于灼伤津血，血受煎熬，其质变稠，血热相搏，形成瘀血。

7. 血寒致瘀血

寒邪入脉，最易凝塞，使血气运行不畅，或阻塞不通，从而形成瘀血。

（四）由气及血

1. 气滞致血瘀

血的正常循行，有赖于气的推动，气行则血行，气滞则血行迟滞，产生瘀血，形成气滞血瘀的病理变化。

2. 气虚致血瘀

气虚不能充分推动血液运行，可使血行不畅，而出现气虚血瘀的病理表现。

3. 气虚致出血

气虚不能摄血，血不循经，溢出脉外，形成诸多出血病证。

4. 气虚致血虚

气虚则化生血的功能减退，形成血的物质来源匮乏，而致血虚，形成气血两虚的病理变化。

5. 气陷致血陷

气为血之帅，血为气之母，气能行血，血可载气，气陷则血随气陷，出现脘腹坠胀疼痛，甚则下血、尿血、崩漏、月经过多等。

6. 气逆致血逆

倘若气机升降失常，升发过度，或有升无降，上逆为患，则血亦随之上逆或上溢，出现血随气逆的病理变化，发为吐血、咳血、咯血、鼻衄、目衄、舌衄等，甚则昏厥。

（五）由血及气

1. 血瘀致气滞

血为气之母，气依附于血，血瘀可直接导致气滞；另外，瘀血阻滞经络，会影响气机的运行，从而形成气滞。

2. 出血致气虚

小量的、反复的长期失血，可使气随血耗，而致气虚，临床上除出血的表现外，亦可见气血两虚所致的病理变化。

3. 出血致气脱

倘若急性大量失血，则气无所依附而随之逸脱，导致气随血脱的病理变化。

4. 血虚致气虚

血为气之母，血能载气，血虚则血载气的功能发生异常，气涣散而无所归，故临床上见有血虚，必然伴有气虚，形成气血俱虚证。

内 生 五 邪

内生五邪是指在疾病的发生发展过程中，由于脏腑生理功能失常、气血津液失调而产生的类似风、寒、湿、燥、火六淫外邪的病理现象，因为生于内而不是感受外邪所致，因此称为"内生五邪"，分别为"内风"、"内寒"、"内湿"、"内燥"、"内火"。内生五邪属于病机范畴，不是致病因素，本书仅就其形成与气血失调有关的部分做一简介。

1. 风气内动

（1）血虚生风："诸风掉眩，皆属于肝"，肝主藏血，体阴而用阳，若年老体虚、生血不足，或产后、崩漏等致失血过多，或久病耗伤营血、肝血不足，则筋脉失养；肝阴不足，则阴不潜阳，故风自内生，虚风内动，临床可见眩晕，四肢麻木不仁，筋肉跳动，甚则瘛疭、痉厥等。

（2）血燥生风：血燥生风多由于久病营血暗耗，或年老精血亏少，或长期生血不足，或瘀血内结，新血生化障碍，以致津枯血少，失润化燥，肌肤失于濡养，经脉气血失常，以致血燥而生风，临床可见皮肤干燥，肌肤甲错，皮肤瘙痒，脱屑等。

2. 寒从中生

寒从中生指气虚阳衰而致虚寒证的病理变化。脾为后天之本，气血生化之源，脾阳可达于肌肉四肢；肾为先天之本，人体阳气之根，能温煦全身脏腑组织。若脾肾阳气虚衰，则温煦失职，引起虚寒之象，寒性收引，临床可见面色㿠白，形寒肢冷，倦怠乏力，静卧懒言，四肢不温，筋脉拘挛，肢节痹痛，舌淡苔白，脉沉迟等；阳气虚衰，则气化功能失司，导致阴寒性代谢产物如水湿、痰饮的积聚、停滞，临床可见小便清长，尿频，大便溏薄，涕唾痰涎清冷稀薄，水肿等。

3. 湿浊内生

湿浊内生是指脾气虚弱，湿自内生的病理变化。脾主运化水湿，若脾气虚，脾阳失健，不能为胃行其津液，津液的疏布发生障碍，水液不化，聚而成湿，停而为痰，留而为饮，积而成水。湿性重浊黏滞，多阻遏气机，临床表现多随湿邪阻滞部位的不同而各异，若湿犯上焦，则胸闷咳嗽等；湿阻中焦，则脘腹胀满，食欲不振，口黏口腻，舌苔厚腻等；湿滞下焦，则腹胀便溏，小便不利等。

4. 血虚化燥

失血过多，血化无源，或年老体虚，津血亏耗，血虚失于濡养则化燥，临床可见皮肤干燥，甚则脱屑、皲裂，毛发枯焦，爪甲脆折，口渴咽燥，口唇燥烈，目涩鼻干，大便硬结，小便短赤，舌上无津等。

5. 火热内生

（1）气郁化火："气有余便是火"，情志抑郁，肝气不舒，肝郁气滞，郁而化火，发为"肝火"，临床可见头胀头痛，心烦易怒，目赤肿痛，口干口苦，失眠等。

（2）血虚化火：血属阴，血虚则阴不足，阴虚阳亢，虚热虚火内生，多见全身性的虚热证象，如牙痛、咽痛、骨蒸潮热，五心烦热，升火颧红等。

气、血、痰、瘀之间的病理关系

（一）气与血之间的病理关系

气血是构成人体和维持人体生命活动的基本物质，它们相互维系，关系密切，任何一方有病，必然会影响到另一方，使之发生相应的病理变化。或由气及血，或由血及气，或气血同时受病。

气为血之帅，气分有病，失去对血的固摄、生化及推动作用，从而出现气血两虚、气虚血脱、气滞血瘀、气虚血瘀、血随气逆等证。唐容川《血证论·吐血》谓："气为血之帅，血随之而运行；血为气之守，气得之而静谧。气结则血凝，气虚则血脱，气迫则血走"，指气虚失其固摄作用，会引起各种出血证。朱丹溪《格致余论》谓："血为气之配，气热则热，气寒则寒，气升则升，气降则降，气凝则凝，气滞则滞，气清则清，气浊则浊"，指出气热则血热，气寒则血寒，气升则血随之而升，气降则血随之而降，气凝则血凝，气滞则血滞，气分清和则血清而不浊，气分污浊则血浊而不宁。

血为气之母，血分有病，也会使气分失却其正常的温煦、开合、升降之职。清代周学海《读医随笔》说："人之暴脱血者，必元气浮动而暴喘；久脱血者，必阳气浮越而发热；病后血少者，时时欲喘欲呕，或稍劳动即兀兀欲呕，或身常热。此皆血不足以维其气，以致气不能安其宅也。"血脱则气随之而脱，气脱则发厥逆、喘息；血虚甚则气虚，气虚则发热；血瘀则气分不和，遂可见疼痛、胀满；血热则气沸，气沸则见发热、烦躁、疼痛；血寒则气降，气降则见飧泄、脘腹下坠感；血积成块则必然使气阻不通，而发癥瘕等。

（二）气血与痰之间的病理关系

《素问·经脉别论》指出："饮入于胃，游溢精气，上输于脾，脾气散精，上归于肺，通调水道，下输膀胱，水精四布，五经并行"，这是对水液在体内代谢过程的高度概括，明确指出人体津液的正常运行与脾胃、肺、肾、三焦、膀胱等脏腑的气化作用有着密切的关系。严用和在《济生方》中说："人之气道贵乎顺，顺则津液流通，决无痰饮之患，调摄失宜，气道闭塞，水饮停于胸膈，结而能痰。"若肺失宣肃、通调水道的作用失职；脾气不健，转输水液的功能失常；肾的气化作用失司；三焦的决渎作用失职；膀胱的气化作用失职，津液就会停留于体内，形成痰饮这种病理产物。

血属阴，津血同源；而痰是津液运行失常而产生的病理产物。《医碥》中指出："精、髓、血、乳、汗、液、津、涕、泪、溺，皆水也。"张景岳说："痰即人之津液，无非水谷之所化，此痰亦既化之物，而非不化之属也。但化得其正，则形体强，营卫充。而痰涎本皆血气，若化失其正，则脏腑病，津液败，而血气即成痰涎。"又说："凡经络之痰，盖即津血之所化也"。可见血液生化、运行失常，血虚运行迟缓或血瘀留滞，则使水湿聚而成痰。另外，痰涎形成之后，痰阻血络，对血的循行亦有一定的影响，从而形成痰瘀共患的病理变化。

（三）气血与瘀之间的病理关系

瘀是指血的瘀积。气为血帅，气行则血行，气止则血止，气有一息之不运，血有一息之不行。气虚则推动无力，气滞则血行不利，均可致血行迟缓而形成瘀血，从而出现气虚血瘀、气滞血瘀等病理变化。瘀血形成之后，对气的运行也有一定的影响，临床上常见瘀血使相应部位的气机阻滞不通，产生或加重胀满、疼痛。

血的生成与循行与心、脾、肝、肺的生理功能密切相关，心主血，脾为气血生化之源，脾统血，肝藏血，肺朝百脉。在正常的生理状态下，血在脉内受到心阳的推动、肺气的治节而运行全身，内而五脏六腑，外而四肢百骸。任何一个环节出现病变，均可使血的运行发生异常，而形成瘀血，古人亦称为"衃血"、"恶血"，临床表现以疼痛、皮肤瘀斑、局部肿块为主。

（四）痰与瘀之间的病理关系

津血同源，痰饮和瘀血是津液与血的病理产物，故痰、瘀相关。痰、瘀是津血为病的两个不同方面的表现形式，因此，它们之间亦可以出现相互转化的病理变化，瘀能转化为痰，痰亦能转化为瘀。《医碥》说："有先病血结而水随瀦者。"亦"有先病水肿而血随败者。"唐容川亦指出："血病而不离乎水，水病而不离乎血"，"血结亦病水，水结亦病血"。痰滞则血瘀，血瘀则痰滞，形成恶性循环，交结不解，最后形成各种病变。《丹溪心法》提出："痰夹瘀血，遂成窠囊。"在治疗上，痰病可治瘀，瘀病亦可治痰，消瘀则痰亦治，治痰则瘀亦消。《血证论》中说："须知痰水之壅，由瘀血使然，但去瘀血，则痰水自消"，治水即是治血，治血即以治水。"

《金匮要略》谓："经为血，血不利则为水。"《血证论》谓："血积既久，亦能化为痰水"，"瘀血化水，亦为水肿"，提出了血与水的病理因果关系。《诸病源候论·诸痰候》谓："诸痰者，此由血脉壅塞，饮水结聚而不消散，故能痰也"，说明了瘀血化痰的病理过程。痰作为一种致病因子，随气血无处不到，易聚集黏滞而阻塞成块，因此，痰浊一旦形成，注于血脉，就会壅塞脉道，影响血流，使脉络瘀阻，从而形成痰瘀胶结之证。

第五章 气血病辨证

气血病的病因学特点及病机、病理表现等，前已尽述。病因不外乎外感六淫、内伤情志、饮食、劳倦等，病机则可概括为气机失调，气血不和。气血病证根据偏重或发病先后的不同，可分为气病、血病、气血同病。气病证候分为气虚、气实；血病证候分为血虚、血热、血瘀、血寒；气血同病证候分为气滞血瘀、气虚血瘀、气血两虚等。《素问·至真要大论》谓："疏其血气，令其条达，而致和平"，指出气血病的治疗主要在于调和气血，气血和调，则百病可愈。

气血辨证是运用脏腑学说中有关气血的理论，分析气血的病变，辨认其所反映的不同证候。气血是脏腑功能活动的物质基础，气血的生成及运行又有赖于脏腑的功能活动，因此，气血的病变与脏腑密切相关，脏腑的病变可影响到气血的变化，气血的病变亦可影响到脏腑的功能。

气 病 辨 证

一、气 虚 证

（一）气虚证的概述

气虚是指元气不足、机体脏腑功能衰退，出现全身虚弱的症象。故《诸病源候论·气病诸候·少气候》说："此由脏气不足故也。"气是构成人体和维持人体生命活动、脏腑组织功能活动的精微物质，若气不足则诸脏失养，故表现全身功能活动减退。

气是物质、功能、能量三者的统一体，是一充斥于全身的处于动态的精微物质，可因年老、病后而耗气；或饮食劳倦所伤，使水谷精气化生减少；或因先天禀赋不足，后天不节劳损，伐伤精气，使肾之精气受损而不足，从而出现气虚。《素问·举痛论》："劳则气耗"，说明劳倦可伤气。《素问·阴阳应象大论》："年四十，而阴气自半也，起居衰矣；年五十，体重，耳目不聪明矣；年六十，阴痿，气大衰，九窍不利，下虚上实，涕泣俱出矣"，说明气的盛衰与人的衰老有着密切的关系。而人至高年，元气日薄，脏气日衰，故老年人较易出现气虚证。正如《扁鹊心书·扶阳为本》说："人至晚年，阳气衰，故手足不暖，下元虚惫，动作艰难。"

气虚的初始为气不足，气虚的进一步发展则可损及阳气，因气为阳，阳化气，气虚之甚者，则为阳气虚，亦称阳虚。所以气虚与阳虚二者乃为因果关系。因气充养于全身各个脏器及部位，因而气的分类名称亦较多，由于脏腑间的互相关联，五脏之气的病变亦可相互相叉，互为影响，因此会出现单个脏腑的气虚，如心气虚、脾气虚、肾气虚等，也可累及两个或以上脏腑的气虚，如心脾气虚、肺脾气虚、心胆气虚、肺肾气虚等，也可影响六腑功能失常，临床上常见胆气虚、胃气虚等。

（二）气虚证的常见临床表现及证候分析

气虚的主要临床症象为：少气，呼吸微弱，甚则气促，懒言，神疲乏力，头晕目眩，自汗，活动则诸症加剧，或形寒怕冷，舌淡苔白，脉虚无力等。

气为人体脏腑组织功能活动的重要物质，气虚则全身脏腑组织，四肢百骸失养，故表现全身虚弱的证候。肺主气，司呼吸，气虚不能维持肺主气的功能，可见少气，呼吸微弱，甚至短促不足以息的症状。气为神之主，气充则神旺，气衰则神弱，故见倦怠乏力、懒言。脑为髓海，气虚则清窍失养，故见头晕目眩。气虚则卫外不固，则津液外泄故自汗，卫气不足则温煦失职，故见形寒肢冷，肌腠疏松，动则耗气，可使诸症增剧。正如《灵枢·口问》说："上气不足，脑为之不满，耳为之苦鸣，头为之倾，目为之眩。"舌淡苔白、脉虚无力均为气虚的表现。

1. 心气虚

心居胸中，两肺之间，外有心包保护，为五脏六腑之大主，主血脉，藏神志。心气虚多由先天禀赋不足，年老体弱，或久病体虚，暴病伤及正气等损及心之功能所致。心气虚可导致全身气虚，或全身气虚而可累及心脏而致心气虚。在心气虚的基础上，可因影响阳气的温煦鼓动功能而出现心阳虚的证候，心阳虚的严重阶段，致虚阳浮越，阴阳逐渐离决而成为心阳暴脱。

（1）临床表现：心悸怔忡，气短乏力，活动后尤甚，兼有胸闷不适，神疲自汗，精神委靡，面色㿠白，舌淡，苔白，脉细弱或结代等气虚症象。

（2）证候分析：心主血脉，心气虚则运血无力，气虚血瘀，心血不畅，故轻则心悸，重则怔忡，或心胸憋闷感。《诸病源候论·五脏六腑病诸候·心病候》指出："心气不足，则胸腹大，胁下与腰背相引痛，惊悸恍惚，少颜色，舌本强，善忧悲，是为心气之虚也"，进一步指出，本证的主证是心悸。心气虚则气短，活动过劳则耗气，故乏力，活动则气短加重；气虚不能固表，故自汗；心主神志，心气虚神志失养，故见精神委靡。《金匮要略·五脏风寒积聚病脉证并治》："心气虚者，其人则畏，合目欲眠，梦远行而精神离散，魂魄妄行。"心气虚则心血不能上荣于面和舌，故面色㿠白、舌淡、苔白。心气虚，心血少，血少不能充于脉，则脉细；气虚则脉气不相顺接，故脉结代。

心气虚进一步发展必损及心阳，引起心阳虚，甚则心阳暴脱。

1）心阳虚：是指心中阳气不足，气血失于温运而出现的一系列症状的总称，亦是心脏功能活动影响较重的症象。多由久病体虚气耗，年老脏气虚衰；或素体禀赋不足，引起心阳不振；或思虑过度，劳倦伤神以致心阳不足。其临床症象为：心悸、心中空虚、惕惕而动、心胸憋闷、形寒肢冷、气短息促、自汗、面色苍白、倦怠乏力、舌淡，或舌淡胖而嫩、脉细弱，或结代，或迟。在不同的心脏病中，心阳虚的症象亦有不同，如心悸病之心阳虚者，其症象见心悸、心中空虚、惊惕而动；胸痹病之心阳虚者，其症象为胸闷、憋满、气短、疲乏，甚则闷痛等。由于心阳虚而失温运血脉之职，使血行无力而瘀阻心脉，不通则痛，故心阳虚证多有胸痛、心痛。同时心阳虚证可兼有其他脏之阳气虚损，如心脾阳虚、心肾阳虚、心肺阳虚等。心阳虚日久，可致水湿稽留，常见颜面、肢体水肿。

2）心阳暴脱：心阳虚证进一步发展，可致心阳暴脱之危象。此危象乃因心之阳气骤然脱失，宗气大泄而出现。其临床症象为：突然大汗淋漓、四肢逆冷、口唇青紫、气短息数、神志模糊，甚则昏迷不省人事。一般在发生心阳暴脱前多有心胸憋闷、胸痛心痛、心悸气短、不耐活动等先兆症象。胸痹病患者发生心阳暴脱，其症象特点是心痛彻背、心悸气短、面色苍白、喘息不得卧、大汗淋漓、四肢厥冷，甚则神识不清、脉微细欲绝，亦即临床上常见的急性心肌梗死症象。

2. 脾气虚

脾气虚证，是由脾气素虚；或大病后，过服寒冷；或饮食不节，劳伤脾胃等致脾气虚弱，运化失常，饮食精微生成、输布等失常，气血化生乏源，致机体失于充养所表现的证候。正如李东垣在《脾胃论·脾胃胜衰论》中所说："胃中元气盛，则能食而不伤，过时而不饥。脾胃俱旺，则能食而肥；脾胃俱虚，则不能食而瘦。"

（1）临床表现：面色萎黄，头目眩晕，倦怠乏力，懒言，呼吸少气，动则气促，四肢消瘦、乏力，食欲不振，食后脘腹胀满，或肢体浮肿，小便不利，肠鸣便溏，或心悸怔忡，舌淡苔白，脉弱等。

（2）证候分析：脾为后天之本，脾气不足，生血乏力，故可引发气血两虚，不能上荣于头面清窍，故见头目眩晕、面色萎黄；脾气虚弱则宗气生成乏源，故见倦怠乏力、气短懒言；脾为肺之母，脾气虚影响肺主气的功能，故见呼吸少气、动则耗气，故动则气促；脾主肌肉，又主四肢，脾气虚不能运转精微之气以养肌肉，故肌肉消瘦；四肢者诸阳之本也，禀气于脾胃，气虚则无以温养，故四肢倦怠乏力；脾主运化，脾气虚弱，运化无权，故见食欲不振、食后脘腹胀满；脾气虚弱，运化水湿不利，流溢于肌肤，故肢体浮肿；影响膀胱气化功能故小便不利；脾胃运化水湿的功能失司，水谷内停，清浊不分，混杂而下，故见肠鸣便溏；由于脾为后天之本，脾气不足，生血乏力，故可引发气血两虚，心脏失于气血滋养，则心悸怔忡；舌淡苔白、脉缓弱，皆脾气虚所致。

3. 肾气虚

肾气不固证是因先天禀赋不足；或因高年肾气亏虚、房事过度、久病肾伤等所致肾气虚而引起膀胱、精囊、冲任带脉等的固摄功能减弱所产生的证候。因肾气由肾阳蒸化肾阴而成，肾气虚是在肾阴或肾阳不足的基础上产生的，因此，肾气不固证，往往兼见有肾阴虚或肾阳虚的证候表现。

（1）临床表现：头晕，耳鸣，神疲乏力，听力减退，腰酸膝软，夜间多尿或淋漓不尽，性功能减退，男人阳痿或遗精早泄，女人带下清稀，滑胎，舌质淡苔白，脉细弱等。

（2）证候分析：腰为肾之府，肾主骨生髓，脑为髓之府，肾上则开窍于耳，下则开窍于二阴。肾气虚，不能上承濡养清窍，可致髓海失养，同时肾气虚则水亏而木摇，故可致头目眩晕、神疲乏力；肾开窍于耳，肾气虚则影响双耳的正常功能，出现听力减退；腰为肾之府，肾气虚腰膝失于濡润，则腰膝酸软；肾与膀胱相表里，膀胱之约束、储存小便的功能全赖肾气之作用，肾气虚，膀胱约束功能相应减弱，而使小便频数而清或遗尿，夜间阳气虚阴气盛，夜间遗尿或夜尿频多；肾藏精，若肾气虚，精关固秘乏力，则易滑精或早泄；带脉、任脉之功能亦赖于肾气，若肾气虚带脉失固，则带下清稀量多；任脉失养，胎元不固，故易致滑胎。舌质淡苔白、脉细弱均为肾气虚所致。

4. 肾不纳气

肺主气，司呼吸，肺为气之主，肾为气之根，肺主呼吸，有赖于肾之摄纳，肾气充足则呼吸之气才能达到一定的深度，有利于气的交换。肾脏虚损，摄纳无能，肺吸入的清气难以下纳于肾，则出现呼吸表浅或呼多吸少，甚则上逆而发之虚喘证，即称肾不纳气证。形成肾不纳气，多由于久咳、久喘，肺损及肾；或因劳伤肾气而累及肺气亦虚。肾不纳气，往往称作肺肾气虚。肾气是由肾阳蒸化肾阴而产生，肾气虚必与肾阴或肾阳之不足有密切的关系，因此肾不纳气证，就有偏肾阴虚或偏肾阳虚之不同的见证。

（1）临床表现：喘促日久，动则喘甚，呼多吸少，气不得续，形瘦神疲，汗出肢冷，面青唇紫，跗肿，舌苔淡白或黑润，脉微细或沉弱。或喘咳，面红烦躁，口咽干燥，足冷，汗出如油，舌红少津，脉细数。

（2）证候分析：久病肺虚及肾，肾气失摄纳故见呼多吸少，气不得续，动则耗气，故动则喘甚；肾虚精气耗损则失养，故形瘦神疲；肾阳虚衰，卫阳不固则汗出，阳气不能温养则肢冷，面青唇紫；肾主水，阳虚气不能化水故见跗肿，舌苔淡白或黑润、脉微细或沉弱为肾阳虚的表现。若真阴衰竭，阴不敛阳，阳气上越，气随上逆，则见喘急面红、咽干、烦躁；虚阳上浮，下肢失其温煦，故见足冷；卫阳上越不能固表，故汗出如油，舌红少津、脉细数等为戴阳之征。

5. 肺气虚

肺气虚证，是肺的功能不足所表现的临床病证。肺主气、司呼吸，若此功能减退致肺失宣降故见咳嗽、气喘、乏力等症状；此外肺主气属卫，与皮毛相表里，外邪上受，首先犯肺，肺气失宣，卫气被遏，出现一系列卫表症状，如平素易患感冒、自汗畏风等。

（1）临床表现：咳嗽气短，咳痰清稀，自汗畏风，懒言声低，倦怠乏力，舌淡苔白，脉细弱。

（2）证候分析：肺主气，又主宣发肃降，肺气虚，则宣降失常，故咳嗽气短；如《诸病源候论·气病诸候·少气候》说："肺主于气，而通呼吸，脏气不足，则呼吸微弱而少气。"肺气虚则不能正常施布津液，津液内停，故咳痰清稀；卫气护卫肌表，肺主皮毛，肺气虚则卫气弱，不能固密肌表，故自汗畏风；肺气是宗气形成的主要成分，肺气虚则宗气不足，故懒言声低；肺主诸气，肺气虚则全身功能衰退，故倦怠乏力，舌淡苔白、脉细弱无力，皆肺气虚所致。

6. 胆气虚

胆主决断，是指胆具有判断事物、做出决定的作用。本病多因禀赋不足，体质羸弱，胆气虚或情志内伤，暴受惊骇，如目见异物，或耳闻巨响伤及胆气，胆气虚决断无权，以形成胆怯易惊、善恐、失眠、多梦等胆气虚的表现。

（1）临床表现：惊悸失眠，夜多恶梦，时易惊醒，惧闻响声，触事易惊，心中澹澹恐，如人将捕之，善太息，神疲乏力，舌淡脉弦细。

（2）证候分析：胆主决断，胆气虚决断无权，故易于胆怯、善惊、心中澹澹恐、如人将捕之；心虚则心神不安则心悸；肝胆相表里，胆气虚则气机失调，故善太息；心主神，气虚则神疲乏力。

7. 胃气虚

胃气虚是指胃气虚弱，失其和降，以胃脘隐痛或胀满、喜按、食少等为主要表现的虚弱证候。多因饮食不节、劳倦过度、久病失养等原因损伤胃气所致。

（1）临床表现：胃脘隐痛，痛而喜按，纳呆食少，食后脘胀，或恶心呕吐，少气懒言，或气短声低，面色萎黄，肢体倦怠乏力，舌淡苔白，脉虚弱。

（2）证候分析：如素体胃气虚弱，或久病伤及胃气，胃受纳腐食功能失司，胃失和降，故见纳呆食少，胃脘胀满不适，或恶心呕吐；气不化食，故见胃脘隐痛不适，揉按腹部则助阳化气，故痛而喜按；胃为水谷之海，后天之本，气血化生之源，胃气虚则不能化生气血，四肢百骸失养，故少气懒言、气短声低、面色萎黄、肢体倦怠乏力，舌淡脉弱为气虚的表现。

8. 心肺气虚证

心肺气虚多因久病咳喘，耗损肺气，日久累及于心；或因年老体虚，劳倦太过，伤及心肺之气所致。以喘咳、心悸、胸闷、气虚等为主要临床表现。

（1）临床表现：咳嗽而喘，心悸，胸闷，动则尤甚，咯痰清稀，自汗，神疲乏力，面色淡白，舌淡苔白，脉弱或结或代。

（2）证候分析：肺气虚，宣降失司，故见咳嗽、喘；心气虚鼓动无力，故见心悸；心肺居于胸中，气虚则胸失其养，故见胸闷；肺卫气虚不能固卫肌表故见自汗；动则耗气，故动则诸证加重；肺主行水，肺气虚则水液内停成痰，故见痰液清稀；气虚则全身失其濡养，功能活动减弱，故见面色淡白、神疲乏力，舌淡苔白、脉弱或结或代是心肺气虚的临床表现。

9. 脾肺气虚证

多因久病咳喘，耗损肺气，子病及母，伤及脾气；或饮食不节，脾胃受损，土不生金，累及肺气所致。临床以咳嗽、气喘、咳痰、食少、腹胀、便溏等为主要表现。

（1）临床表现：久咳不止，气喘，痰清稀，食少，腹胀，便溏，声低懒言，面白无华，舌淡，苔白滑，脉弱。

（2）证候分析：久病喘咳，肺气受损，宣降失司，可咳嗽不止、气喘；肺主行水，肺气虚则水液内停成痰，故见痰液清稀；脾气虚则运化无力，则食少、腹胀、便溏；气虚则全身脏腑功能减退，故声低懒言、神疲乏力；气虚则运血无力，面部失养，故见面白无华，舌淡、苔白滑、脉弱为气虚之征。

（三）气虚证的辨证要点

虽然气虚常具体表现为某个脏腑的虚损不足，然而在形神舌脉上还是有其共同表现的；临床上除有其共同的症状表现外，还可随疾病出现的脏腑部位不同各有不同的症状表现，且常见有脏与脏、腑与腑同病的表现，在辨证上可抓住某脏某腑气虚必有的临床表现，以便能做到正确的认证和治疗。气虚证患者中，有一部分与其年龄体质的关系非常密切，尤其是老人及儿童。此外，肥胖体质的人多因贪食少动则发为气虚证的倾向性较大，瘦长无力型体质的人也往往会有气虚、气陷的病变，这些在气虚证的辨证时都要注意分析。在辨证中还应注意气虚证在疾病的演化过程中，可表现出不同的夹杂症状。如气虚证兼见水肿、痰饮、癃闭等病，故在辨证时要注意其出现的夹杂症状，加以鉴别。

二、气　滞　证

（一）气滞证的概述

气滞是指机体某一部位、某一脏腑、某一经络的气流通发生障碍，出现"气行不畅"、"不通则痛"等一系列症状的总称。人体气息运行，无处不到，故气机郁滞病变，五藏六腑皆能发生。《素问·举痛论》中就有"五藏卒痛"的记载。《临证指南医案·郁》中所述："郁则气滞，其滞或在形躯，或在脏腑"，也说明其病变范围，非常广泛。

气滞多为病邪侵袭、情志不舒，或外伤等因素所致，《金匮钩玄·气属阳动作火论》说："今七情伤气，郁结不舒，痞闷壅塞，发为诸病。当详所起之因，滞于何经，有上下部分脏气之不同"，指出了不同部位的气滞病变，必须辨清起病原因的重要意义。一般而言，气滞多见于疾病的初期，故有"初病在气"之说。

气滞是气的病变中最为常见的病证，亦是演化各种气病的基础。如可导致气机逆乱而眩晕、晕厥、昏迷等；可导致气闭证而神志昏迷、口牙紧闭、九窍闭塞不用等；亦可导致郁热证而心火偏旺、风阳上亢等。最常见的是气滞血瘀。情志因素是导致气滞的主要因素，它不仅可导致气滞，还可导致其他气运失常的病证，如《素问·举痛论》云："百病生于气也。怒则气上，喜则气缓，悲则气消，恐则气下，寒则气收，炅则气泄，惊则气乱，劳则气耗，思则气结。"气机郁滞日久不解，可影响水津的输布，而酿痰生饮；影响血液的运行，往往致血行不畅，瘀血内停；在阳盛之躯，气郁更易化火，而火郁不解，必然暗耗阴血等。气滞的病理演变，是随着患者内在条件的不同而不断变化的。因而，对于病机的分析，必须从动态中观察，才能把握时机，及时而正确地做出诊断。

气滞的临床症象主要为：胀、闷、痞、痛四大症状，其特点是胀闷、疼痛时轻时重，部位多不固定；痞胀时急时缓，时聚时散，且与情志因素有关。气滞导致的胀闷、疼痛，不仅能在一脏一腑中单独出现，而且在脏腑同病中，却更为多见，如肝胃气滞，常见脘胁胀闷、疼痛，肝胆气滞多见胁肋胀痛。腑与腑，亦能出现气滞证，如胃肠气滞的胀痛，往往得嗳气或矢气而缓解，而胃气胀或肠气胀也可单独出现，在辨证时，具有现实的指导意义。

（二）气滞证的常见临床表现及证候分析

气滞以胀、闷、痞、痛为四大主要症状，其特点是胀闷、疼痛时轻时重，部位多不固定。气滞证，以胀闷、疼痛为辨证要点。引起本证的病因不同，病变部位及病情轻重亦有不同。一般来说，轻者多见胀闷，重者则为疼痛。气滞者引起的胀闷、疼痛，时作时止，攻窜作痛，无固定部位，按之无形，触之无物。随情绪的变化而增减，或得太息、矢气而觉舒。《景岳全书·杂证谟·心腹痛》中说："痛证当辨有形无形，无形者，痛在气分。凡气病而为胀为痛者，必或胀或止，而痛无常处，气聚则痛而见形，气散则平而无迹，此无形之痛也。但宜顺气，气顺则痛自愈矣"，明确提出了与其他因素引起胀闷疼痛的鉴别要点，对于临床辨证，具有现实的指导意义。

1. 肺气郁滞

肺气郁滞，是肺主气、司呼吸、宣发肃降功能失司所表现的证候。肺是气体交换的场所，通过肺的宣发肃降作用，不断吸进清气，排出浊气，吐故纳新，实现机体与外界环境之间的气体交换，以维持生命活动。由于情志抑郁或邪气干肺，或久病等致肺气郁闭，华盖不宣，玄府不启，气壅上焦，无以外达宣散而引起，临床以咳嗽气喘、胸膈胀满、痞塞不通等为主要表现。

（1）临床表现：咳嗽气喘，胸膈胀满，痞塞不通，声音嘶哑，或卒然失音，或身尽肿，小便癃闭，脘腹痞痛，大便秘结，舌质薄白或红，苔白或黄，脉弦数。

（2）证候分析：肺主气，司呼吸，外邪致肺宣降失司，清气难入，浊气难出，交搏于胸中而有咳嗽、气喘；外邪致肺宣降失司，气机不畅，郁滞于胸，故见胸膈胀满、痞塞不通；肺脉上循咽喉，为音之门户，肺气壅塞则声门开阖不利，故声音嘶哑，甚至卒然失音；肺为水之上源，主通调水道，下输膀胱，肺气郁闭则气化受阻，水液溢于肌肤，症见身肿，下窍不通而为癃闭；肺与大肠相表里，肺失宣降可致腑气不通而便秘；气郁日久化热，故可见舌质薄白或红、苔白或黄、脉弦数气郁化热之象。

2. 肝气郁结

肝气郁结证，是因肝之疏泄、条达功能紊乱所表现的证候。肝具有疏通、畅达全身气机，使脏腑、经络之气的运行畅通无阻，如促进精、血、津液的运行，脾胃之气的生降，胆汁的分泌排泄及情志的舒畅。肝气郁结证，在临床上较常见，多从肝经部位开始，以两胁及少腹最为明显，然后循经扩散，上及胸膺，下及前阴等处；再影响脾胃，出现食呆、嗳噫、呕恶、泄泻等消化不良的症状，即常说的"木克土"之候。并因气机阻滞，使情志不畅，引起恼怒、急躁等精神不安的现象。《笔花医镜·女科证治》所指出的："肝气者，妇女之本病"，指出肝气郁结证，多见于女子。

（1）临床表现：情志抑郁，情绪不宁，胸闷善太息，胸胁胀痛，痛无定处，或脘闷嗳气，腹胀纳呆，或呕吐，大便失常，女子月事不行，妇女经前乳房胀痛，经前少腹痛，或月经不调，甚或经闭，或梅核气或瘿瘤，舌淡红苔薄腻，脉弦。或急躁易怒，或少寐多梦，口苦而干，头目眩晕，或气厥，舌红苔黄白，脉弦急。

（2）证候分析：情志不遂，致肝失条达，故见精神抑郁、情绪不宁、胸闷而喜太息，因太息则气机得畅，胸闷可稍舒；肝气郁结而使经气不利，气善行，可致肝经循行部位（胸胁、乳房、少腹等）呈现胀闷疼痛或窜痛，痛无定处，若影响及冲任脉，则出现痛经、月经不调的现象；肝气郁滞，横逆犯胃，影响脾胃的运化，故见脘闷嗳气、腹胀纳呆，致胃气上逆则见呕吐，致大肠传化糟粕的功能失司，故见大便失常；肝气郁滞影响脾胃运化水湿，日久成痰，痰气互结于咽喉则为梅核气，积聚于颈项则为瘿瘤；若气郁日久化火，则情志不和，神魂不潜，故急躁而怒、少寐多梦；肝气郁结则疏泄失权，胆汁上溢，故口苦而干；肝脉上于头，开窍于目，肝郁则脉络失和，空窍不利，故头目眩晕；气厥发生较少见，患者多在受到突然而比较严重的精神刺激后才发病，是因气机逆乱，一时性上蒙清窍而致，也是因气机郁结过甚，一时超越了肝之调节能力而逆乱无羁的表现。肝性失柔，经脉劲急有力，故见弦脉。

3. 脾气郁滞

脾具有把饮食转化为水谷精微和津液，并把水谷精微和津液输布致全身脏腑、百骸的作用。脾气主升，即脾气的运化以上升为主要表现形式，饮食、情志、劳倦等致脾失健运，影响气机升降，而出现腹胀、纳少等脾气郁滞的表现。脾气郁滞日久可致脾主升清的功能失司，而清气上升不力脾气虚，致气机下陷及脏器下垂。如金代李东垣《脾胃论注释·脾胃虚则九窍不通论》中对脾失升清的病证是这样论述的："脾胃既为阴火所乘，谷气闭塞而下流，即清气不升，九窍为之不利，胃之一腑病，则十二经元气皆不足也。气少则津液不行，津液不行则血亏。故筋、骨、皮、肉、血、脉皆弱，是气血俱羸弱矣。劳役动作，饮食饥饱，可不慎乎？凡有此病者虽不变易他疾，已损其天年。"

（1）临床表现：脘腹痞满、胀闷、疼痛，不思饮食，呕恶欲吐，呃逆嗳气，大便秘结或大便不爽，泻下物黏滞，便时腹部有胀痛感，苔腻，脉弦或滑。以脘腹痞、胀痛、呕吐，纳差，苔腻为临床特征。

（2）证候分析：因暴饮暴食，饮食不化或过食辛辣油腻，酿生湿热；或外感寒湿，蕴胃呆脾；或情志不遂，肝失疏泄，脾伤气结则致脾气郁滞。脾与胃互为表里，气滞于脾，胃失和降，受纳不及，气逆于上，故不思饮食、呕恶欲吐、呃逆嗳气；脾气郁滞，气机不畅，不得宣达，胃失通降，大肠传导失司，糟粕内停，不能下达，故大便秘结；因脾失运化，则津液内停成水湿或痰饮，脾胃运化乏力，饮食内停，内停中焦，下注大肠，则泻下物黏滞不爽，气滞腹中，则排便时自觉腹部胀痛，苔腻、脉弦或滑为实邪内停之象。

4. 胃脘气滞

胃为"水谷之海"，主受纳腐熟水谷，以通降为用。若饮食、情志、外邪致胃通降失司，则出现纳呆脘闷、呕吐、呕逆、嗳气或胃脘部胀痛、大便秘结等胃失和降的表现。而脾胃互为表里，故胃失和降常与脾气不升相互影响。

（1）临床表现：胃脘胀满，或腹中胀痛走窜，游走不定，纳呆食少，胸闷痞塞，嗳气得舒，大便困难，舌淡红苔薄，脉弦。

（2）证候分析：胃以通降为顺，各种原因致胃气壅滞不能下行，不通则痛，气无形善行，故见胃脘胀满疼痛不适，攻窜作痛，游走不定；胃气失于和降，滞结于胃脘，影响胃受纳腐熟的功能，故见纳呆食少；胃气郁滞不能下行，浊阴不降，清阳不升，阻滞胃脘，故见胸闷痞塞，胃气上逆，浊气得以暂时消减，故嗳气后得舒；气机升降失常，胃肠传导阻滞，壅塞不通，故大便困难，舌淡红苔薄白、脉弦为胃脘气滞的表现。

5. 胆郁痰扰

胆郁痰扰证，是由于情志不遂或精神刺激等致肝气郁结，气郁生痰，痰郁化热，胆气被扰，导致胆贮藏和排泄胆汁、胆主决断的功能失常，而发此病证。而《温热经纬·方论》中指出："罗东逸曰：胆为中正之官，清静之府，喜宁谧，恶烦扰，喜柔和，不喜壅郁，盖东方木德，少阳温和之气也。是以虚烦惊悸者，中正之官，以熁热而不宁也。热呕吐苦者，清静之府，以郁久而不谧也。痰气上逆者，土家湿热反乘，而木不得遂其条达也。"

（1）临床表现：惊悸失眠，烦躁不宁，口苦咽干，呕吐苦水，两侧头痛，目眦痛，目眩，耳鸣耳聋，胸胁满痛，寒热往来，烦躁易怒，夜寐不安，舌红苔薄或黄腻，脉弦或弦数。

（2）证候分析：痰热内扰，胆气不宁，则惊悸失眠、烦躁不宁；热蒸胆气上溢，则口苦咽干；胆热犯胃，胃气上逆，则呕吐苦水；足少阳胆经起于目外眦，环绕于耳，行于头部两侧，步于胸胁，外邪犯胆经，胆经气机不舒，故见两侧头痛、目眦痛、目眩、耳鸣耳聋、胸胁满痛，少阳经位于半表半里，外邪客于胆经，故见寒热往来；肝胆相表里，胆气郁滞影响肝主疏泄之功，故见烦躁易怒，日久郁而化热，故见咽干，苔薄黄或黄腻、弦脉主肝胆病。

正如《医话医论荟要·苏诚练医话·温胆汤浅谈》一文中提到："胆与肝、胃、心、脑的关系密切，故凡头晕头痛、心悸、失眠、恶心、呕吐、神志不宁等症状，皆由胆经首先受病，继则传化而来，故通过治胆，可使疾病获愈。"

6. 小肠气滞

《素问·灵兰秘典论》："小肠者，受盛之官，化物出焉。"所以说小肠的功能为受盛化物和泌别清浊，即接受胃已腐熟之饮食水谷，进行分清泌浊，精微归于脾，糟粕输于大肠。因此，小肠的病症常与脾病产生的病症，不易分清，同时与脾胃相互影响。小肠位于脐腹，而小腹、前阴为肝经分布，所以肝寒而致的阴囊或睾丸肿大，以及腹股沟处出现的"狐疝"等病症亦多归于小肠气滞。

（1）临床表现：脐腹部胀满疼痛，走窜不定，时轻时重，纳少，恶心，呕吐，得嗳气、矢气则胀减，或疼痛连及睾丸、腰胯等处，坠重不舒，行走不便，形寒肢冷或在胯腹部（腹股沟）有软的肿块突起，甚则一侧阴囊肿胀，或睾丸偏坠，舌苔白滑，脉弦数或弦涩。

（2）证候分析：小肠受盛化物，泌别清浊。小肠位于脐周，气滞不通，不通则痛，故脐腰部胀满疼痛，气无形而善行，故疼痛时轻时重，走窜不定；小肠主受盛化物，小肠运化不畅，甚则气机上逆，嗳气、矢气则气机不畅暂得缓解，故见纳呆食少，恶心呕吐，得嗳气、矢气则胀减；小腹、前阴为肝经循行部位，肝寒则收引，不通则痛，故见疼痛连及睾丸、腰胯等处，坠重不舒，行走不便，形寒肢冷；肝气郁滞肝经，气机不畅郁滞局部，不通则痛，气聚无形，故见在胯腹部（腹股沟）有软的肿块突起，甚则一侧阴囊肿胀，或睾丸偏坠。

7. 脾胃不和

脾胃同居中焦，脾主运化水谷，胃主受纳腐熟水谷；脾主升清，胃主通降，二者相辅相成，互为表里。脾胃同为气血化生之源、后天之本，起着运化、受纳、腐熟水谷精微以濡养全身的作用。在气机方面，脾气主升，指将水谷精微及津液向上输布；胃气主降，指将受纳的水谷，初步消化成食糜通降下行致小肠。脾胃之气升降相互影响制约，即保证了饮食运纳功能的正常运行，又维护着内脏位置的相对恒定。在病理情况下，常相互影响，或同病。如脾气虚则导致胃失和降，而胃失和降亦可影响脾气升运的功能。

（1）临床表现：胃脘部饱闷发胀，隐痛，食少，食后不易消化，嗳气，甚则呕吐，腹胀，大便溏薄，舌苔薄白，脉细。

（2）证候分析：饮食不节、情志不遂等致胃失和降，气机郁滞胃脘，不通则痛，胃脘部饱闷发胀、隐痛；胃气郁滞影响胃受纳水谷，故见食少，胃气郁滞影响脾主运化的功能，故食后不易消化；胃失和降，胃气上逆故见嗳气、呕吐；胃失和降影响大肠传化糟粕及主津之功能，故见腹胀、大便溏薄。

8. 肝胃气滞

肝主疏泄，胃主受纳、和降，肝气得疏则胃气得降。肝气郁滞，疏泄失职，横逆犯胃，影响胃主受纳、和降功能则出现本证。

（1）临床表现：胃脘胀闷，攻撑作痛，痛连两胁，嗳气呃逆，每因情志因素而发作，胸善太息，舌苔薄白，脉弦。

（2）证候分析：胁为肝经循行部位，肝气横逆，气多走窜游移，气滞于胃脘，胃失和降，故胃脘胀痛、攻撑作痛、痛连两胁；胃失和降，气机上逆，故见呃逆嗳气；情志不和，气机郁滞加重，故每因情志因素而发作；叹息后气机郁滞暂得缓解，则善太息。

（三）气滞证的辨证要点

临床中对气滞的辨证，首先要辨清其主症。气滞证特有的主要症状，即局部的胀、闷、痞、痛。其特点为胀闷、痞痛，胀重于痛，时胀时消，时轻时重，攻窜走行，部位不定。其次要辨清引起气滞的病因。如病邪侵袭，情志不舒，饮食所伤，或跌仆外伤等。由于病邪不同，其临床表现也各有不同。在辨证时，只有找到其致病因素，方可确定合理的治疗原则。同时气滞证见于疾病的早期，多为某一脏腑、某一经络，即机体的某一部分发生的病变，因此，在辨证时，要注意辨明病位，以利于确诊。

三、气 逆 证

（一）气逆证的概述

气逆证为气机应降不降，反而逆行冲上的一种病证，表现为气机上冲，或咳或喘，或恶心，或呕吐，或气逆攻冲，有形可征。究其病因，多由肝、肺、胃气上逆所致。肺为华盖，主一身之气，其气宜宣降，若因外邪侵袭，或痰湿水饮等内阻，以致肺失肃降则气机上逆，发为咳喘。胃为水谷之海，主腐熟，以和降为宜，宜降不宜升，若胃失和降，其气上行则为呕吐。肝气之上逆，多与情志因素有关，《素问·举痛论》说："怒则气逆"，就是指恼怒伤肝，是导致肝气上逆的常见原因。其次，古人所谓的奔豚证也是气逆的一种病证。多由肝气郁结，横逆冲上，或阳气不足，寒饮内停，上乘阳位所致，症状表现为《难经》所谓："肾之积，名曰奔豚，发于少腹，上至心下，若豚状，或上或下无时。"《金匮要略》亦谓："奔豚病，从少腹起，上冲咽喉，发作欲死，复还止。"

（二）气逆的临床表现及证候分析

1. 肺气上逆

肺主气，司呼吸，主宣发肃降，多由外邪侵袭，或痰湿水饮等内阻，以致肺失肃降引起本证。正如《重订通俗伤寒论·气血虚实》中所述："肺气实而上逆，则有胸痞头眩，痰多气壅等症，甚则喘不得卧，张口抬肩。"肺气上逆，以咳喘为主症，临床辨证，应分清咳喘主次轻重，并结合病程、病情、年龄等情况进行综合分析，对于辨病诊断，确定治法，选方择药，以及估计预后等方面，皆具有积极的意义。

（1）临床表现：咳嗽，喘息，甚至张口抬肩，喘不得卧，胸痞，头目眩晕，痰多气壅，胸满，舌红，脉滑数。

（2）证候分析：外邪侵袭，使肺失肃降，邪气内壅滞于肺，气机上逆，故咳嗽喘息，张口抬肩，不得平卧，以缓气逆之急；肺居于胸中，肺气上逆，肃降无权，故胸中痞闷；浊气上逆，扰乱清窍，故见头目眩晕；肺失肃降，气机不利，津液不能正常疏布，聚集体内化痰，肺为贮痰之器，痰内阻息道故见痰多气壅，舌红、苔滑数为痰郁化热的表现。

2. 胃气上逆

忧思伤感、宿食在胃、中脘伏痰、胃受邪热、瘀血停蓄等因素，皆能使胃气上逆，临床上可见呃逆、嗳气、恶心、呕吐，或伴见嘈杂、吞酸吐酸等症状。如《重订通俗伤寒论·气血虚实》："胃气实而中满，则有嘈杂懊憹，嗳腐吐酸等症，甚则食不能进，呕吐呃逆。"

（1）临床表现：呃逆，嗳气，恶心呕吐，胸脘不舒或胀满疼痛，舌淡红苔厚，脉弦。

（2）证候分析：胃受盛腐熟水谷，为水谷之海，以通降为用。饮食、情志、感受外邪等致胃失和降，胃气上逆，出现呃逆嗳气、恶心呕吐、反胃等；胃气上逆不能通降，水谷停滞中焦不化，不通则痛，故胸脘不舒、胀满疼痛、舌苔厚腻，气逆不舒故见脉弦。

3. 肝气上逆

肝主疏泄，喜条达，情志不遂易影响肝之疏泄功能，怒伤肝，可致肝气升发太过，气逆于上，而出现头痛、眩晕、昏厥、呕血、急躁易怒、脉弦等症状。正如《重订通俗伤寒论·气血虚实》："肝气实而上冲，则有头疼目眩，呕酸吐苦等症，甚则消渴，气上冲心，心中疼热。"

（1）临床表现：头部胀痛，急躁易怒，两胁串痛，胃脘胀闷，嗳气吞酸，或伴咯血、吐血、衄血，甚至昏厥，脉弦劲。

（2）证候分析：肝主升发，其性易动，怒伤肝，可致肝气升发太过，气逆于上，故见头部胀痛、耳鸣耳聋、急躁易怒；肝经循行于两胁，肝气不舒，故两胁串痛；肝气横逆犯胃，则胃脘胀满、嗳气吞酸；肝为刚脏，内寄相火，气逆易从火化，灼伤络脉，热迫血行，故肝经气火上逆，常致呕血；肝气上逆肺胃，肺胃失其肃降，血络受损可见咳血、咯血、衄血等；肝气上逆之极，则血随气逆，血液郁积于头部，故可为薄厥。如《素问·生气通天论》说："大怒则形气绝，而血菀于上，使人薄厥。"肝气上逆的发病，大多与情志有关，如暴怒、大喜大悲等，故其来势一般较为急速，特别是昏厥、呕血，往往突然发生，所以，对于精神因素的作用，不可忽视。

（三）气逆证的辨证要点

临床辨证时要注意气逆证引起的病变脏腑不同，故熟悉各个脏腑的气逆症状表现，才能对气逆证做出明确的诊断。一般来说，肺气以肃降为顺，胃以降为和，脾气以升为宜，肝气以疏泄为常。此外，还应注意寒、水邪气皆可导致肝肾之气循冲脉挟胃气上逆，而致出现腹内拘急疼痛，自觉有气从少腹上冲胸脘咽喉，状如奔豚等症状。在辨明某脏腑的气逆表现后，还必须注意分析其致病的病邪性质。在临证时，宜分别对肺气逆、胃气逆、肝气逆，以及冲任气逆等进一步作病邪性质的分析，以利于做出正确的诊断，便于正确地治疗。

四、气陷证

（一）气陷证的概述

气陷证是在气虚的基础上出现的另一种气机失常，表现为气的升举固托乏力，反而下陷，遂出现本证。气陷证是为不同的脏腑病变在出现气虚下陷这一相同病机时的总称。因此，气虚下陷，除见头晕目花、神疲乏力、少气懒言等气虚证；又见络脉松弛，升举无力，而反陷下的腹部坠胀，或久泄久痢，或肛门外脱，或子宫下垂等症状。临床辨证，主要掌握在气虚与气陷症状同见时，即可做出诊断。

气陷证，往往由气虚进一步发展而成，故多见于慢性杂病，病程一般较长。多因久泻久痢，或劳累过度，或产后过早劳动，或小儿元气未充等因素引起。《景岳全书·杂证谟·脱肛》中说："有因久泻久痢脾肾气陷而脱者，有因中气虚寒不能收摄而脱者，有因劳役吐泻伤肝脾而脱者。"由此可见，脏腑气虚进一步发展，均有可能出现气虚下陷的病变。人体脏腑，固定于一定位置而不下垂者，有赖于气的升举之力。若元气亏虚，络脉受损，升举无力，就会出现气虚下陷的病候。

对于气陷的病因，自古到今医家大多从脾立论，认为脾主升清，脾气健旺，气机才能升达而不下陷，故又把气陷称为脾气下陷或中气下陷。临床尚可出现肝气下陷、肾气下陷、心气下陷证。如肝为风木之脏，主疏泄，肝气主升主动，若肝失升发疏泄，戕伐脾土，脾虚不升，或肝气亏虚，升发不及，其气下陷，而出现头晕目眩等；肾为封藏之本，其性潜纳固蛰，其气内敛内收，若肾气不固，下元亏虚，肾失封藏固蛰，则肾气下陷，而出现神萎气短等；清末医家张锡纯主张"胸中大气下陷"理论，谓"气短不足以息，或努力呼吸，有似乎喘，或气息将停，危在顷刻……其脉象沉迟微弱，前尤甚，其剧者，六脉不合，或参伍不调"，可视为心气下陷证。

（二）气陷证的临床表现及证候分析

1. 中气下陷

中气下陷证，是指脾气虚，脾主升清的功能失司，而清气上升不力致气机下陷及脏器下垂的证候。

（1）临床表现：头昏目眩，面色萎黄，语声低怯，气短乏力，神倦，纳呆食少，食入则胀，自汗出，脘腹重坠，食后尤甚，或久泻久痢，肛门坠重，甚则脱肛，或大便溏泄，便意频数，或子宫及其他内脏下垂，舌淡苔白，脉缓弱。

（2）证候分析：脾气虚陷，清阳之气不能上以温煦清窍，故见头晕目眩；脾气下陷，化生乏源，气血亏虚，不能濡养全身，故见面色萎黄、气短、神倦、语声低怯、气短乏力；脾气虚弱，不能运化水谷，故纳呆食少、食入则胀；气虚不能固卫肌表，故见自汗出；脾主升，保持各脏器在正常的位置，脾气虚，升举乏力，故脘腹重坠，食后尤甚，或久泻久痢，肛门坠重，甚则脱肛，或大便溏泄，便意频数，或子宫及其他内脏下垂。

2. 肠虚滑泻

肠虚滑泻证，是因久泻久痢而致大肠阳气虚衰不能正常固摄而下利无度，甚则致肛门、直肠脱垂所表现的证候。

（1）临床表现：久病下利，大便失禁，久则引起脱肛和直肠下垂，亦多伴有腹隐痛，喜热喜按，舌淡苔白滑，脉沉弱。

（2）证候分析：因久泻久痢，阳气虚衰，致肠道传化、固涩功能丧失，故引起大便失禁；日久致中气虚陷，升提失权，则伴见脱肛或直肠下垂；肠道虚寒，往往是由脾阳虚发展为脾肾阳虚而形成的，阳虚虚寒内生，故患者总伴有腹隐痛、喜热喜按、舌淡苔白滑、脉沉弱等里虚寒证之表现。

（三）气陷证的辨证要点

气陷证多因气虚证发展而来，故其主要临床表现为气虚证的基本症状表现兼见脏器组织的下移，或有久泻不止、下利无度的表现。因此，脏器组织的下垂对气陷证的诊断具有特殊重要的意义。常见的脏器组织下垂有：胃下垂、肾下垂、子宫脱垂、脱肛、眼睑下垂等。此外气陷证在临床上，由于病变的原因及部位不同，则表现的症状亦不同，辨证时要全面掌握其症状表现，以辨明病因、病位。

五、脱　证

气脱是指元气亏虚已极，急骤外泄，以气息微弱、汗出不止等为主要表现的危重证。气脱证可由气虚证、气陷证发展而来，也可在大汗、大吐、大泻或大失血、出血中风等的情况下，出现"气随津脱"、"气随血脱"，或在长期饥饿、极度疲劳、暴邪骤袭等的状态下发生。多因外感或内伤，久病不愈，正不胜邪，或误汗误下、外伤、崩漏、产后大出血等致气虚已极，或气随津血而脱，甚至亡阴、亡阳。真气欲脱，则为心、肺、脾、肾等脏腑之气皆衰。

（1）临床表现：突然大汗淋漓，呼吸微弱而不规则，汗出不止，精神委靡，全身瘫软，意识朦胧，目合口张，面色苍白，气短不续，二便失禁，甚则昏厥，不省人事，舌淡胖，脉细微或扰大。

（2）证候分析：气息微弱欲绝、汗出不止，为肺气外脱之征；面色苍白、脉微、意识朦胧，为心气外越之象；二便失禁为肾气欲脱的表现；全身瘫软、口开、手撒为脾气外泄的表现。

血 病 辨 证

一、血 虚 证

（一）血虚证的概述

血虚证是指体内血液不足，肢体、脏腑、百脉失于濡养而出现全身性衰弱证候的总称。故《景岳全书·血证》说："血衰则形萎，血败则形坏，而百骸表里之属，凡血亏之处，则必随所至，而各见其偏废之病。"

血虚证形成的原因，包括生成不足和消耗过多两个方面：生成不足，常见于先天禀赋不足，脾胃虚弱，或久病影响脾胃的运化功能，或瘀血内阻导致新血不生等；消耗过多，多由各种原因引起的急、慢性出血，或情志抑郁，气火内炽，暗耗阴血，以及寄生虫感染等原因所致。

心主血，肝藏血，故血虚常见心肝病的症状。如血不养心则心悸失眠，肝血虚则爪甲不荣，筋失血濡可致手足发麻等。此外，因病及的脏腑不同，还能出现多种病证，如老年、产妇阴血不足，大肠失润，可见便秘；肌肤失养，可见身麻身痒；血亏阴伤，可以出现发热等，正如《医贯·血症论》说："凡失血之后，必大发热，名曰血虚发热。古方立当归补血汤"，这些情况，亦应予以注意。

血虚证多兼夹有阴虚、血瘀，血为阴，精、津、液亦为阴，且"精血同源"、"津血同源"，血的生成成分，包含精、津、液等，因此，血虚证与阴虚证二者密切相关，且可互相影响和转化。由于血和阴所代表的物质有所不同，其各自受损伤后，其严重程度、临床表现也就有明显的区别。一般阴虚证的范围比血虚证广，在程度上阴虚证是血虚证的加重。但血虚证本属阴虚证的范围之内，血属阴，阴与血在性质上是一致的，故心血、心阴不足的主症是一致的。如《症因脉治·心血虚不得卧》说："心血虚不得卧之治，阴虚则阳必旺，故心血不足，皆是火症，宜壮水之主，以制阳光，治宜滋阴降火，用归芍天地煎、黄连安神丸；虚人，天王补心丹。"血虚证夹有血瘀的表现，血行脉中，盈则流畅，亏则流涩，血液不足，不能充盈血脉，以致血脉空虚，无血可行而致血瘀，或血虚不能生气，进而导致气虚不能运血，也可引发瘀血内潜。

（二）血虚证的临床表现及证候分析

1. 心血虚

心血虚证，是指心血不足不能濡养本脏，以致心主血脉、主神明等功能减退所表现的临床证候。正如《丹溪心法·惊悸怔忡》指出："人之所主者心，心之所养者血，心血一虚，神气不守，此惊悸之所肇端也"，说明心血不足，心神失养是心悸的病因。心血虚多由久病耗损阴血，或失血过多，或情志不遂，气火内郁，暗耗阴血等因素，使全身阴血不足而致。

（1）临床表现：心悸、怔忡，心烦，易惊，失眠多梦，健忘，头昏面白，唇舌色淡，脉细弱。或伴消瘦，潮热，五心烦热，盗汗，颧红，咽干口燥等症状。

（2）证候分析：心主血，藏神，心血虚则不能养心宁神，阴血不能敛阳，故见心悸、怔忡、心烦、易惊、失眠多梦；脑为元神之府，依赖于五脏六腑的精血滋养，若血虚不能养脑，则发头昏、健忘、面白无华、唇甲苍白；血不能上荣于舌，故舌淡；血虚不能充盈脉道故脉细无力。心血虚和心阴虚，是心脏阴分受损轻重不同的两个阶段，心血虚日久伤及心阴，心阴虚不能制约阳气，故见潮热、五心烦热、颧红；阴虚不能滋润全身，故见口干咽燥等。如《症因脉治·心血虚不得卧》中指出："心血虚不得卧之症，心烦躁乱，夜卧惊起，口燥舌干，五心烦热，此心血不足，心火太旺之证也。"

2. 肝血虚

肝血虚证，是由于全身营血亏虚，肝藏血不足，所表现的临床证候。形成肝血虚，亦因生化之源不足或耗血、出血过多两方面原因所引起。《血证论评释·吐血》指出："肝为藏血之脏，血所以运行周身者，赖冲、任、带三脉以管领之，而血海胞中，又血所转输归宿之所，肝则司主血海，冲、任、带三脉又肝所属，故补血者总以补肝为要。"

（1）临床表现：面色无华，眩晕耳鸣，胁肋隐痛，筋骨痿软，肢体不用，四肢麻木，手足震颤，步履艰难，甚则手不能摄，足不能步，爪甲失荣，视物昏花，两目干涩，视力减退，甚则雀盲，惊惕不安，月经量少或月经闭止，舌淡少苔，脉弦细无力。

（2）证候分析：肝血不足，不能上荣头面，则面色无华、眩晕耳鸣；肝脉布胁肋，肝血虚，则肝脏及肝脉失养，故胁肋隐痛；肝主筋，其华在爪，开窍于目，血少不能养筋，润爪，濡目，故有骨软筋弛、肢体麻木、手足震颤、步履艰难、甚则手不能摄、足不能步、爪甲失荣、视物昏花、两目干涩、视力减退、甚则雀盲；肝志怒，实则怒，虚则惊惕不安；肝藏血之余通过任脉下于胞宫乃为月经，肝血虚，则藏血无余，或余少，在妇女则冲任脉失充盈，故闭经或月经量少；肝血虚，不能上荣于舌，充盈脉道，故舌淡、脉弦细而无力。

（三）血虚证的辨证要点

心主血，肝藏血，辨证时首先需分清在心、在肝：血虚证除有共同的临床表现外，由于血虚之脏腑不同，各有其不同的兼症；临床中要注意病情的演变，常有气虚血脱的症状，即血虚证在其病机演变过程中经常出现气虚或血脱的情况。如血虚无以载气，气必随之减少，在血虚见症的基础上，又可见有气虚的症状，从而形成气血两虚证；再如长期慢性失血，或突然大量失血，血海空虚，又可导致血脱证。

二、血瘀证

（一）血瘀证的概述

血瘀证，是指血行不畅，甚至停滞凝聚，或离经之血停于脏腑之内，或积于脉络组织之间，不能及时地排出和消散，皆称瘀血。由瘀血内阻而引起的多种病变，皆可称为血瘀证。血瘀证，在脏腑、经络、筋骨、肌肤等的各种疾病中，皆能出现，病变范围非常广泛。

导致血瘀证的因素较多，外感六淫、内伤七情、饮食劳倦、外伤手术、跌打损伤等均可导致血瘀证。

瘀血既是病理产物，又是致病因素，其病理变化有两种情况：一是瘀血阻塞脉道，血流不通则溢于脉外而见出血证候；二是由于瘀阻日久，新血不生，导致血虚而失于濡养之功能，出现血瘀、血枯证。一般情况下，瘀血多不单独存在，往往兼有其他因素，如寒、热、火、痰、湿等夹杂；而且瘀血大多与气病同时存在，临床上往往见到的是气血同病之病证。

（二）血瘀证的临床表现及证候分析

血瘀证常见的共同表现有：疼痛如针刺刀割，部位不移，按之痛甚，常在夜间增剧；或肿块坚硬不移；或肤色青紫，面色黧黑，口唇爪甲青紫，肌肤甲错，皮下有紫暗斑点；或出血反复不止，血色紫暗，夹有瘀块，舌质紫暗，或见瘀点、瘀斑，脉多细涩。

瘀血内停局部，阻于脉络，气血运行不畅，不通则痛，故见疼痛，固定不移，按之则疼痛益甚；血属阴，夜属阴，夜间阳气不用，瘀凝益甚，故瘀血疼痛，一般夜间较剧；瘀血内停局部，故见肿块坚硬不移；瘀血内停致气血运行不畅，故见肌肤颜色紫暗；瘀血日久，气血运行不畅，新血化生乏源，全身失其濡养，故见面色黧黑，肌肤甲错，或丝状如缕，口唇爪甲青紫；瘀血内阻，气血运行不畅，溢出脉外，故见出血，病程反复不止，血色紫暗，且血中夹有瘀块。

1. 心血瘀阻

心血瘀阻证，系指心脉血行不畅，甚至瘀结形成，阻于心络所反映的证候。其证候特点是：经久难愈、时发时止的心胸等部位的憋闷疼痛，重则痛剧，可引起死亡。

心血瘀阻的原因：气虚血瘀者，因全身气虚日久引起心气虚，心气虚鼓动血行无力而迟缓，日久成瘀；痰浊凝聚者，饮食、情志等原因致脾胃运化水湿失职，水湿内停成痰，痰浊为阴寒之物，寒则凝滞，阻遏阳气，致胸阳不振而致气血瘀滞；寒凝血瘀，指体内阴寒物质和外感寒邪，内外之寒交夹而致气血运行不畅；气郁血瘀者，多因平素情志不畅，久郁而成，且因情绪波动而致病情加重或诱发，故疼痛且胀。但要论是有否瘀阻，必须抓住主要症状，即必须同时见到心胸憋闷疼痛，痛引肩背内侧臂和心悸怔忡，单有"痛"而无"悸"，或单有"悸"而无"痛"，都不能说明"瘀"在心脉。

（1）临床表现：心悸，心前区刺痛，或胸痛彻背，或引上臂内侧痛，重则四肢厥冷、面唇、指甲青紫，舌质暗红，隐青，或有紫黑瘀斑，脉微细，或结代涩滞。其特点是"闷"、"痛"，并常可在心血瘀阻的基础上，夹火、夹痰等。

（2）证候分析：血瘀阻于心，心脉闭阻，气血不通，不通则痛，则心悸、心前区刺痛；心居于胸中，心血瘀阻不通，故见胸痛，甚则彻背；手少阴心经之脉循臂内，心血瘀则脉不通，不通则痛，故引臂内侧痛；气与血相互为用，气行则血行，气滞则血瘀，血瘀则阳气不达四末，故四肢厥冷；舌质暗红，隐青，或有紫黑瘀斑，脉微细，或结代涩滞为瘀血不通所致。

2. 脑络瘀阻

脑络瘀阻证，指瘀血在脑络，使脑失所养，窍闭络阻，清灵失聪之证。

（1）临床表现：脑胀头痛，其痛如锥，痛处一般较局限固定，伴有头晕、烦闷、记忆力减退等。易烦易躁，寐则多梦，善怒，或精神抑郁，表情呆钝，默默无语，或喃喃自语，记性日差，遇事即忘，活动异常，呆滞愚笨或半身不遂，语言謇涩或失语，口眼歪斜，舌淡隐青。

（2）证候分析：心主血，藏神，主神明，血舍神。心血瘀阻，扰乱心神，遂有神志障碍，故出现上述精神错乱症状；心藏神，脑为元神之府，心脑相互为用，才能神明有主，心脑之气不相顺接，则神志障碍，而出现癫狂的病症。若夹有痰湿，则头呈胀痛，头晕状若乘坐舟车；若夹瘀热，则易烦易躁、寐则多梦、善怒等。瘀阻于脑窍，致窍闭而清灵失用，则精神抑郁、表情呆钝、默默无语，或喃喃自语、记性日差、遇事即忘、活动异常、呆滞愚笨等；瘀血聚结于脑，经络被瘀血阻遏，则出现半身不遂、语言謇涩或失语、口眼歪斜、舌淡隐青等。

3. 肺瘀血

肺瘀血证，是指外感伤寒化热，或虚损劳伤，或产后败血冲肺灼伤或损伤肺络，造成宣降失职的血瘀病变。

（1）临床表现：咳逆喘促，胸满刺痛，入夜加重，烦躁少寐，口干舌燥，渴欲漱水而不欲饮，喉间常有血腥味，甚则咳血，血色紫黑，舌质青紫，脉沉涩。

（2）证候分析：血瘀阻于肺，影响肺主气、司呼吸，则呼吸困难，而出现喘咳气促；血瘀阻于肺，肺络不通，故见胸满刺痛；血属阴类，夜为阴，血脉凝泣，故以上症状日轻夜重；血瘀阻于肺，气机不畅，心神受抑，心主血脉而藏神受影响，则烦躁少寐；肺主气而施布津液，血瘀阻于肺，施布功能失职，故口舌干燥、口渴欲漱水而不欲饮；肺络损伤，血溢出轻则有血腥味，重则见咯血、衄血；舌质紫暗、脉沉涩皆血瘀阻于肺之征象。

4. 胃脘瘀血

（1）临床表现：胃脘疼痛，痛如针刺或刀割，日轻夜重，或有吐血、黑便，唇舌紫暗或有瘀斑，脉涩。

（2）证候分析：瘀血有形，阻塞胃络，不通则痛，故胃脘疼痛，痛如针刺或刀割；黑夜为阴，血属阴，黑夜阴盛则血行减轻血瘀加重，故疼痛日轻夜重；瘀血阻滞不通，溢出脉外，储于胃中，若随胃气上逆则吐出于外，则为吐血，随胃气下降于肠，则见黑便。舌紫暗、有瘀斑、脉沉涩皆为血瘀所致。

5. 肝血瘀阻

（1）临床表现：两胁胀痛，痞硬拒按，腹大坚满，叩之如鼓，口渴不欲饮水，面色暗黑，尿少而涩，腹壁脉络怒张，头颈胸臂有出血痣，呈丝纹状或蜘蛛状，手掌赤红，大便色黑，唇色紫暗，舌质暗红，或有瘀点、瘀斑，脉细涩，或芤。

（2）证候分析：肝病血瘀阻滞肝胆脉络时，则两胁胀痛；血瘀毒聚则痞硬拒按；脾主运化，肝血瘀阻，克乘脾土，使脾胃运化失权，水气内聚则腹大坚满，叩之如鼓，或有移动性浊音；肝郁脾虚，水湿内停不能润于口，则口渴不欲饮；肾主水，主藏精，肝肾同源，肝血瘀阻时则逆伤其母，肾虚主水不利，则尿少而涩，肾精不足则面色暗黑；肝藏血，肝血瘀阻，致使血液不能藏于内，则瘀阻于体表各部，则出现有出血痣，呈丝纹状或蜘蛛状，手掌赤红；肝血瘀阻则腹部脉络不通故腹壁青筋显露；血瘀不下，阴络损伤，血溢于外，则见便血，或便色黑。唇色紫褐，舌紫暗有瘀点瘀斑，脉细涩均属气滞血瘀之征，见芤者乃为失血之候。

6. 膀胱瘀血

（1）临床表现：小腹刺痛，小便热涩，尿色深红，或夹有血块，或少腹拘急剧痛，或见心烦如狂，舌红或隐青，舌边有瘀斑，苔黄，脉涩或数。

（2）证候分析：膀胱位于小腹，"膀胱者，州都之官，津液藏焉，气化则能出矣"。膀胱瘀血不通则痛，故见小腹刺痛；膀胱瘀血，气化功能失职，则尿路不畅，故小便热涩而痛；血瘀不通，久而化热，热灼伤津，故尿色深红，或夹有血块；血瘀不通则痛，痛甚则挛缩，故少腹拘急剧痛；心主血，血舍神，瘀血严重则上扰心神，故心烦如狂。舌隐青有瘀斑、脉涩，皆血瘀所致，或瘀血而化热出现舌红、苔黄、脉数。

7. 子宫瘀血

（1）临床表现：月经紊乱，经前或经期小腹疼痛如针刺，或漏血不断，或经闭不行，或有积块疼痛拒按，或经色紫暗有块，块下痛减，皮肤干燥或肌肤甲错，久不受孕，无故小产，产后恶露不下，舌质紫暗有瘀点，脉沉涩或弦涩。

（2）证候分析：因寒凝、热灼、气郁，致恶血内留，冲任阻滞，造成气血运行不畅，故瘀血停滞胞中，而见月经紊乱，或月经先期量少，或月经后期，少腹痛剧；瘀血不去，新血不生，血不归经，则常致痛经，或崩漏，经闭，产后恶露不下等；瘀血阻滞，皮肤失濡，可致皮肤干燥或甲错；瘀血阻滞胞宫脉络，不能滋养胎儿，故不孕或已孕则小产坠胎。舌质紫暗有瘀点，脉沉涩或弦涩皆为血瘀之征。

（三）血瘀证的辨证要点

临床辨证首先要辨清病位，因为血的运行无处不到，所以人体各处皆可发生血行瘀滞的病理变化。瘀滞在不同的部位则出现不同的症状表现；反之，根据不同的症状表现，即可确定病位。血瘀证的成因有寒热之分，症状表现不同，治疗方法迥异。因此，辨证要分清寒热。一般来说，血瘀本应属于实证的范畴，然而在其成因上，有一部分是由于气虚不能行血，津亏不运及阳气衰等而导致的。在临床上可按《素问·通评虚实论》所述："邪气胜则实，精气夺则虚"而辨治之。

三、血　热　证

（一）血热证的概述

血热证是指六淫湿热之邪侵袭血分，或七情化火，脏腑内火伤血而出现热迫血分的病证。《素问·气厥论》说："胞移热于膀胱，则癃溺血"，说明了脏腑之热相移，导致血热炽盛的病证。

外邪多由温邪疠气入于血分，或其他六淫入里化热，伤及血分，内伤杂病多由烦劳、嗜酒、恼怒、房室过度等因素，引起阳气暴涨，化热生火，侵扰血分所致。《侣山堂类辨·辨血》说："有因肝火盛者，有因暴怒肝气逆而吐者"，就是指肝经火热侵扰血分的吐血。

血热证以耗血、瘀血、出血三者兼见为特征。邪热传入营血，势必耗血，正如叶天士所谓："营分受热，则血液受劫。"血热炽盛，又可导致血液黏稠，血行不畅，血脉瘀滞，故王清任谓："瘟毒在内烧炼其血，血受烧炼，其血必凝"，形成热附血则愈觉缠绵，血得热则愈成胶固的病理状态，瘀热互结，血络受损，进而逼血外溢，出现动血、出血证候。

（二）血热证的临床表现及证候分析

（1）临床表现：身热夜甚，烦躁不眠，甚则神昏谵语，或昏愦不语，神志昏蒙，如狂发狂，或见目赤、吐血、衄血、便血、溺血等，或发疹发斑，或妇女月经先期，或月经过多，崩漏下血，舌质红绛，脉细数。

（2）证候分析：日属阳，夜属阴，气为阳，血为阴，入夜则阴盛，迫阳外越则肌肤发热，故身热夜甚；心主血，血舍神，血热则神志不安，烦躁不眠，甚则神昏谵语，或昏愦不语，神志昏蒙，如狂发狂；热则血液沸腾外溢，故有目赤、吐血、衄血、便血、溺血，或发疹发斑，或妇女月经先期，或月经过多，崩漏下血；火热内盛，脉络充血故舌红绛；热则血行加快，故脉细数。

血热证，以出血为主症，由于火热所伤的脏腑不同，故出血部位有异，但皆与所属脏腑之火热炽盛，络脉损伤有关。本证出血量一般较多，脉象弦数，为脉中血行加速，血流涌盛的反映。血热证不但在各种出血证中能够见到，而且在外、妇、眼科等疾患中亦能出现。所以，临床辨证，只要掌握本证的主要表现，其病机符合血热者，即可做出诊断。血热证，在辨证上，无论哪一部位的出血，只要与红绛舌、弦数脉共见，就可做出诊断。正如《景岳全书·杂证谟·血证》说："火盛逼血妄行者，或上或下，必有火脉火证可据。"

（三）血热证的辨证要点

血热证是指血分有热而出现的一系列伤阴、扰神、动血、动风等临床表现的统称。血热动血的机制是热邪灼伤脉络，迫血妄行。其特点是出血范围广泛，而且血色鲜红量多。

四、血寒证

（一）血寒证的概述

血寒证是指寒邪侵袭或阳虚内寒，伤及血液而出现血流滞缓，乃至停止不行的病证。因外感寒邪，由表入里，侵犯血分，或外寒直入阴经，伤及阳分，形成血寒，也有因内伤阳气失于温煦所致者。《素问·举痛论》："寒气客于厥阴之脉，厥阴之脉者，络阴器系于肝，寒气客于脉中，则血泣脉急，故胁肋与少腹相引痛矣"，即为寒凝肝脉之证。《素问·调经论》："寒独留则血凝泣，凝则脉不通。"《金匮要略·妇人杂病脉证并治》也说："血寒积结，胞门寒伤，经络凝坚"，都是描述寒客血脉的血寒证。

《素问·调经论》谓："气血者，喜温而恶寒，寒则泣不能流，温则消而去之。"寒性收涩凝滞，血液遇寒则凝泣而致瘀血，血脉不通则疼痛，故血寒证总以寒为始发因素，血瘀为重要的病理产物，而以疼痛为主要症状。

（二）血寒证的临床表现及症候分析

（1）临床表现：腰腹冷痛，形寒肢冷，或肢体冷痛，肢体肌肤紫暗发凉，心腹拘急冷痛，少腹疼痛，或腹内积块；或手足疼痛，遇寒增剧，得温痛减；或妇女经期小腹冷痛，经色紫暗，夹有血块，白带清稀而多，月经延期，舌质淡暗或淡紫苔白，脉沉迟涩。

（2）证候分析：寒属阴，主收引，血遇寒则凝涩不畅，不畅则郁，不痛则痛，故见拘急冷痛，如《灵枢·痈疽》："寒邪客于经脉之中，则血泣，血泣则不通。"腰为肾之府，命门相火所居，女子胞宫居于少腹，血寒则命门火衰，不能温肾府暖胞宫，故腰腹冷痛；四肢者诸阳之本，血中寒盛，阳气不得畅达，故肢体冷痛，肢体肌肤紫暗发凉；寒性收引，心腹遇冷则拘急冷痛。妇女以血为用，经产期贪凉饮冷，易受寒邪侵袭，以致宫寒瘀阻，血寒凝涩不畅，故月经愆期，小腹冷痛，经来血色紫暗，且夹血块，如《诸病源候论·妇人杂病诸候·月水不利候》说："风冷客于经络，搏于血气，血得冷则壅滞，故令月水来不宣利也。"寒不伤津，故白带清稀而多。舌淡，隐青脉，沉迟，皆为血寒所致。

本证舌象，多见淡紫或淡暗，苔白或白滑，脉象沉迟或沉涩。舌脉的这种表现，是符合血寒病机的。在诊断上，对于以上表现，不必全俱，只要症状、舌苔、脉象符合血寒病机者，就可作为依据。

（三）血寒证的辨证要点

临床辨证时应注意血寒证的病性属寒，故可见全身性的脏腑组织功能低下等寒象；

其次血寒证的症状表现往往与病变部位的关系甚为密切。因此在辨证时要十分注意定位诊断，其病变部位在此诊断中具有十分重要的意义。

五、出血证

（一）出血证的概述

出血证（简称血证）是指血液不循于常道，或上溢出口鼻诸窍而为鼻衄、齿衄、咳血、呕血、咯血等，或下出于二阴而为便血、尿血、妇女月经过多、崩漏等病，或溢出肌肤之间而为肌衄的一类出血性疾病，统称血证。

脉为血之府，若各种原因致脉络受损或血液妄行时，则血溢脉外，为出血或瘀血停于局部成瘀蓄，诸证丛生矣。故《灵枢·百病始生》说："阳络伤则血外溢……阴络伤则血内溢。"导致出血的病因很多，主要有气虚不能摄血，或感受外邪，饮酒过多，嗜食辛辣厚味，情志过极，劳倦过度，久病热病之后致气逆动血上逆，火热迫血妄行导致出血等。如《景岳全书·血证》："故有七情而动火者，有以七情而伤气者，有以劳倦色欲而动火者，有以劳倦色欲而伤阴者，或外邪不解而热郁于经，或纵饮不节而火动于胃，或中气虚寒则不能收摄而注陷于下，或阴盛格阳则火不归原而泛滥于上，是皆动血之因也。"

颜德馨教授认为，失血固属血证，若脾虚不能运化水谷精微，血液生成减少；肾虚精体不足，血液化源匮乏所致贫血，亦可称血证。临床上常见的血液病，如再生障碍性贫血、粒细胞减少、白血病，其发病过程中所出现的贫血或出血征象，均可归属血证范畴。

祖国医学认为，脾胃为生化之源，血液滋生于脾，而肾主骨生髓，精髓可化血，故其根在肾。另外，心主血，肝藏血，从而构成了较为完整的造血系统。其中脾肾最为重要，脾虚难以运化水谷，导致血液生成不足，肾虚精髓空虚，造成血液化源匮乏，都可引起血液病。如果肾阳不振，脾失温养，火不生土，以慢性贫血为多见；肾阴虚衰、阴虚火旺，灼伤脉络，迫血妄行，常有出血见症。重者，阴虚及阳，阳虚及阴而致阴阳两虚。另外，心、肝、脾三脏的关系密切，气与血互相依存。心血不足，出现贫血；脾气虚耗，难以统血，而见出血；肝失疏泄，往往引起气滞血瘀。临床上所见的血液病，也以心脾两虚、肝脾不调为常见。故贫血、出血、血瘀往往同时存在。又由于血液病变使正气虚弱易感外邪，所以常并发感染。

血液病涉及心、肝、脾、肾，错综夹杂，虚实互见，与气血障碍最为密切，故血液病的治疗最重通气活血，如王清任所云："气通血活，何患不除。"《素问·至真要大论》曰："谨守病机，各司其属，疏其血气，令其调达，而致和平。"

血证的治疗原则为：治火、治气、治血。即一是治火，实火则清热泻火，虚火则滋阴降火；二是治气，实证当清气降气，虚证当补气益气；三是治血，如《血证论·吐血》所言："存得一分血，便保得一分命。"《先醒斋医学广笔记·吐血》提出了治疗吐血的三要法，即"宜行血不宜止血，宜补肝不宜伐肝，宜降气不宜降火"，对血证的治疗有着重要的参考意义。《血证论》提出的治血四法——止血、消瘀、宁血、补血为治疗血证的大纲。

（二）血证的类型

1. 鼻衄

鼻衄指鼻中出血，是血证中最常见的一种。多因火热迫血妄行所致，其中以肺热、胃热、肝火较常见。亦有少数是因正气亏虚，血失固摄引起。

2. 齿衄

齿衄是指齿龈出血。因阳明经入于齿龈，故齿衄主要与胃肠、肾的病变相关，其中以胃火、肾阴虚多见。

3. 咳血

咳血是指血从肺内而来，经气道咳嗽而出，痰血相兼或痰中带血，或咯纯血鲜红，常夹有泡沫。《张氏医通》："咳血者，因咳嗽而见红或干咳，或痰中见红丝血点。"肺为娇脏，喜润恶燥，喜清恶浊，不耐寒热，外邪侵袭使肺失肃降，损伤肺络，血溢出脉外，故见咳血。咳血的病位在肺，但与肝肾有关。咳血的病变性质属热，有外感和内伤之分，外感者多实，内伤者多虚。虚热、实热皆可使肺络损伤，血液外溢而咳血。以外感致咳血者，多属肺有燥热，症见咽痒咳嗽、口干鼻燥、头痛发热、脉象浮数，宜清肺止血，用桑杏汤或千金苇茎汤；内伤致咳血者，多属肝火犯肺，肾阴亏损，症见头痛胁痛、烦躁火升、舌红苔黄、脉弦数，此标在肺，本在肾，肾脉贯膈入肺循喉，肺肾相连，其阴亏损，则虚火烁金，即张景岳所说"咳血属肾"是也，宜壮水清金，如六味地黄丸加麦冬、五味子等。

4. 呕血

呕血是指血从胃、食管而来，经呕吐而出，血色红或紫暗，常夹有食物残渣。多由情志不遂、饮食不节、劳逸过度造成火自内生，或气虚不摄，血液妄行，或因他脏影响而导致胃络受伤，血溢出引起吐血。如《类证治裁·呕血》："呕血，血从脘胁呕出，系木火乘胃所致。良由暴怒火逆，胸满胁痛，伤肝动血，或负重努力，伤胃动血，或饮酒火热上升呕血，或房劳竭力，伤肾呕血，或虚劳火升，呕血不止。"呕血病变主要在胃和食管，与肝、脾等脏腑的关系密切。凡属暴吐者，应以祛瘀为主，宜重用大黄，能推陈致新，损阳和阴，既能去瘀，又能降气，有一举两得之功。久吐血者，则以养阴为主，兼佐理脾。火衰血溢，则需用温经止血。《内经》说："阴血生于阳气，脾气旺则能生血耳。"

5. 尿血

尿血指小便中混有血液或夹杂血块，排尿时无疼痛。多因热扰血分，热蓄肾与膀胱，损伤脉络，致营血妄行，血从尿出而致尿血。发病部位在肾和膀胱，但与心、小肠、肝、脾有密切联系，并有虚实之别。常见的有心火亢盛、膀胱湿热、肝胆湿热、肾虚火旺、脾肾两亏等证。尿血需与血淋相鉴别，如《类证治裁·溺》说："溺血与血淋异，痛为血淋，出精窍，不痛为溺血，出溺窍。"小便时不痛者为尿血，排尿时疼痛即为血淋。

6. 便血

便血即血从肛门而出，或随大便夹杂而下，或下纯血，大便色鲜红、暗红或紫暗，甚至黑如柏油样，次数增多，而无脓样物，且无明显的腹痛及里急后重等症状，有胃肠或肝病病史。《金匮要略》称"下血"，并依下血与排便之先后，提出"远血"和"近血"的名称。

7. 紫斑

紫斑即血溢出肌肤之间，皮肤出现青紫斑点，小如针尖，大者融合成片，压之不退色，触之不碍手，亦称为肌衄。紫斑好发于四肢，尤以下肢为甚，常反复发作。因血热、阴虚火旺迫血妄行，或气虚不能摄血引起。

（三）出血证的临床表现及证候分析

1. 肺热出血证

（1）临床表现：咳嗽咽痛，痰黄，痰中带血，或痰血夹杂，或鼻燥衄血，口干咽燥，发热面赤，口渴喜冷饮，身热，或微恶风寒，舌红苔薄黄，脉浮数或滑数。

（2）证候分析：肺主宣发肃降，风热犯肺，致肺失宣降，故见咳嗽、咽痛，火热灼津液则痰黄；肺开窍于鼻，如风热犯肺，或肺素有热，肺火壅盛，损伤肺络，血液妄行溢出脉外，上循清窍而出，故见鼻燥衄血，痰中带血或痰血夹杂；热邪上涌于太阳经脉，故见发热面赤、口干咽燥、口渴喜冷饮、烦躁，热邪熏蒸故见身热。口干、舌红、脉数为热盛阴伤之象。

2. 胃热出血证

（1）临床表现：鼻衄，或齿衄，或吐血血色鲜红，或便血色黑，便秘，胃脘灼热疼痛，消谷善饥，渴喜冷饮，口舌糜烂，烦躁，口臭咽干，或鼻干鼻衄，舌红苔黄，脉数。

（2）证候分析：足阳明胃经之经脉上交鼻頞，齿龈为阳明经脉所过之处，胃火上炎，热迫血行，血液溢出脉外，故致鼻衄、齿衄，血色鲜红；火热之邪损伤胃络，离经之血阻碍胃的气机，致其不降而上逆，故吐血，或积热内郁，气血逆乱，迫血下行，渗于肠道，故有便血紫黑；火热内伤津液，故见口渴欲饮、便秘；胃火消灼胃津，或过食辛辣或炙煿之品内郁化热，致燥热蕴结于胃，胃火炽盛，火热灼伤津液，气机不畅，故有胃脘灼热疼痛，"热气留于胃，胃热则消谷，谷消故善饥"；热盛熏灼于胃，故见鼻干、渴喜冷饮；热灼胃络而有口舌糜烂、口臭咽干或牙龈红肿；胃热扰及心神则烦躁。舌红苔黄、脉数均为胃热炽盛之征。

3. 肝火上炎证

（1）临床表现：鼻衄，目衄，或咳血，或吐血，或便血，或妇女月经提前，眩晕头痛，耳鸣耳聋，面红目赤，口苦咽干，胁肋疼痛，烦躁易怒，失眠多梦，尿赤便结，舌边尖红，苔黄，脉弦数。

（2）证候分析：气郁化火，火热迫血上溢清窍，故见鼻衄；上溢肝窍则目衄；肝火犯肺，火热之邪损伤肺络，血不循经，肺失宣降，故见咳血，色鲜红；肝火横逆犯胃，损伤胃络，离经之血随胃气上逆故见吐血，肝脉瘀结，久则络破血溢下渗肠道而出便血之症；肝气郁结日久化热，火热上炎，上扰清窍，故致头痛、目眩；肝火循经上壅于耳，火热上扰，清窍被蒙，故耳鸣耳聋；火热交迫，肝血随热上扰，肝开窍于目，肝火上乘，故有面赤目赤、口苦咽干；肝火扰心，心神不宁则见烦躁易怒、失眠多梦；火热之邪耗伤津液，故见尿赤便结。舌边尖红、脉弦数为肝经实火之象。

4. 脾不统血证

（1）临床表现：鼻衄齿衄，或咳血，或吐血、便血，或尿血、肌衄，或妇女崩漏，纳少乏力，脘胀，气短懒言，面色苍白或萎黄，头昏目眩，形寒肢冷，便溏，或内脏下垂，或久泻脱肛，或子宫脱垂，或腹中冷痛，喜按，或舌质淡，脉细无力。

（2）证候分析：饮食、劳倦、久病或年老体弱损伤脾气，脾气虚无以化生气血，失却统摄之力，血无所主，渗出脉外，上溢于鼻窍成鼻衄，或齿衄；血不循经而错行，血从肺络溢出而成咳血；气不摄血，脾不统血，血液妄行，溢于上则吐血，渗于下则便血，累及肾阳封藏失职，固摄无力，血渗于水道而尿血，气虚不摄，血液外溢肌肤而成肌衄；妇女因脾伤而气陷，统摄无权，冲任失固，不能制约经血，乃成崩漏；脾胃相表里，脾虚胃弱则受纳无权，运化无力，故纳少、脘胀；脾气虚则气血生化乏源，精微不布，阳气不能通达四末，故呈周身乏力、四肢困倦；脾气虚则宗气不足，故见气短懒言；脾气虚则清阳不能上升滋养头面，致面色苍白或黄、头昏目眩；脾气不足则脾阳不振，不能温养肌肤四末，故见形寒肢冷，腹中冷痛、喜按；脾气虚不能温煦胃脘，胃失腐熟之力而有肠鸣便溏、完谷不化，扰于胃肠而见脘腹胀痛；脾气虚衰则中气下陷，故见久泻脱肛、内脏下垂或子宫脱垂。舌淡、脉细弱皆为脾虚之征。

5. 肾虚出血证

（1）临床表现：鼻衄，齿衄，吐血，尿血，肌衄，妇女崩漏，五心烦热，口干咽燥，头晕目眩，耳鸣耳聋，牙动发落，颧红潮热，失眠盗汗，腰膝酸软，腰痛遗精，舌质红，脉细数。

（2）证候分析：火热扰动阴血，阴血上溢而现鼻衄、齿衄；肾主胞宫，肾阴不足，冲任失守，血热妄行可见崩漏；肾虚不能纳气，气失固摄，则血出于脉外故见吐血、肌衄；肾精亏虚，真阴不足，水不济火，则相火妄动，故有五心烦热、口干咽燥；肾主骨生髓，髓通于脑，开窍于耳，肾阴虚亏，则髓少，不能上充于脑，脑窍空虚失养，故见头晕目眩、耳鸣耳聋；肾主骨，牙为骨之余，其华在发，肾虚则骨弱，故牙齿动摇，精华不能上荣于发，故其头发脱落；肾阴不足，虚火内生，故现颧红潮热，虚火扰动心神则失眠盗汗；腰为肾之府，肾府空虚故有腰膝酸软，干扰精室，封藏失职故有遗精；相火妄动，灼烧血络，则血随溺出。舌红、脉细数均为肾虚火亢之征。

6. 气虚出血证

（1）临床表现：咳血或鼻衄，便血，崩漏，肌衄，伴面色苍白，神疲乏力，头晕目眩，心悸自汗，气短懒言，耳鸣纳少，或见舌质淡，脉细弱。

（2）证候分析：禀赋不足或后天劳倦过度，或思虑伤脾，饮食伤胃，或久病后失调，致正气亏虚；气虚不能统血，而表现为气不摄血之衄血、咳血、便血，或尿血、崩漏等；气虚不能率血上荣于面，故面色苍白；筋脉、百骸失于濡养，故见神疲乏力；脑海失养则头昏、目眩、耳鸣；气虚机体功能衰退，心无所养，而见心悸自汗；肺气虚则现气短懒言；脾胃气虚无力运化，则纳少。舌质淡、脉细弱均为气虚之征。

7. 脾胃阳虚证

（1）临床表现：吐血色淡紫，或便血色黑，伴脘腹隐痛不适，痛时喜按喜暖，泛吐清水，纳少，肠鸣下利，或四肢清冷，倦怠乏力，面色萎黄，舌唇色淡，质胖嫩，苔薄白，脉虚弱或沉细。

（2）证候分析：多因脾胃素虚，过食生冷，或久病失养，肾阳不足，脾失温煦。脾胃阳虚，血失统摄而妄行于外，故上逆而吐血淡紫，下注则便血色黑；寒郁中宫，胃络失于温养，故现脘腹隐痛不适；脾胃阳虚，无力运化，水饮停留于胃，故见泛吐清水、纳少、肠鸣下利；阳虚者遇寒则加重，遇热则缓解，故脘痛喜按喜暖、喜热饮；脾主四肢，今阳虚则失去温煦之力，故四肢清冷、倦怠乏力；脾阳不足，不能推动阳气上行，而上荣于头面，故有头晕、面色萎黄。舌唇淡、质胖嫩、脉虚细，皆为中虚有寒，脾阳不振，气虚不足之征。

8. 气滞血瘀证

（1）临床表现：妇女月经后期，经色紫暗有块，闭经或痛经。或吐血、便血紫暗，胸胁胀痛，急躁易怒，善太息，或胁下积块，刺痛拒按，舌质紫暗或有瘀斑，脉弦或涩。

（2）证候分析：多有情志不遂，肝失条达，肝气郁结，疏泄失职，气滞则血凝。气机不畅，瘀血阻于胞宫，故现月经后期、经色紫暗有块、闭经或痛经；气滞血瘀于胃络，胃气失和，升降失司，瘀血阻伤胃络，故见吐血紫暗，随胃气上逆而涌出；脉络瘀阻，肠络受伤，血溢出脉外，下流肠道，而见便血紫暗；肝胁布胸胁，今因经气瘀滞，故见胸胀痛、急躁易怒、善太息；气血凝滞于经脉，可胁下积块或刺痛，痛处不移而拒按。舌质紫暗、脉弦或涩，皆为气滞血瘀之征。

9. 热毒内蕴证

（1）临床表现：初起恶寒发热，汗出而身热不退，鼻衄、齿衄、咳血、吐血，或腹痛便血，尿血鲜红；肌衄，崩漏赤稠，伴有烦躁气急，口干欲饮，骨节烦疼，纳呆，尿黄，便秘，口臭，或舌质红，苔黄腻，脉数。

（2）证候分析：多由外感风热、风温毒邪，日久未解，邪热内蕴，热迫营血所致。热伏上焦，心肺受戕，热迫血妄行，从鼻出则鼻衄；热邪犯肺，损伤肺络，则见咳中带血；热结于胃，胃热上溢，则见齿衄；热损胃络，则血从口溢，且现吐血色鲜红；热灼胃络，则吐血色紫暗或有血块；热邪蕴结大肠，扰肠道，气机不畅，则腹痛不舒；热迫肠络，络伤血溢，故出现大便出血，色鲜红；热迫膀胱则少腹作胀，迫血下行，血渗入脬，故见尿血，色鲜红；热盛迫血，病及血脉及胃腑，血从肌肤、腠理溢出脉外，可见肌衄；热盛损伤冲任，使血海沸腾，致经血成崩成漏，热灼津血故经色深红质稠；热邪熏灼，故见发热、烦躁气急、口干欲饮，骨节烦疼；外感未解，故有恶寒；邪入营血故现汗出而身热不退；邪热入胃，胃津被耗，故见纳呆、尿黄、便秘、口臭。舌红、苔黄腻、脉数，皆为热盛内结之征。

10. 湿热蕴结证

（1）临床表现：吐血或便血色紫如赤豆汁，或尿频、急，尿道灼痛，或尿血，身热不扬，头身困重，口干不欲饮，胸闷腹胀，不思饮食或面目周身发黄，小便赤而不利，或恶心呕吐，舌质红，苔腻，脉濡缓或濡数。

（2）证候分析：多因感受湿热之邪，或湿浊蕴积，日久生热，或嗜食肥甘、饮酒过度，导致脾胃运化失常，聚湿生热。湿热阻滞下焦，膀胱气化功能失常，故尿赤、尿道涩滞不利、尿频、尿急、尿痛；湿热之邪灼伤胃络，迫血上逆，致吐血，色红，量多；湿热蕴结大肠，肠络损伤，血随便下故见便血，色不鲜，或紫黑如赤豆汁；湿热之邪，结于膀胱，迫血妄行，溢出脉外，故见尿血；湿热蕴蒸，故现身热不扬，湿邪重阻，阻滞阳气升降，故见头身困重；热伤津，湿邪胜热，故口干而不欲饮；湿热困阻，气机不畅，升降失常故有胸闷腹胀；湿邪犯胃，胃纳失职不思饮食；胃和降失司，故恶心呕逆，湿热交阻，熏蒸肝胆，胆汁外溢，则面目或周身发黄。舌红苔腻、脉濡缓或濡数为湿热蕴蒸之征。

（四）血证的辨证要点

血证的范围很广泛，凡以出血为主要表现的病证，均属于本证的范围。治疗血证，应首先辨清出血的部位及脏腑病位。例如，同为鼻衄，应根据望、闻、问、切四诊合参，根据其不同的病因病机而采用不同的治疗方法，体现中医"同病异治"的观点。又如胃火上炎，可引起吐血、便血、鼻衄、齿衄，虽症状不一样，但病因病机一样，可采用同样的治疗方法，体现中医"异病同治"的观点。其次，应辨清证候的虚实，采用"虚则补之，实则泻之"的原则进行治疗。

气血同病辨证

一、气血两虚证

（一）气血两虚证的概述

气虚两虚证，是指机体元气不足，化源匮乏，气不生血，而致"气"与"血"二者亏损，导致人体生命活动的物质基础不足，脏腑功能衰减的一种病证。《临证指南医案·诸痛》："气馁不能充运，血衰不能滋荣。"临床上既有气虚，又有血虚的表现，在各种疾病中均可见到气血两虚证。

血液是水谷精微和肾精在脾胃、心、肺、肾等脏腑的共同作用下化生的；人体之气是肾精、肺吸入的清气或水谷化生的水谷之气在肾、脾胃、肺等脏腑的综合作用下产生的。气虚两虚，多因久病大病之后气血两伤；或由脾胃不足，气血失其生化之源；或因诸证失血，营血耗损，血不化气，气随血耗；或由气虚日久，气不生血等所致。气血两虚与脾胃、肺、肾等脏腑的功能密切相关。

由于气血相互依存、相互资生，一般多因气虚日久，累及血液生化，而致血虚；亦可因失血，血虚而耗气，致气虚更显，故气血两虚证可有日久加重之势。又气属阳，血为阴，进一步发展，气血两虚可转为阴阳两虚。此外，气对血有温煦、化生、推动、统摄、平衡等作用，血对气有化生、运载等作用，气血两虚除加重虚损的情况外，还能造成气血运行无力，易致气迟、血滞而成瘀血；同时，气失血之濡养，易生燥热。

（二）气血两虚证的临床表现及证候分析

（1）临床表现：头晕目眩，气短懒言，四肢倦怠，神疲乏力，自汗，心悸失眠，纳呆，面色淡白无华或萎黄，唇甲不荣，妇女经行量少、色淡，后期或闭经，舌淡而嫩，边有齿痕，苔薄白，脉细弱无力。

（2）证候分析：气血亏虚失其温煦濡养，脑髓失养则头晕耳鸣；气血两虚致四肢、百骸失养，脏腑组织功能减退则四肢倦怠、神疲乏力、气少懒言；气虚卫外不固则自汗；气血两虚心失所养则心悸失眠；脾气虚弱运化无力则纳呆；气血两虚不能上荣则面白无华、唇舌色淡；气血虚少冲任之脉失于充盈则经行量少、色淡，后期或闭经，气血不足；脉道不充，运血乏力则脉细弱无力。

（三）气血两虚证的辨证要点

诊断辨证时要注意，本证以气虚证和血虚证共见为诊断依据，即既见少气懒言、神疲乏力、自汗等气虚证，又见面色淡白无华或萎黄、口唇爪甲淡白不荣、心悸失眠等血虚证，才能做出诊断。单见气虚的症状或单见血虚的症状都不能诊断为气血两虚证。

二、气虚血瘀证

（一）气虚血瘀证的概述

气虚血瘀证是指因气虚而推血无力，血流不畅而成瘀血，影响脏腑功能的临床证候的总称，如《医林改错·论抽风不是风》："元气既虚，必不能达于血管，血管无气，必停留而瘀。"其临床表现，既有气虚的症状，又有瘀血的症状，在许多疾病中常存在，尤其在老年人心脑病中多见。正如《素问·玉机真藏论》说："急虚身中卒至，五藏绝闭，脉道不通。"

其发病多由久病气虚，或年老脏气日衰，运血无力，渐致血行瘀滞而引起。气虚与血瘀是互为因果的，如气虚不能推动血液运行，则血液运行缓慢而瘀滞于局部；瘀血阻络，日久必致营血日损或生化不利，气随之耗散而出现气虚。故气虚血瘀证，一般多见于慢性病，尤以老年人发病率较高。

气虚血瘀证在不同疾病中的表现亦各不相同。如在心，则为心气虚、心血瘀，以心悸气短、胸中隐痛为主；在脑，则为脑气乏、脑络瘀，以头晕头痛、少神乏力为主，如若气虚动风，则出现中风、口眼歪斜、手足瘫痪等。

气虚血瘀多兼有脾肾不足、心脾两虚等，其气血生化之源皆赖于脾，脾运失健，则水谷之气不化，反而生湿酿痰，故气虚血瘀证，大多夹有痰湿、痰浊等邪。

（二）气虚血瘀证的临床表现及证候分析

（1）临床表现：身倦乏力，少气懒言，自汗，面色淡白或晦暗，刺痛，固定不移，拒按，或有半身不遂，口眼歪斜，言语謇涩，肢体痿废，舌暗淡或有瘀斑，脉沉涩无力。

（2）证候分析：血液的运行需要气的推动，若气虚运血无力，血行瘀滞局部而出现本证，为虚中夹实。由于元气亏虚，全身脏腑、四肢百骸失养，功能衰减，故出现身倦乏力、少气懒言；气虚不能固卫肌表而见自汗；气虚无力推动血行，不能上荣于面而见面色淡白；血行缓慢，瘀阻络脉而见面色晦暗；瘀血内停脉络，不通则痛，故见疼痛如刺，拒按不移；气虚血瘀致脉络瘀阻，筋脉肌肉失其濡养，肢体偏废不能用，则出现半身不遂、口眼歪斜、肢体痿废；气虚血滞，舌体失其濡养则运转不灵，故言语謇涩。气虚则舌淡，脉形无力，血瘀则见舌暗或有瘀斑，脉沉涩。

（三）气虚血瘀证的辨证要点

本证的诊断，一般以气虚和血瘀的证候共见为依据，其病理变化和临床表现，往往随着疾病的不同阶段而各有侧重，即有时以气虚的表现为主，有时血瘀的表现为主，治疗时要根据病情决定治疗方法。如以胸痹为例，当胸痛突然发作，胸痛彻背，痛如针刺，固定不移，伴见舌紫、唇青、爪甲青紫、脉涩等症状时，此时主要考虑瘀阻络道、心脉不通，治疗宜活血通络止痛，使气血畅，缓解疼痛，而病情缓解期则考虑气虚的症状如身倦乏力、少气懒言等，治疗以益气为主，兼活血通络。临床辨证时还需与气滞血瘀证相鉴别。气虚血瘀证与气滞血瘀证都可引起胸痹、腹痛、癥积，以及中风等疾病，需注意的是气滞血瘀属实，气虚血瘀属虚中夹实，虽二者均有瘀血内阻，但气有虚实的差异，故证候表现有同有异，并不完全一致。临床辨证，只有熟悉疾病的发展变化过程，正确分析病因病机，才能根据全局，做出正确的判断。

三、气滞血瘀证

（一）气滞血瘀证的概述

气滞血瘀证是指气机郁滞致血行障碍而出现瘀阻的证候。在临床上往往存在，既有气滞又有血瘀表现的病证，正如《薛氏医案·保婴撮要·吐血》中所述："血之所统者气也，故曰：气主煦之，血主濡之，是以气行则血行，气止则血止。"多因外感寒邪，内伤忧怒，或跌仆外伤等引起气机郁滞，不能推动血液运行，血行迟缓，滞而成瘀。本证有缓急之分，一般来说，由外伤或感受外邪引起者，发病较急；由情志不遂，忧怒内伤所致者，发病较缓。如《类证治裁·积聚》所言："初为气结在经，久则血伤入络。"

（二）气滞血瘀证的临床表现及证候分析

（1）临床表现：性情急躁，胸胁胀满，走窜疼痛，矢气频多，胁下癥块、刺痛拒按。妇女见闭经或痛经，经色紫暗，或夹有血块，或乳房胀痛，舌质紫暗，或有瘀斑，脉沉弦或沉涩。

（2）证候分析：肝主疏泄，肝气郁滞则致胸胁胀闷，走窜作痛，情绪急躁易怒；肝气郁滞日久，影响血液运行，瘀血阻络，而见胁下癥块，疼痛如刺，质地坚硬，按之不移。气滞血瘀所致的神志障碍可见精神错乱、狂躁不安。胸阳阻痹，则胸背憋闷胀满。肝气郁则必致肝血瘀，肝居胁肋气不得疏，故胁肋胀满、矢气频多。气滞血瘀可致月经不调，经行不畅，故有经期腹痛、经色紫暗、或夹有血块、经闭、乳房胀痛等症状。舌体脉络瘀血不散，故紫暗或瘀斑。气滞于脉，血流不畅故脉沉弦或沉涩。

（三）气滞血瘀证的辨证要点

此证多属实证，其临床以胀、满、闷、痛为特点。气滞血瘀证，在临床各科中，皆能见到。其病理演变，初为气滞而后致血瘀，一旦瘀阻脉络，则气血运行进一步被阻，以致气滞益甚。所以，《灵兰要览·气病治肾》谓："盖未有气滞而血能和者，血不和则气益滞矣。"本证的舌脉，由于瘀血已停，故多见舌质紫暗，或紫斑、紫点，涩脉或沉涩脉。

四、气不摄血证

（一）气不摄血证的概述

气不摄血证，是指气虚不能统摄血液而致各种出血的证候。出血一证，有鼻衄、齿衄、吐血、咳血、便血、尿血、紫斑及妇女月经过多、崩漏等，但无论何处出血，只要同时兼见气虚证，便属气不摄血证。

暴病多实，久病多虚，故气不摄血证，多见于慢性出血疾患中，正如《景岳全书·杂证谟·便血论治》所说："凡动血之初，多由乎火，及火邪既衰，而仍有不能止者，非虚即滑也。"气虚日久及阳，致阳气虚衰，阴寒内生，阳不固阴，亦能导致出血，即阳虚失血。阳虚失血以血色淡、四肢发凉、舌淡苔白、脉弱或迟为多见。如《医学心悟·便血》说："凡下血证……若脉细无力，唇淡口和，喜热畏寒，或四肢厥冷，是为有寒，宜用温药止之，理中加归、芍主之。"

（二）气不摄血证的临床表现及证候分析

（1）临床表现：面色苍白，唇淡，气短乏力，神疲倦怠，惊悸失眠，纳呆，自汗，伴呕血咳血，齿衄鼻衄，便血尿血，月经过多，崩漏不止，血量不多，其色暗红，其质清稀，舌质淡，有齿痕，脉沉细微，或濡缓，或见芤脉。

（2）证候分析：若素体虚弱、饮食劳倦、情志不遂损伤脾胃，脾气虚弱生化乏源，气血生化乏源失其濡养功能，故见面色苍白、唇淡、神疲肢倦、气短乏力；心主血藏神，心血虚，故惊悸失眠；脾气虚则运化乏力，故纳呆；气虚则卫外不固，故见自汗；气虚则摄血无权，以致血液溢出脉外，而出现出血证，上则咳血、衄血、吐血，下则便血或崩漏、月经过多等；气虚不能生血，血液化生乏源，故血色暗红，其质清稀。舌质淡有齿痕，脉沉微或濡缓，或见芤脉则是气不摄血，气血亏虚的表现。

（三）气不摄血证的辨证要点

本类出血证无论何处出血必须兼见气虚证方属于本证。对于本证的治疗，主要以补气摄血为主，《医学入门·下血》："气虚，补中益气汤，参苓白术散，益气生精。益气皆生于谷气，胃气一复，血自归经。"失血后见气虚证，为了防止气随血脱，故进独参汤补气摄血，以防虚脱，此即所谓"有形之血不能速生，无形之气所当急固"的治法，如《张氏医通·吐血》中说："诸失血后，倦怠昏愦，面失色，懒于言动，浓煎独参汤。"《医贯·绛雪丹书》中也说："凡内伤暴吐血不止，或劳力过度，其血妄行，出如涌泉，口鼻皆流，须臾不救即死。急用人参一两或二两，为细末入飞罗面一钱，新汲水调如稀糊，不拘时啜服或用独参汤亦可。古方纯用补气，不入血药，何也？盖有形之血不能速生，无形之气所当急固，无形自能生有形也。"其次，临床要注意与阳虚失血的鉴别，本证在于出血和气虚共见，后者在于出血和阳虚寒盛共见，这是两者的主要区别点。

五、气随血脱证

（一）气随血脱证的概述

气随血脱证，是指大失血时，引起气随血脱的证候，属危急病证。多见于肝、胃、脾、肺等脏器本有宿疾，而脉道突然破裂，以致大量出血，气随血脱。此外，也可由外伤，或妇女崩中、分娩等因素引起。外伤血出体表者，较易诊断。若内部大量出血，而致元气骤脱者，应予以特别的注意。任何因素导致的出血，只要血量耗损过大，皆可导致元气暴脱的危候。

（二）气随血脱证的临床表现及证候分析

（1）临床表现：突然出现面色苍白，头晕眼花，心悸怔忡，大汗淋漓，四肢厥冷，气急微弱，喘促，甚至晕厥，不省人事，二便失禁，舌质淡白，脉象微细欲绝或散大无根。

（2）证候分析：若阴血大伤，血液大出，血脱而气无所依，则随血而脱。血脱于上，不能悦颜色、润肌肤、濡空窍、养心脏，故面色苍白、头晕眼花、心悸怔忡；气脱不能充养肺气、固肌表、温手足，故气急微弱、喘促、汗出如油、手足肢冷；阳浮于上，阴竭于下，阴阳有离决之势，正气虚脱，心肾颓败，故见晕厥、不省人事、二便失禁；血不能荣舌，气不能应脉，故舌淡、脉微细欲绝或散大无根。

（三）气随血脱证的辨证要点

本证属于危急重证，发病迅速，病情变化快，病势较危重，若治疗得当，犹可转危为安。历代医家均主张用独参汤补气固脱，急固元气，以防散亡，若亡阳证表现严重，急用参附汤，以回阳救逆，疗效更显，亦可采用参附注射液或生脉注射液静脉滴注，进行抢救。

六、血随气逆证

（一）血随气逆证的概述

血随气逆证，是指气机升降失常，逆而向上，血随气逆所反映的证候。多因情志不遂或感受外邪引起，气机上逆以肝、胃、肺为多见，故血随气逆亦多见于肝、胃、肺的病变。

（二）血随气逆证的临床表现及证候分析

（1）临床表现：头痛，眩晕，甚则昏迷，躁动不安，脘腹胁痛，咳嗽喘促，胸膈烦闷，咳血或鼻衄，食欲不振，恶心呕吐，或呕血，衄血，舌质紫暗，舌苔薄黄或黄腻，脉滑数或弦数。

（2）证候分析：烦恼、大怒致肝气升发太过，肝气上逆，血随气涌，轻则头痛眩晕，重则可见昏厥；肝为刚脏，内寄相火，气逆易从火化，灼伤络脉，热迫血行，故肝经气火上逆，常致呕血、咳血、鼻衄等出血证；气血上扰心神，故见烦躁不安；气血上逆，脘腹失养，故见脘腹疼痛；肺主宣发肃降，痰随气逆则宣降失职，故咳嗽喘促，胸膈烦闷，肺气上逆，血随气逆，故见咳血或鼻衄等症状；肝火犯胃，胃失和降，血随气逆，故见恶心呕吐，或呕血，衄血；胃失和降不能运化水谷，故见食欲不振；邪热内蕴，经脉瘀滞不畅，则舌质紫暗；胃中火盛或郁而化热，则可见黄苔或黄腻苔，风夹痰火为患，故脉弦滑数。

（三）血随气逆证的辨证要点

本证是以血随气逆而上冲，甚则动血而吐血，或壅闭清窍而昏厥为主的病理变化。临床辨证以气逆、面红目赤、或呕血、咳血、鼻衄，甚则昏厥卒倒为辨证要点。

第六章 气血病的治疗原则与治疗方法

气血病的治疗原则

气血病的治疗原则，主要在于调和气血，应遵循中医气血理论，审机论治，以恢复气血的生理功能为目的。气血和调，百病可愈。历代医家在临床实践中创立了不少治疗原则与治疗方法，迄今对临床仍有重要的指导意义。

（一）虚者补之，实者泻之，热者寒之，寒者热之

《内经》谓："虚者补之，实者泻之，热者寒之，寒者热之"，这既是中医学治疗疾病的原则，也是气血病证的治疗原则。

气血发挥正常的生理功能是以充盈、流畅、平衡为基本条件的，一旦气血受损，则流畅失畅，平衡失衡，虚实寒热的病变随之而生。气虚宜补，肺主一身之气，脾为后天之本，气血生化之源，故补气当以补脾肺气为主，尤以培补中气为重，方如补中益气汤。血虚宜养，血虚与阴亏常互为因果，故补血方中常配以补阴之品，以加强疗效；血虚甚者，当宗"气为血之帅"之旨，辅以补气之品，以收补气生血之功，方如当归补血汤。气滞为实，治以理气行气为主，因气滞总以七情郁结居多，故而理气之剂每佐疏肝之品，方如柴胡疏肝饮。血瘀为实，《素问·阴阳应象大论》谓："血实者宜决之"，治疗总以祛瘀为要，方如血府逐瘀汤。气有余便是火，多由肝郁气滞日久而致，故而气火之证，仍当以疏肝调气为先，佐以清泄，方如越鞠丸。血热证以出血和热象为其临床特征，治宜清热凉血，然血得寒则凝，得温则行，故寒凉之剂中病即止，不可过剂，方如清营汤。气不足便是寒，多由气虚日久，伤及阳分而致，治宜补气温阳，方如保元汤。血寒证多系寒邪侵袭，或素体阳虚，虚寒内生，导致气血流行失畅，临床以疼痛为特征，治宜温经散寒，方如少腹逐瘀汤。

（二）血气喜温而恶寒

《素问·调经论》谓："人之所有者，血与气耳"，"血气者，喜温而恶寒，寒则泣不能流，温则消而去之"。血犹如水，得温则行，得寒则凝，气属阳，其性动，其欲推动各脏腑的功能与津液、精、血的代谢输布，也须得温而动。故元代王好古《汤液本草》谓："血不可不养，卫不可不温，血温卫和，营卫得行，常有天命矣。"

寒邪凝滞主痛，凝滞即凝结，阻滞不通之意，人身气血之所以能运行不息，畅通无阻，全赖阳气的则温煦和推动，若寒邪入侵机体，或过服寒凉入胃，阳气受损，则温煦推动的功能减弱，使经脉气血阻滞，则变生气滞、痰浊、内湿、瘀血等，而百病乃生，

其中并可引起诸多疼痛，如头痛、身痛、关节痹痛、脘腹疼痛等，故《素问·痹论》谓："痛者，寒气多也，有寒故痛也。"清代沈金鳌《杂病源流犀烛》谓："凡痛必须温散。"治疗气血凝滞不畅病证，首选辛温之品，气温之品能散寒解郁，味辛之品能散能行，辛温之药能调达气机，行血祛瘀，恢复气血畅通，故明代李中梓在《本草通玄》乌药一项中指出："大抵辛温香窜，为散气神药，故百病咸宜"。金元时期医学家朱丹溪治气不舒畅，每用木香调达之，瘀血为患，韭汁最妙。临床根据气血病证寒热虚实的情况，辨证选用辛温之药调畅气血，恢复气血的正常功能，往往有画龙点睛之功。唯辛温之品，久服易泄元气，临床用药以量小为宜，或配以补气、清热之药，则能防止其弊。

（三）疏其血气，令其条达而致和平

《素问·至真要大论》谓："谨守病机，各问其属，有者求之，无者求之，虚者责之，盛者责之，必先五胜，疏其血气，令其调达，而致和平。"又谓："谨察阴阳所在而调之，以平为期。"由此可以看出，中医学治病的原则既要谨守病机，根据脏腑虚实寒热而调之，以平为期，又当根据气血盛衰调治气血，其中"疏其血气，令其条达"尤为重要。《金匮要略》谓："若五藏元真通畅，人即安和。"强调"五藏元真通畅"是人体健康状态的基本条件，而气血布达循行全身，内入脏腑经络，外达肌腠皮毛，温煦滋养机体，健全生理功能，是保证"五藏元真通畅"的基础。历代医家对此有不少精辟论述：如金代朱丹溪指出："气血冲和，万病不生，一有怫郁，诸病生焉。"明代张浩《仁术便览》谓："治病之法，不可失于通塞。"清代李冠仙《知医必辨》谓："凡人脏腑之气，无不贵通。"清代王燕昌《王氏医存》谓："气血周流则不病，气滞血瘀致病。"

气血以条达为顺，郁滞为病。凡气血郁结属实证者，治宜疏其血气，清代王清任《医林改错》中列黄芪赤风汤，指出："因病虚弱，服之皆效，无病服之，不生疾病……气通血活，何患疾病不除。"即使属于气血阴阳不足的病证，治疗原则依然需要补中兼通，正如清代周学海《读医随笔》所谓："大抵阳虚之治，药取其气，气重在辛；阴虚之治，药取其味，味重在酸，而总须重佐之以活血，何者？阳虚血必凝，非此无以拔其机，阴虚血必滞，非此无以通其道也。"如补中益气汤中的陈皮，四物汤中的川芎，均突出"疏其血气，令其条达而致和平"的原则。

（四）不求之有形之血，而求之无形之气

气病血必病，血病气必伤，气血二者，和则俱和，病则同病。《医学真传》即谓："气为主，血为辅，气为重，血为轻。"气行则血行，气滞则血瘀，气虚则血亏，故血瘀者，行其气而血自调，血虚者，补其气而血自生，即所谓"有形之血不能速生，无形之气所当急固"。故清代吴鞠通《温病条辨》谓："善治血者，不求之有形之血，而求之无形之气……血虚者，补其气而血自生；血滞者，调其气而血自通；血外溢者，降其气而血自下；血内溢者，固其气而血自止。"

治血先治气，调气为上，调血次之，这对临床颇有指导意义。清代张璐《张氏医通》谓："气有神而无形，补之则易充；血有形而无神，补养难以速效。况气阳而血阴，阴从阳，血从气，理也。故补气不补血，使气盛而充，血亦随之而盛矣。"对于血虚证者，不宜单用补血法，必须配以补气法，甚则以补气为主，补血为辅，补气以生血，气旺则血

足，方如当归补血汤、圣愈汤、归脾汤之类。治火、治气、治血是出血诸证的三个基本治疗原则，然而治气尤为重要。对于出血证，不宜单用止血法，必须配以补气法，甚者单用补气以摄血，对阳虚血自走的出血证，补气则能摄血，方如独参汤之类。对于因气虚推动无力或气滞不能行血，导致血行瘀滞，不宜单用活血化瘀法，而应在此基础上配以补气或理气之法，俾气旺或气行，则血瘀自化，如补阳还五汤重用黄芪补气，血府逐瘀汤中用柴胡、枳壳理气行气。

（五）瘀血不去，则新血不生

清代唐容川《血证论》谓："旧血不去，则新血断然不生，瘀血之去，则新血日生。"《难经》谓："血主濡之"，概括了血的主要功能，全身五脏六腑、五官九窍、四肢百骸无一不是在血的濡养下而发挥正常的生理功能的。因此，一旦血出现异常，则百病丛生，如血行无力，停于脉内，即为瘀血；血不循经，溢于血管、机体之外，如吐血、衄血、便血，即为血证。凡瘀血或血证均可引起血行失常，不能濡养脏腑，导致脏腑的生理功能失常，生血无能，继而出现寒热虚实各种病证，故《血证论》强调："既是离经之血，虽清血、鲜血，亦是瘀血"，"凡是血证，总以祛瘀为要"。明代王肯堂在《灵兰要览》中对其机制作了精辟的论述："血溢、血泄、诸蓄妄证，其始也，余率以桃仁、大黄行血破瘀之剂，以折其锐气，而后区别治之，虽往往获中，然犹不得其所以然也。后来四明遇故人苏伊举，曰：吾乡有善医者，忘其姓字，每治失血蓄妄，必先以快药下之。或问失血复下，虚何以当？则曰：血既妄行，迷失故道，不去蓄血，则以妄为常，曷以洁之？且去者自去，生者自生，何虚之有！余闻之愕然曰：名言也。昔之疑，今而后释之矣。"

瘀血不去，则血难止，瘀血不去，则新血难生，临床凡治血证，不可一味单纯止血，当审证求因。属瘀血出血者，当以祛瘀止血；属血虚有瘀者，当在补气生血之剂中配以活血药，以补血祛瘀。明代张景岳《景岳全书》谓："凡人之气血犹源泉也，盛则流畅，少则壅滞。"故血虚必有瘀，在瘀邪未清的情况下，骤用补法，有留邪之弊，在健脾补肾剂中加入丹参、桃仁、虎杖等活血祛瘀药，可促不足之血速生，有事半功倍之效。

（六）气血病的治疗宜忌

1. 大实有羸状，至虚有盛候

气虚者宜补气，但临床须要明辨虚实，所谓"大实有羸状，误补益疾，至虚有盛候，反泻含冤"，倘若误用补剂，而犯实实之戒，使实者愈实，则资敌助寇。

2. 因人而宜，中病即止

理气之品多芳香辛燥，易耗气伤津，治疗中，应中病即止，不可过剂，特别是年老体弱、孕妇，或素有崩漏者，则更应注意。补血之品多黏腻，易妨碍消化，应适当佐以健脾助运之药。活血化瘀之品易动血伤胎，月经过多者、孕妇等应慎用。寒则凝，治疗血热妄行之出血，不宜过用寒凉药，防其留瘀，且寒凉之品易伤胃，不宜大剂或久用。

3. 出血证禁忌

汗血同源，发汗则阴血受伤，且阳气随汗而泄，出现亡阴亡阳，故出血证不可发汗；

吐易伤胃气，使其气逆而出血更甚，故出血证严禁使用吐法。清代林佩琴《类证治裁》更指出："不可骤用止涩，不可专行腻补，不可轻用苦寒，不可妄事攻伐。"

4. 治吐血三法

明代缪希雍《先醒斋医学广笔记》提出了著名的治吐血三法，"宜行血不宜止血"，行血可使血循经而行，不致留瘀；"宜补肝不宜伐肝"，伐肝可损肝之体，使肝愈虚，而血不藏；"宜降气不宜降火"，气有余便是火，降气即可降火，而凉血之品易伤胃，使吐血更甚。

气血病的治疗方法

（一）气病常见的治疗方法

气之为用，无所不至，一有不调，则无所不病，治疗时必须调气，而调气的方法很多，《读医随笔》谓："气之亢于上者，抑而降之；陷于下者，升而举之；散于外者，敛而固之；结于内者，流而散之。"

1. 气滞证常见的治疗方法

（1）疏肝理气法：适用于肝气郁结不舒，以致胁肋少腹胀满疼痛，胸闷，善叹息等。木郁达之，常用香附、郁金、柴胡、青皮、枳壳、佛手、香橼、橘叶、木香、乌药等疏肝理气，代表方剂如柴胡疏肝散。疏肝理气是治疗气滞证的基本大法，临床常配合理脾、和胃、化痰、通络等方法。《脏腑药式补正》谓："肝气乃病理之一大门……善调其肝，以治百病，胥有事半功倍之效。"

（2）疏肝理脾法：适用于肝气郁滞，横逆犯脾，脾虚失运，以致肝脾不调者，临床上见胸胁胀闷、善叹息、腹胀纳呆、腹痛欲泻、泻后痛减、便溏不爽、精神抑郁或烦躁易怒等。治疗当疏肝健脾，抑木培土，代表方剂如逍遥散、痛泻要方等。

（3）疏肝和胃法：适用于肝失疏泄，横逆犯胃，胃气上逆，以致肝胃不和者，临床表现为脘胁胀闷疼痛、嗳气、嘈杂吞酸、急躁易怒等。治疗当在疏肝理气的同时，兼用和胃降逆的陈皮、木香、砂仁、蔻仁、佛手、莱菔子等药。

（4）疏肝清热法：适于肝郁日久化火者，除肝气郁结之症象外，多兼口苦吞酸、心烦易怒、舌赤苔黄、脉弦数等热象。治疗宜选用疏肝清热之金铃子、青蒿等，抑或疏肝理气的同时，配伍清热之栀子、黄芩、黄连等，代表方剂如金铃子散、丹栀逍遥散等。

（5）理气化痰法：适用于气郁生痰，痰气郁结者，临床上以咽中不适，状如"炙脔"，吞之不下，吐之不出，或"瘿瘤"等为特征。治疗宜疏肝理气的同时配伍化痰之品，代表方剂如半夏厚朴汤。

2. 气逆证常见的治疗方法

（1）宣降肺气法：适用于肺气上逆之证，临床以咳喘气逆为特征。肺气以清肃下降为顺，治疗宜宣肺、降肺同用，药如苏子、杏仁、紫菀、款冬花、沉香等，代表方剂如苏子降气汤、定喘汤等。

（2）和胃降逆法：适用于胃气上逆证，临床以呃逆、嗳气、呕吐、噎膈等为特征。胃以降为和，治疗宜选用丁香、柿蒂、刀豆子、生姜、陈皮、厚朴等，以旋覆代赭汤为代表方剂。

（3）升清降浊法：适用于脾胃升降失常之证。胃气上逆宜降浊，脾气下陷宜升清，升清降浊并举，使中焦得和，升降复常而疾病可愈。

3. 气闭证常见的治疗方法

（1）顺气开郁法：适用于肝气不舒，气机逆乱，壅遏心胸，阻塞清窍，而导致气厥者。临证常以选用沉香、枳实、槟榔、乌药、木香等药行气破滞为首务，代表方剂如五磨饮子。

（2）豁痰开窍法：适用于痰浊蒙蔽心窍，清窍被阻，气机郁闭，而导致痰厥者，临床多选用导痰汤之类以行气豁痰开窍。

（3）辟秽开窍法：适用卒冒秽浊之气，使气机郁闭，清窍不利，而突然昏厥，不醒人事，口齿发噤，手足厥冷者，治疗宜芳香开窍，代表方剂如玉枢丹、苏合香丸。

（4）清心开窍法：适用于热邪内陷而致闭厥者。如邪陷心包、热极生风、阳明腑实证、暑厥等，治疗均可用安宫牛黄丸、至宝丹、紫雪丹以清心开窍。

4. 气虚证常见的治疗方法

（1）益气固表法：适用于肺气虚而卫气不固，腠理疏松，汗出恶风，易于感冒者，方如玉屏风散之类。《景岳全书》谓：“自汗者，属阳虚腠理不固，卫气之所司也。人以卫气固其表，卫气不固则表虚自汗，而津液为之发泄也，治宜实表补阳。”益气固表法，常辅以固涩、温阳之法，如牡蛎散用牡蛎固涩止汗，芪附汤用附子回阳等。

（2）补益肺气法：适于久病咳喘、动辄尤甚、呼吸气短、声低气怯、多汗畏风、易感冒之肺气虚证，用药以黄芪之属为主。土能生金，益母能令子实，故补肺常结合补脾，称为培土生金法。肺为气之主，肾为气之根，肺病久必及于肾，故肺气虚极，又常补肺固肾同用。

（3）培补中气法：适于脾胃气虚证，临床可见神疲乏力、面色萎黄、少气懒言、声低气怯、大便溏泄等，以黄芪、党参、白术、茯苓、山药、扁豆等为基本药物，四君子汤为基本方剂。《医门法律》谓：“脾为气血生化之源，病气不足，懒语困弱，是正气内亏……宜补之以甘药，甘药正稼穑作甘，培补中央，以灌溉脏腑百脉之良药。”

（4）温补肾气法：适用于肾阳气虚证，症见听力减退、气短、四肢不温、滑精、早泄、小便清长、滴沥不尽、腰膝酸软、脉细弱等，多用甘温益气之品，忌凉润、辛散，即所谓“益火之源，以消阴翳”。温肾阳的同时滋肾阴，以阴中求阳，如金匮肾气丸，即是在六味地黄丸补阴的基础上，加附子、肉桂以温补阳气。如元气将脱，急投大剂参附汤，以顾护肾中之元阳。肾为封藏之本，若肾气不固，封藏失职，当配合固涩肾气法，常用山茱萸、山药、龙骨、牡蛎、芡实、莲子、金樱子等。

（5）通补阳气法：适用于疑难病发展到慢性阶段，阳气亏虚和痹阻表现突出者。阳气者，"得之则明，失之则不彰"，为生命所系。此法温补和宣通阳气并进，可改变正邪关系，往往立起沉疴，首选药物如附子、细辛等，方如麻黄附子细辛汤、附子汤等。

5. 气陷证常见的治疗方法

（1）升提中气法：主要适用于中气下陷证，临床上见少气懒言、短气、子宫脱垂、月经过多、淋漓不尽、带下过多、小便失禁、脱肛、胎动不安等。升提中气法是在补气健脾的基础上，配伍升麻、柴胡等升阳药物，代表方剂如补中益气汤、举元煎等，以补中焦之脾气，举下陷之阳气，使气机恢复其常度。

（2）升补宗气法：主要适用于宗气下陷证，临床上可见心悸怔忡、胸闷、气不足以息、喘憋，动则尤甚、水肿、脉迟，或结或代等。升补宗气常用党参、黄芪、蔓荆子、升麻、柴胡、白术等。

6. 气脱证常见的治疗方法

（1）固表止汗法：肺合皮毛，肺气虚衰，腠理疏松，卫气不固，常自汗出，治疗当以益气固表为主，常用玉屏风散配伍固涩之品，如五味子、糯稻根、煅龙骨、煅牡蛎等。

（2）敛肺止咳法：适于肺虚久咳，无痰或少痰，气虚欲脱者。此法是在补益肺气的同时配伍敛肺止咳药，如五味子、诃子、罂粟壳等。临床上应注意不可单用收敛肺气法，应酌加化痰祛痰之品，防止过于收涩，使痰不易咯出。

（3）固精缩尿法：适用于肾气不固，封藏失职而遗尿、夜尿多、小便频数而清长，以及滑精、早泄者。对于肾气不固，膀胱失约而小便异常者，当用补肾固本之品配伍桑螵蛸、益智仁、覆盆子、山药等以缩尿，方如缩泉丸、桑螵蛸散等。对于精关不固而滑精、早泄者，常用补肾之品配伍龙骨、牡蛎、芡实、金樱子、莲须等以涩精，方如金锁固精丸等。

（4）涩肠止泻法：适用于脾肾阳虚，肠虚滑脱而见久泻久痢、大便滑脱不禁、脱肛等，临床除用白术、干姜、附子、补骨脂、肉豆蔻等温补脾肾外，还配伍山药、芡实、莲子肉、赤石脂、禹余粮、五味子、罂粟壳等固涩收敛药，以涩肠固脱，代表方剂如真人养脏汤。

（5）固经止带法：适用于冲任不固，月经过多，崩漏不止，白带清稀量多，日久不止者。临床常在补气健脾益肾的同时，配以收涩止血药如地榆炭、侧柏炭、乌贼骨、五倍子等，固涩止带药如山药、芡实、椿根皮、龙骨、牡蛎等，方如固冲汤等。

（6）补气固脱法：随着疾病的发展，由于邪盛正虚，或者由于误用汗、下，抑或汗、下太过，甚或大出血等，骤然损伤阴液，从而导致一身之气随着津液、血液的丢失太过而外泄，以致阳气暴脱，此时治疗以补气固脱为先，常用大剂人参、黄芪等，方如独参汤、生脉散等。

（二）血病常见的治疗方法

血为水谷之精华，出于中焦，调和五脏，洒陈六腑，灌输百脉。治血之法众多，孙一奎提出"治血必调气"；张景岳指出治血证应注意有火、无火、气虚、气实四端；王清任对瘀血一证有专门的论述；唐容川治疗出血证，立止血、化瘀、补血三大步骤。

1. 血瘀证常见的治疗方法

（1）理气活血法：适用于气滞血瘀证。气滞必有瘀血，《千金要方》谓："气运乎血，血本随气以周流，气凝则血也凝矣，气凝在何处，则血亦凝在何处矣。"治疗当理气与活血同用，药如川芎、延胡索、郁金、姜黄、降香、月季花、香附等，代表方剂如血府逐瘀汤等。

（2）补气活血法：适用于气虚不足以运血而发生血行瘀滞者。气为血帅，血随之而运行。气虚不运，血行亦迟滞而瘀。治疗当补气益气药与活血化瘀药配伍，代表方剂如补阳还五汤。

（3）养血活血法：适用于因血虚而致瘀血，或因瘀血而引起血虚者。营血不足，气化不利，血流不畅而成瘀，瘀血不去，新血难生。故而治疗当养血与活血并行，使祛瘀而生新，常用的药物如当归、丹参、鸡血藤、三七等，方如四物汤、圣愈汤等。

（4）凉血活血法：适用于温热病邪入于营血，热邪煎熬血液而成瘀，或血瘀化热者，治疗以清热或泻火之品与活血化瘀药配伍应用，方如犀角地黄汤。

（5）散寒化瘀法：又称温阳活血法，适用于寒邪伏于血分，血凝不通而成瘀者，治疗以温经散寒药与活血化瘀药配伍，方如少腹逐瘀汤、温经汤等。

（6）活血利水法：血不利则病水，水停血亦停。本法适用于瘀血与水相结而引起的痰饮、水肿等，治疗当化瘀利水，药如益母草、泽兰、刘寄奴等，方如桃仁控涎丹。

（7）活血解毒法：适于瘀血引起的内外痈肿等，治疗当清热解毒药与活血化瘀药配伍，方如仙方活命饮、解毒活血汤等。

（8）活血通络法：适用于血瘀凝滞于脉中，经络不通而引起的疼痛、活动不利、感觉异常等，治疗当以通经络药与活血化瘀药相配伍，方如通窍活血汤、活血效灵丹等。

（9）软坚化瘀法：适用于脘腹等部位有癥积，按之有形者，治疗当用软坚散结药与活血化瘀药配伍，方如大黄䗪虫丸、桂枝茯苓丸。

（10）攻下逐瘀法：适用于瘀血停聚于胃肠，蓄血证等，治疗以攻下通便药与活血化瘀药同用，以逐瘀血外出，方如桃核承气汤、抵当丸（汤）等。

2. 血热证常见的治疗方法

（1）清热凉血法：适用于邪热侵入营血，而致心烦不寐或神昏，身热，舌绛者，或热迫血行而出血者。治疗常选用甘寒、咸寒的药物为主，如犀角、玄参、生地、丹皮、紫草、银花之类，以清热凉血。使用本法应注意凉血与救阴并重，使热去而阴不伤。

（2）凉血止血法：适用于血热妄行而以出血为主要表现者。热入血分，不清热而血不宁，不滋阴则火不熄，不止血则血不安。本法清热凉血，滋阴救液，凉血止血。治疗当在清热凉血的基础上加入清热凉血止血之品，方如犀角地黄汤。

3. 血寒证常见的治疗方法

（1）温经活血法：适用于冲任虚寒，瘀血阻滞而月经不调、痛经、宫寒不孕等。治疗一般用温经散寒之吴茱萸、桂枝，补血调肝之当归、芍药，活血行血之川芎、莪术、茺蔚子、牛膝、月季花、红花等，代表方如温经汤。

（2）温经通络法：适用于经络受寒，血脉不畅而四肢冷痛、肢端青紫者。治疗用药以温经通络为主，如川乌、草乌、桂枝、细辛、鸡血藤、当归等，方如当归四逆汤、乌头汤。

4. 出血证常见的治疗方法

（1）凉血止血法：适用于心、肺、肝、胃等热盛，热迫血行而致吐血、衄血等，治宜清泄血分之热，勿急止涩，常以生地、赤芍、丹皮等清热凉血之药为主，配合止血药，方如犀角地黄汤。

（2）温经止血法：适用于中焦虚寒之吐衄便血、崩漏下血等，治疗以治血药配伍伏龙肝（灶心黄土）、阿胶、艾叶、炮姜、附子、干姜等温性之品，方如甘草干姜汤、黄土汤等。

（3）益气止血法：又称补气摄血法，适用于脾气虚弱，统摄无权，而致便血不止、崩中漏下，以及出血过多而有气血双脱之势者。治疗以补气药配伍养血止血药，方如归脾汤、当归补血汤等，若气血两脱之急证，可用独参汤。

（4）活血止血法：适用于跌打损伤，内脏出血等，瘀血内停，或出血夹有瘀血块者。治疗当以活血止血，祛瘀的同时止血，重在活血祛瘀，方如血府逐瘀汤。

5. 血虚证常见的治疗方法

（1）补血养血法：适用于血虚证，以消瘦、眩晕、面色不华等为特征，临床用药常选用当归、白芍、阿胶、龙眼肉等，方如四物汤。

（2）益气补血法：适用于气血两虚证，治疗上重视补益脾胃中焦之气，以滋生血之源，或在补血剂内加入益气药，即所谓有形之血生于无形之气。代表方如归脾汤、当归补血汤等。

（3）祛瘀生血法：《血证论》谓："旧血不去，则新血断然不生，瘀血之去，乃新血日生。"本法适用于血虚夹瘀者，治疗常常选用丹参、赤芍、桃红、红花、川芎、鸡血藤之属，方如桃红四物汤、血府逐瘀汤。

第七章 颜德馨教授对气血理论的认识与实践

颜德馨教授对气血理论的认识与发展

一、气为百病之长，血为百病之胎

（一）气血平衡是人体生理的基本条件

气与血是构成人体和维持人体生命活动的两大基本物质。气血正常则脏腑，筋骨、四肢、皮毛能得到充足的营养，人体自能健康长寿。《素问·调经论》说："人之所有者，血与气耳。"《灵枢·寿夭刚柔》说："血气……胜形则寿，不胜，则夭。"反之，《灵枢·天年》说："血气虚，脉不通，真邪相攻，乱而相引，故中寿而尽。"这些论述均指出气血的正常与否与人体健康长寿有着密切的关系。而气血的流畅和平衡则是气血发挥正常生理功能的基础，因为人体的各种生理活动皆须以气血为物质基础，气血的畅通无阻和动态平衡，有利于脏腑功能的正常运行，有利于机体的新陈代谢不断进行，有利于气血的生化无穷。所以，《素问·调经论》说："血气未并，五藏安定"，"血气以并，病形已成"。

有关正常机体生理活动的基本条件和健康状况的标准，古人常用"正平"或"平"加以概括。例如，《素问·平人气象论》说："平人者，不病也"，将健康无病的人称为平人；《素问·调经论》也说："阴阳匀平，以充其形，九候若一，命曰平人"，这里所说的"平"或"匀平"，即平衡之意。气血平衡是人体正常生理功能的标志，是平人所须具备的基本条件。正如《素问·至真要大论》所说："气血正平，长有天命。"血之运行，有赖于气的统率，而气之宁谧温煦，则依靠血的濡润，二者对立统一，相互依存。"病在脉，调之血，病在血，调之络，病在气，调之卫"，使气血保持相对平衡，是人体健康长寿的基本条件。

（二）气血病变是临床辨证的基础

《内经》有"人之所有者，血与气耳"之说，认为气血是形体、脏腑、经络、九窍等一切组织进行生理活动的物质基础，气血"行之经隧，常营无已，终而复始"，起着营养和联络脏腑组织、表里上下的作用，人的生、长、壮、老、已，尽管其表现形式不同，但归根到底，都离不开气血的变化。气血以流畅和平衡为贵，若气血失畅，平衡失常，则会引起一系列连锁的脏腑寒热虚实病变，从而导致疾病丛生。因此，八纲、卫气营血、六经、脏腑、病因等辨证方法均离不开气血的变化。

八纲辨证虽无气血二字，但气血贯于八纲之中。阴阳的主要物质基础是气血，正如《寿世保元》所谓："人生之初，具此阴阳，则亦具此血气，所以得全生命者，气与血也。"血气未并，阴阳失衡，五脏安定，反之，气血以并，阴阳失衡，病形已成。表里之辨与气血密切相关，表证病邪在卫在气，里证病邪在营在血。虚实辨证不能舍气血而言虚实，《素问·刺志》谓："实者气入也，虚者气出也"，"气实形实，气虚形虚，脉实血实，脉虚血虚"，虚证多兼气虚或血虚，实证皆夹气血瘀滞。寒热之变均直接影响气血的正常功能，热则煎熬气血，寒则凝涩气血。据此可以认为，气血病变是临床辨证之本。

（三）气血不和，百病乃生

根据《素问·举痛论》"百病生于气"的理论，颜德馨教授提出"气为百病之长"之说。认为气为一身之主，升降出入，周流全身，以温煦内外，使脏腑、经络、四肢百骸得以正常活动，若劳倦过度，或情志失调，或六淫外袭，或饮食失常，均可使气机失常，而出现气滞、气逆、气虚、气陷等病理状态，并波及五脏六腑、表里内外、四肢九窍，产生种种疾病。正如张景岳所言："夫百病皆生于气，正以气之为用，无所不至，一有不调，则无所不病，故其在外则有六气之侵，在内则有九气之乱，而病之为虚为实，为热为寒，甚其变态，莫可名状，欲求其本，则正一气字足以尽之，盖气有不调之处，即病本所在之处也。"同时，气机升降失常也是导致痰饮、瘀血等内生的根本原因。气为血帅，气能行津，气机一旦失常，即可引起血滞致瘀，津停致痰，故柯韵伯《伤寒来苏集》谓："诸病皆因于气，秽物不去，由气之不顺也。"

《医学入门》谓："人知百病生于气，而不知血为百病之胎也。凡寒热、蜷挛、痹痛、瘾疹、瘙痒、好忘、好狂、惊惕、迷闷、痞块、疼痛、癃闭、遗溺等症及妇人经闭、崩中、带下，皆血病也。"气分、血分是疾病发展的两个阶段，邪之伤人，始而伤气，继而伤血，或因邪盛，或因正虚，或因失治、误治，邪气久恋不去，必然伏于血分。《素问·缪刺论》谓："邪之客于形也，必先舍于皮毛，留而不去……必舍于经脉，留而不去入舍于经脉。"叶天士亦有"初病在气，久病入血"之说。气血失和是脏腑失调和机体病变的集中表现，它与任何一脏一腑的病变都密切关联。气血不和，循行受阻，势必导致脏腑功能紊乱，进而疾病丛生，所以，从气血的角度辨证百病，可以把握疾病在机体中的整体病机，通过调和气血即可调整脏腑功能，使其从病理状态转至正常的生理状态，达到治愈疾病的目的。

（四）气通血活，何患不除

《素问·至真要大论》谓："谨察阴阳所在以调之，以平为期"，"谨守病机，各司其属……疏其血气，令其调达，而致和平，此之谓也"。活血化瘀法能够疏通脏腑血气，使血液畅通，气机升降有度，从而可祛除各种致病因子。因此对疑难病证的治疗有积极的意义。

二、久病必有瘀、怪病必有瘀

《素问·痹论》谓："病久入深，营卫之行涩，经络失疏，故不通。"《素问·缪刺论》谓："今邪客于皮毛，入舍于孙络，留而不去，闭塞不通，不得入于经，流溢于大络，而生奇病也。"我们在长期的临床实践中，观察到人进入老年期以后都有明显的瘀血体征。如皮肤色素沉着、皮肤粗糙、巩膜混浊，以及老年斑的出现等，都是典型的瘀血表现。而常见的老年病如动脉硬化、高血压、冠状动脉粥样硬化性心脏病（简称冠心病）、中风、老年性痴呆、前列腺肥大、颈椎病等，其发病原因及临床表现均与瘀血有关。临床若单纯采用补剂治疗，往往是愈补愈滞，愈补愈虚，而改用活血化瘀法则常常可收到意想不到的疗效。

（一）久病频发从瘀

病症时轻时重，时发时止，年久不愈的沉疴、顽症、痼疾等疑难病当从瘀论治。初病在气，久病入络是病变发展的规律，疑难病缠延不去，反复发作，导致体内气血流行受阻，脉络中必有瘀凝。清代医家傅山指出："久病不用活血化瘀，何除年深坚固之沉疾，破日久闭结之瘀滞？"信然！

（二）奇症怪病从瘀

奇症怪病之证无定候，无病位，忽痛忽痒，时上时下，幻听幻视，或有不可明状之苦，其因不可究，既无色诊可查，又无脉症可辨，皆可从瘀论治。多因六淫七情，引起气机逆乱，气血乖违；或因失治、误治、病久影响生化之源而致血瘀；或因胎孕产后、外伤等原因导致瘀血停滞，气机失宣，郁滞脉络，着而不去，最终形成难治之症。

（三）久虚羸瘦从瘀

五劳七伤，消耗气血引起极度消瘦虚弱的慢性病，谓之久虚羸瘦，表现为肌肉消瘦、饮食减少、面色㿠白、心悸神疲、四肢乏力，或寒或热，或肌肤甲错、面色黧黑，久虚羸瘦，正气不足，推血无力，体内必有瘀血内潜，亦可从瘀论治。

（四）久积从瘀

癥积久而不去，多由瘀血内结所致。不论寒积、水积、气积、痰积、湿积，积久则碍气阻血，气血不行，瘀从中生，久积为瘀，久瘀必结，久而为肿为瘤，故久积不愈当从瘀论治。

（五）常法论治不效者从瘀

慢性病或反复发作的疑难病常法论治，百药不效者，当从瘀论治。此类病证多由气血乖违，机体功能紊乱，以致寒热夹杂，虚实互见，故而攻之无效，补之无益，唯有疏其血气、令气血条达，方能奏效。

三、气虚血瘀为人体衰老的主要机制

气血流通是机体健康的标志，也是长寿的保证。"血脉流通，病不得生"，反之则"血气不和，百病乃变化而生"，从而导致人体趋向衰老。这是因为血液循行于脉管之中，流布全身，而气则升降出入，无器不有，二者并行以供给人体各脏腑组织之营养需要。任何一种病因，包括七情、六淫、外伤跌扑、各种疾病的发生均将影响气血的正常循行，首先出现气血失和，流通受阻，瘀血停滞。由于瘀血的产生和存在，使气血失去平衡，脏腑得不到正常的濡养，然后才出现脏腑虚衰，精气神亏耗。气化功能一旦受损，脏腑的生理功能更无法正常发挥，从而加重气血失衡，形成恶性循环，最后脏腑功能衰绝，直至死亡。而且人体随着年龄的增长，在与自然界和疾病的不断斗争中，正气必然受到消耗，气虚推动血液无力，更加重了瘀血的阻滞，形成"虚实夹杂"、"气虚血瘀"的局面。

所以说衰老的本质为气血失调，气虚血瘀。其中"虚"是现象，"瘀"是本质，"虚"是归宿，"瘀"是原因。可以说，瘀血是导致衰老的因子，因子不除，补之何益？临床上屡见一些老年患者愈补愈滞，愈补愈虚。常言道，"天天动，血脉通"，"生命在于运动"，而运动的目的在于气血流通，所以欲谋长寿之道，必须消除导致衰老的因子——瘀血。消除瘀血最妥善的方法是"固本清源"，清源者正所以为了固本，固本者也所以为清源服务，因气行则血行，益气有利于化瘀。中医的治则中有"关门缉盗"之戒，补法之所以不效，是因为忽视了瘀血的存在，犯了"实实之弊"。临床所见，人体进入老年期以后，都有明显的瘀血存在，如色素沉着、皮肤粗糙、老年斑、巩膜混浊等，都是典型的瘀血体征。而老年人常见的疾病如动脉硬化、高血压、冠心病、脑血管病、老年性痴呆、前列腺肥大、颈椎病等都是瘀血病理的体现，也是最常见的导致衰老和致死的原因。经过临床证实，应用活血化瘀方法能治疗许多传统上认为是"肾亏"的阳痿、脱发、耳聋、眩晕等，也可反证这一观点的可信性。

用现代科学研究来证实老年人衰老的本质在于气血失衡，表现在微循环的障碍和血液流变学的改变，各个主要脏器的血管形态变化。通过对老龄家兔的心、肺、脾、肝、肾、脑等主要脏器的光学显微镜观察，在这些脏器内均可看到脏器的微循环血管壁增厚，管腔狭窄，一些代谢废物——脂褐素不能排泄而沉积于脏器内。脏器组织细胞间沉积瘀血等一系列病理变化，证实了机体进入老年期时，其微循环障碍遍及全身各个脏器和组织。这种微循环的障碍，即为瘀血征象。由于瘀血的存在，脏腑无以滋养，而出现功能失调，精血亏耗，诸脏腑因瘀而衰，直至死亡。临床实验发现，老年人的血液成分，血球性状与青年相比有明显的改变。老年人的血浆黏度明显增高，主要表现为血清白蛋白减少，球蛋白、脂蛋白、纤维蛋白原的增多，特别是脂蛋白的增多，导致血流缓慢，血管硬化，管腔狭窄，出现"脉不通，血不流"的瘀血病理改变，并反映出衰老的本质为"虚实夹杂"。所谓虚，即是血细胞及血清白蛋白的减少；所谓实，就是血球聚集成团，血液黏度增高。可见无论在理论上，还是在临床上，均证实老年人体内确实存在着瘀血。人体衰老的奥秘在于气血失衡，其失衡的原因在于血瘀。

四、创立"衡法"治则

（一）衡法理论

1. 衡法的概念

所谓衡者，《礼记·曲礼下》谓："大夫衡视"，犹言平；《荀子·礼论》谓："衡诚县矣"，系指秤杆，可见衡有平衡和权衡之义。"衡法"之组成，乃以益气、行气与活血化瘀药物组合而成，能够调气活血、扶正祛邪、固本清源，以达阴阳平衡，适用于内、外、妇、儿等多种疾病。

2. 衡法的理论基础

人体在正常的情况下处于"阴平阳秘"，治病的目的则是"平其不平而已"。气血是阴阳的主要物质基础，气血不和是导致阴阳失调、产生疾病的主要原因。瘀血是产生气血不和的重要因素。"衡法"能调气活血、扶正祛邪、固本清源，以达阴阳平衡。

3. 气血学说是衡法的主要理论根据

《血证论》谓："人之一身，不外阴阳，阴阳两字即水火，水火两字即气血，水即化气，火即化血"，指出人体之阴阳与气血的关系至密。《素问·至真要大论》谓："谨道如法，万举万全，气血正平，长有天命"，因为气血畅通，可使阴阳平衡，疾患消除，健康长寿。

4. 调气活血药的双向调节作用是衡法的药理表现

调气活血药对毛细血管通透性呈双向调节作用；对平滑肌的作用也具有双向性；既对增生性结缔组织疾病有效，同时对萎缩性结缔组织疾病也有疗效；有的具有免疫抑制作用，有的却有免疫增强作用；剂量、炮制方法不同，可使调气活血药呈双相调节作用；既能治疗实证，又能治疗虚证。

5. 调气活血法具有平衡阴阳的作用

大量资料表明，调气活血法的特点是：运用面广，针对性强，重复有效。调气活血法能够直接作用于病灶，具有改善人体功能活动及代谢障碍等多种作用；调气活血法之所以能有如此效果，与其能直接作用于气血有关。

（二）衡法的临床应用

1. 从气论治

（1）疏畅气机法：是针对郁证的一种治疗方法。临床辨证用药，不论是补剂、攻剂，包括化痰、利湿、活血等方中，均配以疏畅气机法，如取小茴香、乌药配泽泻治水肿，檀香配生麦芽治食滞，生紫菀配火麻仁治便秘，苏合香丸治顽固性胸脘胁痛，麝香治厥逆、神经性呕吐、呃逆、耳聋等，每能药到病除。

（2）升降气机法：适用于气机升降失常之证。苍术气香而性燥，统治三焦湿浊，质重而味厚，以导胃气下降，配以升麻质轻而味薄，引脾气上腾，二味相配，俾清气得以升发，浊气得以下泄，临床辨证加入诸方中，用以治慢性胃炎、胃下垂、胃肠功能紊乱、慢性肝炎、胆囊炎、胰腺炎等，颇多效验。

（3）降气平逆法：多用于肺气上逆、肝气上逆等证。论治用药每参以葶苈子、苏子、旋覆花、枇杷叶等肃肺之品，以冀上逆之肺气得以肃降。此外，根据《内经》"怒则气上"之说，认为精神系统的疑难病证与肝气上逆相关，对精神分裂症、癫痫、老年性痴呆、神经衰弱等难治病，习用金石药与蚧类药以重镇降气。

（4）补气升阳法：脾胃内伤病证的病理关键在于脾胃虚弱，阳气不升，故在治疗上强调补脾胃之气，升阳明之气。用参、芪等甘药补气，配升麻、柴胡、葛根等辛药升发脾阳以胜湿。取李氏清暑益气汤化裁，治冠心病、胃病、肝胆病及肾炎、尿毒症等属中气本虚又感湿热之邪的病证，颇有验效。

（5）通补阳气法：疾病发展到慢性阶段时，阳气亏虚和痹阻的表现更为突出。治此着眼于温补和宣通阳气，习用附子温阳，阳气旺盛，运行通畅，不仅能激发脏腑以恢复正常的生理功能，而且阳气一旦振奋，即可迅速动员全身的抗病能力与病邪相争，促使病邪消散，经络骤通，诸窍豁然，疾病得以改善。

2. 从血论治

（1）清热活血法：取活血药与清热药同用，适用于血热瘀血证。于清热解毒方药中加入丹参、丹皮、桃仁、赤芍等化瘀之药，即可提高疗效，并能防止瘀血形成。临床上则以仙方活命饮、清营汤、犀角地黄汤、清宣瘀热汤、犀泽汤等辨证施治。

（2）温经活血法：取活血药与温里药同用，适用于寒凝血瘀证。温里药如附子、肉桂、桂枝、淫羊藿、仙茅、巴戟天等，与活血药配伍，能加强推动活血化瘀的功效，且能兴奋强化机体内多系统的功能。常用方剂如少腹逐瘀汤，化瘀赞育汤，温经汤，当归四逆加吴茱萸、生姜汤等。

（3）活血止血法：取活血药与止血药同用，有相反相成的作用，适用于血瘀出血证。如用止血粉（土大黄、生蒲黄、白及）治胃与十二指肠溃疡出血；投花蕊石散以治咯血、便血、溲血；以水蛭粉吞服治小脑血肿；用生蒲黄、参三七治眼底出血；取贯众、益母草治子宫功能性出血；用马勃、生蒲黄外敷治舌衄等，皆有化瘀止血之义。

（4）活血通络法：取活血药与通络药同用，适用于络脉瘀阻证。习用辛温通络之品，如桂枝、小茴香、威灵仙、羌活、独活等与活血药配伍，能引诸药直达病灶而发挥药效。对络病日深，血液凝坚的沉疴痼疾，非一般辛温通络之品所能获效，则投以水蛭、全蝎、蜂房、䗪虫等虫蚁之类，以搜剔络脉之瘀血，松动其病根。

（5）活血祛痰法：取活血药与祛痰药同用，适用于痰瘀胶结证。常配的祛痰药如半夏、南星、陈皮、白芥子等。临床尤其赏用生半夏，以水洗之，即可入药，未经制用，则佐以少量生姜以制其毒，随证配伍，治疗疑难病证，辄能事半功倍。如取生半夏配黄连、竹茹、砂仁等治顽固性呕恶；配干姜、细辛、五味子治寒饮哮喘每能得心应手。

3. 气血双治

（1）理气活血法：取活血药与理气药同用，适用于气滞血瘀或血瘀气滞证。临床上可根据其所滞部位之不同，而选用相应的方药。如取丹参饮加味治慢性胃炎；膈下逐瘀汤治溃疡性结肠炎；身痛逐瘀汤治类风湿性关节炎；癫狂梦醒汤治癫狂等。

（2）益气活血法：取活血药与补气药同用，适用于气虚血瘀证。活血药与补气药配伍，其效相得益彰，活血药既有助于气血运行，逐瘀血之隐患，并能消除补药之黏腻，为补法发挥药效扫清障碍。补阳还五汤为益气活血法的典范方剂，用于心脑血管病、顽固性水肿、遗尿、肾结石等属气虚血瘀者，多获良效。

颜德馨教授应用气血理论临床实践举隅

（一）心血管疾病

1. 高血压

案1　姜某，男，70 岁。

病史：高血压病史 30 余年，3 年前有缺血性中风，近周来因恼怒头晕较剧。测血压 225/120mmHg，以高血压病收入病房。

初诊：头晕目瞀，面红颐赤，胸宇窒闷，左下肢疼痛，活动欠利，口干口苦，便艰溲黄，脉弦，舌暗苔腻。肝阳上亢，心脉失养，络道不利之候。治以平肝泻火，活血通络。

处方：龙胆草 9g，黄连 3g，黄芩 9g，黄柏 9g，决明子 30g，生石决明（先煎）30g，生蒲黄（包）9g，威灵仙 9g，地鳖虫 4.5g，防己 9g，川芎 9g，桃仁 9g，水蛭 1.5g，淮牛膝 9g，生大黄（后入）9g。

二诊：药后肝阳初平，肝火得下行之路，头晕胸闷减，目赤面红亦瘥，腑气已通，步履较前为利，血压略有下降，脉来亦缓，再予血府逐瘀汤预后。

案2　范某，女，53 岁。

病史：1986 年出现头晕，测血压升高，1989 年出现胸闷且痛，诊断为冠心病，曾住院治疗。2 个月以来头晕、闷痛加剧，测血压 180/100mmHg，以高血压、冠心病收入病房。

初诊：形体丰腴，面色潮红，巩膜瘀丝，头晕而痛，胸痛时作，口干喜饮，口气秽浊，大便维艰，夜寐欠安，脉细弦小数，苔薄黄腻。肝家气火本重，肝阳上亢，痰瘀阻于心脉。亟拟清肝泻火，平肝潜阳，辅以活血化瘀。

处方：丹皮 9g，生栀子 9g，赤芍 9g，薄荷 4.5g，水牛角（先煎）30g，生石决明（先煎）30g，梧桐根 30g，黄芩 9g，海藻 9g，黄连 2.4g，生蒲黄（包）9g，血竭 1.5g，三七粉（和匀吞服）1.5g。

二诊：药后肝家气火得平，肝阳亦有下潜之势，头晕面红已除，唯胸痛隐隐，乃心脉痹阻，血府有瘀之征象，转以活血通脉。

处方：柴胡 4.5g，赤芍 9g，当归 9g，生地 12g，桃仁 9g，红花 4.5g，枳壳 4.5g，桔梗 4.5g，怀牛膝 9g，川芎 4.5g，生草 2.4g，决明子 30g，海藻 9g。

药后诸恙初平，出院门诊随访。

案3　汪某，男，56 岁。

病史：高血压病史 20 余年，血压最高达 200/110mmHg，1 个月以来头晕胀痛加剧，伴腰酸乏力而收入病房。

初诊：形体丰盛，头晕胀痛，肢麻乏力，心烦易怒，夜寐欠安，脉细弦，苔薄舌紫。肝阳上亢，肝风内动，气血逆乱。治以平衡阴阳，调和气血。

处方：柴胡4.5g，赤芍9g，桃仁9g，红花9g，当归9g，生地12g，生草3g，桔梗4.5g，枳壳4.5g，怀牛膝9g，川芎6g，磁朱丸（包）9g，黄连粉（吞）1.5g。

二诊：药后诸症悉减，情绪安宁，精神亦振，脉小弦，舌紫苔薄，血压稳定，出院门诊随访。

按语 高血压与肝的关系至密，肝主疏泄，体阴而用阳，情志过用，肝气郁结，气郁化火，肝阴暗耗，风阳升动，上扰清空，发为眩晕，肝火炎上，面红目赤，案1缘于肝火不泄，瘀血未化，投以三黄泻肝经之火，使火势之邪下行；案2属肝郁不达，气火内炽，投以丹栀逍遥散，从木郁者达之义取效；案3属肝郁血瘀，血滞化火动风，拟投以血府逐瘀汤疏其气血，令其调达。凡例皆属肝病，不同证候用不同的治则。其中，共性病理即为瘀血乃病之根；例中除辨体质、辨病机外，方方皆以化瘀软坚为治疗之基础，为立方之特色。

2. 冠心病

案1　于某，男，71岁。

病史：高血压病史10余年，2年来胸闷心悸咳喘，近2个月气急加重，渐至夜间端坐，下肢浮肿，甚则小便失禁，反复不已。血压150/100mmHg，心电图示：窦性心律，电轴−70°，多源性窦性期前收缩，心肌损害，低电压，左前分支传导阻滞。以高血压、冠心病、高心病、心衰、慢支、肺气肿入院。

初诊：咳喘有年，胸闷心悸，不能平卧，面色灰滞，口唇紫暗，咯吐白色泡沫痰，神疲乏力，腰酸肢冷，汗出心悸，小溲短少，面目、下肢浮肿，舌质胖紫、苔薄白，脉沉细而结代。心肾阳衰，水瘀交阻。亟应温阳化瘀，益气行水。

处方：附子10g，白术9g，茯苓30g，甘草3g，赤芍9g，桃仁9g，红花9g，桂枝4.5g，生半夏9g，干姜2.4g，葶苈子（包）15g，姜汁炒党参30g。

药后胸闷心悸、咳喘气促悉平，原方增损调治，症情稳定出院。

按语 王清任之急救回阳汤，原为吐泻后转筋、身凉、汗多而设，此方回阳救逆，改善血液循环，曾施治于"三衰"病例，皆有效果。方源于《医林改错》方后附有歌诀："急救回阳参附姜，温中术草桃红方，见真胆雄能寿命，虽有桃红气无伤"。古人早已认识到厥逆和血瘀有关，实具卓见。原方加生半夏温化痰饮，葶苈子泄肺中之闭，化痰利水，驱邪所以扶正，乃急救回阳汤之佐使而已。

案2　翟某，女，60岁。

病史：冠心病反复住院，下肢凹陷性水肿，唇绀面紫，腹中胀满，电解质紊乱，心脏摄片示右心扩大。以冠心病、心力衰竭入院。

初诊：面浮足肿，不得平卧，饮水作喘，六脉沉细，舌胖淡暗。急喘治肺，慢喘治肾，痰浊夹瘀阻塞营卫，阴邪凝滞，阳失斡旋，气化失宣，慎防升降出入废，病垂危矣。

处方：桂枝8g，小茴香3g，葶苈子18g，石菖蒲9g，苏木9g，生蒲黄（包）9g，生半夏（先煎）9g，猪苓9g，茯苓9g，白术9g，椒目2.4g，防己9g，泽泻9g，黄芪15g，姜皮1.5g。

服药一剂即见喘平，胸宇满痞见减，原方出入调治，症势平安，门诊随访。

按语 病之始也，中药纳气补肺，西药激素，支持疗法均不为功，究其原因，气化不利，出入升降一旦见废，生机遂绌，通气活血后，电解质随之改善，再投之以补，方为着力。邪之不去，施补每多白费心机。温熹之药，桂为百药之向导，劫痰之味，生半夏得药性之全，配以椒目截喘逐水，均有功于心力衰竭。

案3 陆某，男，72岁。

病史：2年前体检发现心律不齐，随之逐渐胸闷气短，近半年胸闷伴心前区刺痛，发作时间持续1~2分钟，自行消失。曾间断服用麝香保心丸及硝酸甘油片，其效不佳，近2周心前区疼痛频作。

初诊：胸痹心痛有年，头晕胸闷，心悸刺痛，眠差，面色黧黑，巩膜瘀丝累累，舌淡暗略胖，脉结代。予温阳化瘀。

处方：淡附片15g，生地12g，当归9g，失笑散（包）9g，川芎9g，赤芍9g，红花9g，桃仁9g，枳壳4.5g，桔梗4.5g，怀牛膝4.5g，石菖蒲4.5g，桂枝4.5g。3剂。

二诊：胸闷气促心悸之症已减，但动甚及饭后心悸较显，唇有疮痂，舌边尖红，苔薄白，脉细弦结代，守制再进。

处方：原方加黄芪30g。

三诊：投益气温阳，化瘀通络之法，脉结代，心绞痛明显好转，舌边尖起刺，苔薄少津，脉细缓，上唇痂红肿痛，治以前方化裁。

处方：上方去桂枝，加远志9g。5剂随安。

按语 冠心病之治，可守五法：①心阳不振，必用附子，此案脉结代，舌胖淡，又夜间痛甚，故又加桂枝通阳，如嫌附子太燥，可加麦冬、五味子、玉竹、炙甘草以缓其燥性，阳旺阴消，邪尽正复；②气滞用降香、麝香、苏合香丸；③痰浊阻结用瓜蒌、薤白、半夏类；④瘀血阻络用血府逐瘀汤，益气化瘀用补阳还五汤；⑤心力衰竭用附子、干姜、葶苈子，多有应者。

3. 风湿性心脏病

案1 朱某，男，59岁。

病史：风湿性心脏病10多年，动则气促，时而浮肿，久治少效。

初诊：风湿性心脏病10余年，面色苍白不华，四肢不温且色素沉着，动则气促，下肢浮肿，舌紫苔薄，脉沉细无力。血不利则为水，瘀水交阻，心失所养，肺气失于肃降。治当活血祛瘀利水。

处方：苏木4.5g，降香2.4g，生蒲黄（包）15g，桂枝6g，益母草30g，葶苈子（包）30g，丹参15g，川芎9g，赤芍9g，桃仁9g，猪苓9g，茯苓9g，泽兰叶9g，泽泻9g。

二诊：药已中病，14剂后浮肿先退，气促渐平，诸症随减，舌淡苔白，脉小数。前方合拍，效不更张。

处方：苏木6g，降香2.4g，生蒲黄（包）15g，桂枝6g，益母草30g，葶苈子（包）30g，丹参15g，川芎9g，赤芍9g，桃仁9g，猪苓9g，茯苓9g，泽兰叶9g，泽泻9g，苏子9g，白术9g，枳壳9g，红花9g。

三诊：温阳解凝颇合病机，诸恙渐退，秋分已届，当加味以资巩固。

处方：上方加附子4.5g。14剂后康复。

案2　董某，女，52 岁。

病史：罹患风湿性心脏病 16 年，近 1 个月来因感冒而引发心悸、胸闷、气促、肢肿，超声心动图提示：二尖瓣狭窄与关闭不全，心脏听诊可闻及Ⅲ级收缩期杂音和Ⅱ级舒张期杂音。

初诊：心悸不宁，胸闷喘促，咳嗽，咯白色泡沫样痰，面浮肢肿，小溲量小，腹鸣便溏，完谷不化，唇绀，舌紫，苔白，脉沉细结代。心阳不振，瘀浊内困，气机受制，生化无权。治拟温运心阳，活血通脉。

处方：淡附片 6g，炙甘草 6g，桂枝 4.5g，煅龙骨（先煎）30g，煅牡蛎（先煎）30g，茯苓 9g，酸枣仁 9g，党参 9g，淮小麦 30g，远志 9g，百合 9g，白术 9g，丹参 15g，琥珀粉 1.5g（吞）。

二诊：心悸气促明显改善，精神亦振，大便成形，水肿消退大半，唯关节酸痛，腰脊尤甚，舌紫苔薄，脉小数，律尚齐。阳气初复，血瘀未消，活血通痹法续进。

三诊：诸症次第消失，偶尔肢体作痛，入夜难于安寐，舌淡，苔薄白，脉细缓。原方增损。

处方：附子（先煎）9g，桂枝 6g，干姜 24g，片子姜 4.5g，威灵仙 9g，酸枣仁 9g，远志 9g，当归 9g，木香 2.4g，黄芪 30g，党参 9g，炙甘草 3g，茯神 9g，苍术 9g，白术 9g。

心血得养，心气得畅，诸恙见平。

按语　风湿性心脏病出现水肿，可归入水气病范畴。《金匮要略》有风水、皮水、正水、石水、里水、黄汗、心水、肝水、肺水、脾水、肾水之分，其治各异，本病治疗抓住"心主血，合脉"，以久病与舌紫为凭，决其水肿乃"血不利则为水"所致，以活血化瘀为主，取"化血为水"，血从水道而去。参入葶苈子、桂枝强心利尿，通阳化气，温中行血，既利肺气，又降逆气，所以能有一方而症平之效。案 1 中"秋分已届"而加用附子，恰到好处。案 1 为"血不利则为水"的示范，用药亦不尽相同，可资玩味。心瓣膜受损，治疗自非易事，但心阳不振，瘀血内停是其主要病机，方用附桂、四逆之制，加减增损，如附子配麦冬、五味子、百合、小麦有阴阳互生之理；黄芪引领海风藤、海桐皮、木瓜、地鳖有益气通络之用；加威灵仙通利关节百骸，苏木畅胸中积滞之瘀，皆属心法。案 2 为温阳通痹章法，又与案 1 迥异。

（二）脑血管疾病

1. 脑梗死

案1　王某，男，68 岁。

病史：1990 年 11 月因中风而致左侧肢体偏瘫，经治肢体功能恢复。4 天前无明显诱因又感左侧肢体僵硬无力，语言欠利，伴头晕、周身骨节酸楚，头颅 CT 证实为脑梗死，为进一步诊治而入院。

初诊：头目眩晕，面色潮红，语言謇涩，咳嗽痰黏，左侧肢体瘫痪，脉弦滑数，苔垢腻，舌红绛。肺经痰热交阻，肺主一身之气，上焦之病波及下焦，阴虚津亏，筋脉失养，正虚邪实。亟拟化痰祛瘀，平肝息风。

处方：南沙参15g，北沙参15g，青蛤壳15g，竹沥油（冲服）1支，天竺黄9g，九节菖蒲9g，黛蛤散（包）9g，桃仁9g，桑白皮9g，生蒲黄（包）9g，路路通9g。

二诊：药后症情轻减，痰热渐楚，络脉初通，咳嗽咯痰已少，肢体活动较前有力，语言也较前为利，脉弦滑舌红苔黄，再以前方加味。

处方：上方加生紫菀9g，伸筋草30g。

服药2周后症情进一步好转，腑气已通，能自己下床及扶杖行走，纳佳寐安，出院门诊随访。

按语 《金匮要略》云："邪中于经，即重不胜，邪入于藏，舌即难言。"案1为中经之症，年近古稀，舌质红绛，气阴两虚可知，虚风夹痰瘀窜入络道，肢体疼痛瘫痪，心开窍于舌，脾脉络舌旁，心脾受制，舌僵语謇，再加肺经痰热本重，立法抓住宣化肺经的痰热，疏通元神之府的瘀浊，用黄连清热引药入心，用九节菖蒲入脑，黛蛤散清化痰热，一战而定，二诊加生紫菀，伸筋草，意在痿痹，王道无近功，久服可望健步。

案2 傅某，男，60岁。

病史：1年前突然昏厥，苏醒后右侧手足废用，经CT检查确诊脑血栓形成，经中西医综合治疗，病情渐趋稳定，但右侧肢体活动欠利，麻木酸楚，失语，兼有嗜卧、神萎、入夜艰寐，头晕目眩。

初诊：右侧上肢活动欠利，书写不能，右下肢步履失稳，语言謇涩，脉小弦，舌红苔白腻。素来肝火偏旺，气滞血瘀，脑络不通，脏气之精华不能上承清窍。拟平肝化痰，活血化瘀。

处方：白蒺藜9g，石菖蒲9g，天麻9g，制南星9g，蝉衣4.5g，白芷6g，全蝎1.5g，川芎9g，钩藤15g，僵蚕9g，生蒲黄（包）9g。

二诊：手足麻木酸楚已减，活动亦见利落，唯口语不清，舌红苔薄白，脉小弦。其病在口而根在脑，前法进退。

处方：通天草9g，生蒲黄（包）9g，水蛭3g，川连3g，赤芍9g，红花9g，丹皮9g，海藻9g，石菖蒲9g，茯苓9g，莲子芯4.5g，丹参15g，川芎9g，远志9g。

三诊：肢体活动日见自如，精神、纳、便、睡眠亦佳，发音依然故旧，口涎较多。痰阻廉泉，瘀着脑络，痰瘀交困，原方参入程国彭神仙解语丹意。

处方：上方去莲子芯、丹参、赤芍、红花、丹皮，加白附子9g，僵蚕9g，全蝎1.5g。

服药1个月有余，霍有转机，口语已能分辨得清，但语音不响，上方加转舌丹1粒，薄荷汤下，更进21剂，音色清朗，精神顿爽。

按语 失语为中风后遗症中比较常见的症状之一。临床所以经治不效者，良在不明"脑髓纯则灵，杂则钝"一语耳，杂者清空之区为痰瘀所踞，因历时已久，痰瘀交凝，结集难解，非得豁痰开窍与活血化瘀之悍厉之品不能启其闭塞，神仙解语丹固然有效，无活血化瘀药为之向导往往难以发挥效验。家传转舌丹，颇获制方佳趣，录之以备临床考用：连翘50g，远志肉50g，薄荷50g，柿霜50g，石菖蒲18g，栀子15g，防风15g，桔梗15g，黄芩15g，玄明粉15g，甘草15g，大黄15g，犀角9g，川芎9g，为细末，炼蜜丸弹子大，朱砂为衣，每取1粒，薄荷汤下。用之多验。

（三）消化系统疾病

1. 食管静脉曲张

案　蔡某，男，46 岁。

病史：患者曾反复呕血、便血，多次住院治疗，这次因右上腹部持续疼痛，阵发性加剧，发热，呕吐等再次入院。检查：体温 37.2℃，心率 120 次/分，血压 140/80mmHg，右上腹压痛明显，有肌卫，白细胞 $10×10^9$/L，中性 83%，淋巴 17%，初步诊断为胆道感染，经抗生素与一般处理，症势略定，于第 5 天突然出现大便鲜血，一次达 200ml，持续不止，用多种止血药无效，因钡餐检查食管静脉曲张极为广泛而显著，外科无法手术，而请中医会诊。

初诊：始而身热，继之便血，神萎面㿠，舌淡苔薄净，脉细沉。久病伤络，阴络伤则血内溢，血去气伤，复感热邪，以致气阴两亏，瘀热羁络，当剿抚兼施。

处方：黄芪 30g，白及 12g，北沙参 30g，五味子 9g，麦冬 12g，云南白药、紫雪丹各（另吞）1.5g、桃仁 12g。2 剂。

二诊：血渐止，身热亦净，偶尔烦躁，脉亦转为细弦，舌淡红。气阴初复，瘀热未化，血海未宁。仍当扶正挞邪，凉血化瘀。

方药：前方加鲜芦根 30g，生蒲黄（包）9g。7 剂。

血止神安，已能纳食，脉细缓，舌淡苔薄。血海初宁，生化之权未复，以归脾汤善其后。

按语　血证之因，有以阳乘阴者，血热而妄行；也有阴乘阳者，阳虚而阴无所附，不循经而妄溢，临床上以前者多见。病初属火属实，日久则阴虚阳亢，本虚标实。本案食管静脉曲张反复呕血、便血，并见神萎、面㿠白、舌淡、脉沉细，又患胆道感染，复见右上腹疼痛不已、发热、白细胞计数偏高、便血等瘀热交搏之象。审证求因，瘀热灼络，血海不安乃为其标；血伤气无以附，气虚不摄而致反复出血乃为其本，既不宜用黄土汤复助其火，又不宜用泻心汤再伤其正，故用黄芪合生脉散补气养阴，防其血伤气脱，以紫雪丹合千金苇茎汤以化瘀泄热，釜底抽薪，再以白药与白及活血止血，虚实兼顾，标本同治而取效。气血间的关系密切，气逆或气虚均可引起失血，颜老治血证，除治瘀外即治其气，本案益气化瘀，即据此而来。

2. 糜烂性胃炎

案　周某，女，63 岁。

病史：胃炎病史多年，脘痛时发。近来胃脘灼痛，食后为甚。经胃镜检查，见胃窦小弯侧糜烂，黏膜肿胀，充血。诊为"慢性萎缩性胃炎伴糜烂"，病理示：重度慢性活动性萎缩性胃炎伴不典型增生。

初诊：胃病有年，经常发作。近 10 天来胃脘灼痛，痛有定处，按之不舒，食后为甚，舌紫苔黄腻，脉弦细。证属气郁血瘀，化热伤阴。治以理气化瘀，清热养阴。

处方：丹参 12g，檀香 2.4g，砂仁 2.4g，百合 9g，乌药 6g，生麦芽 30g，川楝子 9g，延胡索 9g，蒲公英 10g，姜栀子 6g。6 剂。

二诊：服药3天，灼痛显减，再服3天，脘痛即瘥，纳食渐馨，稍有口干，舌稍红，苔薄腻，脉弦细，前法已效，再进善后。

处方：原方继进6剂。

按语　慢性萎缩性胃炎，反复发作，经年不愈，以久病多瘀，痛有定处为瘀，舌紫为瘀，显系血瘀之证，故以丹参饮化瘀和胃为主方；瘀久化热而伤阴，则以蒲公英、栀子泄热，百合养阴；而参金铃子散，理滞止痛。三方合用，热、郁、瘀、虚兼顾，一方而效。若以胃镜下所见辨之，凡黏膜肿胀，充血抑或糜烂，皆属瘀热交结，投丹参饮。

3. 慢性结肠炎

案1　朱某，男，33岁。

病史：慢性泄泻有年，经医院检查确诊为慢性结肠炎。迭进中西药物治疗及灌肠，效不显，以致消瘦神萎，几乎不能坚持工作，特来求诊。

初诊：脾肾两虚，脏腑开翕失司，泄泻溏而不实，无黏液完谷，少腹幽幽作痛，夜分少寐，形寒消瘦，神萎乏力，食入运迟，舌紫苔薄，脉沉细。治当温运，取附子理中汤加味。

处方：附子10g，党参15g，焦白术15g，干姜2.4g，炙甘草4.5g，茯苓9g，炒升麻10g，葫芦巴9g，石榴皮30g，赤石脂（包）30g，煨葛根9g，山药15g，扁豆9g，四神丸（吞）9g。

二诊：药后泄止，少腹隐痛，夜寐欠宁，神疲乏力，舌紫苔薄腻，脉细缓。再拟前法化裁。

处方：党参15g，附子10g，炙甘草4.5g，干姜2.4g，茯苓9g，炒升麻10g，黄芪30g，白术15g，山药15g，扁豆10g，白芍10g，吴茱萸2.4g，巴戟天9g，小茴香2.4g。1日2次，每次3g，开水送服。

三诊：腹泻年久，脾肾两虚，经附子理中法，益火之源以消阴翳，大便日行1次，成形但少腹隐痛，舌苔薄腻，脉弦数。再健运中州以维生化。

处方：苍术10g，白术10g，煨木香4.5g，砂仁（后入）2.4g，炙内金9g，生麦芽30g，檀香1.5g，白芍9g，吴茱萸1.5g，青皮4.5g，陈皮4.5g，防风6g，白术9g，茯苓9g，附子理中丸（包）9g。

按语　腹泻日久以致形寒消瘦，神萎乏力，可明仲景所言"此利在下焦"，已由脾及肾，投附子理中为正法。本案用药特点取升葛或防风，或升已陷之清阳，或取风能胜湿，风药参合运脾之品，具升脾胃清气之作用。加入赤石脂一味，一以固久泄之滑脱，一以用土培土，属医者意也（或用伏龙肝，亦即此意）；加入吴茱萸，取木能生火，可温运脾土，以肝木虚弱，反生枝节，非仅木旺可以克土也。

案2　斯某，男，56岁。

病史：泄泻3年，消瘦乏力1个月。曾作钡餐、钡灌、乙状结肠镜检查，提示：胃窦炎、慢性结肠炎。近月来症状加重而入院治疗。

初诊：腹泻3年，夹黏冻，日行数次。腹痛拒按，胃纳不馨。脉细弦，舌质淡、舌苔薄白。脾失健运乃其本，瘀滞交搏乃其标。先以膈下逐瘀汤以清其源。

处方：当归9g，川芎9g，桃仁9g，五灵脂9g，丹皮9g，乌药4.5g，香附9g，红花

6g，延胡索 4.5g，枳壳 4.5g。4 剂。

二诊：大便已无黏冻，腹痛亦瘥，脉小弦，舌苔薄腻。瘀浊初有化机，不宜姑息，原制继进。后以参苓白术散收功。

按语　本证反复发作，久治不愈。王清任在《医林改错》中指出："常有三、五年不愈者，病不知源，是难也。不知总提上有瘀血，卧则津门挡严，水不能由津出，由幽门入小肠，与粪合成一处，粪稀溏，故清晨泻 3～5 次，用此方逐总提上之瘀血，血活津门无挡，水出泻止，三、五付可全愈。"又云："泻肚日久，百方不效，是总提瘀血过多，亦用此方。"近年来施之于临床，多应手而效。总结经验，用此方需具备以下 3 个条件：①病程较久；②痛有定处而拒按；③大便黏液。瘀血反应在病理方面，由于循环障碍，必有瘀血、水肿、变形等局部病变。膈下逐瘀汤以当归、川芎、赤芍、五灵脂破血逐瘀，配以香附、台乌、枳壳、延胡索行气止痛，改善微循环，促进病变愈合。辨证精当，往往三五剂可愈。

（四）泌尿系统疾病

1. 慢性肾炎

案1　程某，男，26 岁。

病史：肾炎病史 5 年，经常神疲乏力，腰脊酸楚，全身浮肿，劳累加剧，经中西药物治疗，终鲜效果，曾住北京某院拟诊为慢性肾炎。近因操劳过度而致复发，尿检：尿蛋白（++），红细胞（+++），颗粒管型少许，24 小时尿蛋白定量 6g，病情加重入院。

初诊：颜面及下肢浮肿，步履艰难，腰府酸痛，精神软弱，头晕耳鸣，口干欲饮，小溲量少，巩膜瘀丝累累，口唇紫绀，脉细涩，舌红边紫。脾肾两虚，瘀热交搏，水气不利。拟化瘀清热，滋阴补肾主之。

处方：

（1）生地 12g，淮山药 12g，山萸肉 9g，泽泻 9g，丹皮 9g，肥知母 9g，生蒲黄 12g，茯苓 9g，益母草 15g，龙葵 30g，蜀羊泉 30g，川黄柏 9g，蛇莓 30g。7 剂。

（2）僵蚕粉 4.5g，1 日 2 次，开水送服。

二诊：投益肾化瘀之剂，病情渐趋好转，唯纳谷不香，脉细小数，舌苔白腻，湿瘀交困，三焦决渎无权，守原方加味。

处方：上方加苍术 9g，白术 9g，生米仁 15g，熟米仁 15g。

服 40 余剂后，尿液镜检：蛋白少许，24 小时尿蛋白定量 1.5g，肾功能正常，出院后继以上方制丸常服，以资巩固。

按语　本案乃据"久病必有瘀"之观念而立章法，病久则气血不畅，气滞血瘀；古人谓"血水同源"，有"血不利则为水"之说。肾脏的"血瘀"，不仅为导致水肿的原因之一，还可概括病变肾病的肾小球毛细血管阻塞，肾组织缺血、缺氧及纤维组织增生等病理改变。以活血化瘀药，疏通血脉，祛除瘀滞，提高肾血流量，改善肾组织的营养，软化或吸收增生性病变。从而有利于消除蛋白和水肿，这也是恢复肾脏病理改变的基本原则。案 1 病程较长，脾肾亏虚，湿郁化热，有血瘀指征。提示了肾炎与全身循环障碍有关，故立益肾化瘀之法，加龙葵、蛇莓、蜀羊泉清热散瘀，利湿消肿，益母草、蒲黄行血散瘀，配合僵蚕粉提高蛋白，抗过敏，从而取得了满意的疗效。

案2 郭某，男，12岁。

病史：间歇性浮肿，反复发作6次，全身浮肿加剧而入院，经西医内科多方面治疗，均无效果，转中医科时已至弥留阶段。

初诊：全身浮肿如水囊，小便短少，腹围73.5cm，伴发热，体温38.6℃，血压80/60mmHg。尿检：比重1.007，常规蛋白（+++），脓细胞（+），上皮细胞（++），颗粒管型、红细胞少许。血总蛋白33.5g/L，白蛋白（A）11.9g/L，球蛋白（G）21.6g/L，A/G=0.555：1，X线心肺透视有胸膜炎，两侧横膈升高。脉沉细，舌质淡，舌苔白。以益肾汤（经验方）治之，健脾补肾，兼利水湿。

处方：

（1）太子参9g，党参9g，黄芪12g，补骨脂9g，巴戟天9g，炙内金6g，葫芦30g，白术12g，茯苓9g，生地12g。

（2）石蒜、蓖麻子等量捣烂外敷双侧涌泉穴。外扎纱布，一日一换。

药后症状日见好转，尿量最多可达4400ml/日，54剂后浮肿全退，精神转佳。继以防己黄芪汤善后，同时服济生肾气丸6g，每日一次。尿检：比重1.022，常规阴性。白蛋白（A）49g/L，球蛋白（G）25g/L，A/G=1.95：1，痊愈出院。随访20年未复发，已参加工作，健康良好，婚后已育一子。

案3 侯某，男，34岁。

病史：全身浮肿已2年余，曾用中药治疗，肿势屡有进退。尿检：蛋白始终（++）～（+++），白蛋白20.4g/L，球蛋白22.6g/L。

初诊：面目、四肢浮肿，按之凹陷不起，伴腰痛酸重，怯寒神倦，尿量减少，脉沉细尺弱，舌胖质淡，舌苔白。以温阳逐水饮（经验方）治之。

处方：鹿角片9g，肉桂3g，巴戟天9g，附片4.5g，黄芪12g，杜仲9g，猪苓9g，商陆9g，黑丑9g，白丑9g，泽泻15g，椒目2.4g，茯苓15g。

药后浮肿尽消，原方去黑丑、白丑、商陆，共服43剂好转。复查尿蛋白少许。白蛋白（A）40.5g/L，A/G=1.34：1，出院回单位工作。多次随访，情况良好。

按语 案2全身间歇性浮肿2年余，反复发作，肺脾肾相干为患。益肾汤中太子参、党参、黄芪、白术健脾益气；补骨脂温补肾阳；葫芦利水，以达补而不滞、利而不伐之功。石蒜、蓖麻子通利小便，消肿止痛，捣烂外敷涌泉穴，有相得益彰之功。例3肾阳虚不能化气行水，水气停于肌肤而成水肿。故取附片、鹿角片、巴戟天温补肾阳，椒目、泽泻、黑丑、白丑、商陆逐水而获效。两方除能消肿、消蛋白尿外，还可提高血浆蛋白。防己黄芪汤、济生肾气丸有稳定症状、巩固疗效的作用。

2. 尿毒症

案 钱某，男，29岁。

病史：慢性肾炎史10年，时头晕，泛恶，神倦，颜面、下肢浮肿。近日来头晕、恶心呕吐加剧，肾功能检查血肌酐、尿素氮均明显升高，尿蛋白（+），已成氮质血症，请中医会诊。

初诊：近日来眩晕加剧，恶心呕吐频作，腰酸肢软，颜面、下肢水肿，胃纳差，尿量少，舌淡苔薄，脉沉细。肺气失宣，脾失健运，肾阳衰微，气化失司，浊邪上逆已成关格。治当健脾助运，温阳泄浊，化瘀行水。

处方：

（1）附子9g，生大黄（后入）15g，生半夏（先煎）6g，党参12g，生姜3片，茯苓30g，姜竹茹6g，陈皮4.5g，六月雪60g，川牛膝9g，莪术9g，赤芍9g，桃仁9g，苏木9g。

（2）灌肠方：生大黄30g，六月雪30g，黑豆30g。每日煎汤灌肠1次。

二诊：药后泛恶止，尿量增。既已中病，当原方续进，14剂，并继续每日灌肠。

用药月余，诸症悉退，实验室指标逐渐恢复正常。嘱以金匮肾气丸预后。

按语　慢性肾炎发展至尿毒症，为中医"关格"重证。《伤寒六书》云："关则不得小便，格则吐逆。"肾病日久，迁延不愈，致肾阳衰微，湿浊内停，"三焦相溷，内外不通"，为病之渊薮，治疗当以温肾阳、调气化、泄溺毒为原则。方以附子、生芪、干姜、党参温阳益气以助气化，半夏、茯苓、泽泻、生大黄、六月雪泄浊解毒止呕，其中尤以生大黄为降浊要药，使溺毒从大便而去，亦寓通后窍以利前阴之意，加丹参、桃仁、莪术等活血化瘀之品，以血水并治。此外，生大黄、六月雪、黑豆灌肠在尿毒症的治疗中具有重要的作用。尿毒症治法在攻补之间，世多争议。本案取温脾汤以活血驱水，以小半夏加茯苓汤和胃泄浊，中病即止，并以金匮肾气丸（或煎汤药）预后，邪去而后扶正，扶正勿忘祛邪，治则中多参祛瘀，皆心得之笔。

3. 前列腺增生

案1　顾某，男，68岁。

病史：夙有高血压、心脏病史，经常头晕耳鸣，胸闷心悸。近5年来小便淋沥不畅，排尿困难时有尿痛。经某医院检查诊断为"前列腺增生"、"慢性前列腺炎"，给予诺氟沙星、甲硝唑、丹参注射液等治疗，症状时轻时重，迁延不愈。

初诊：近1个月来小便淋滴不畅日益加剧，腹胀难忍，甚至靠导尿暂缓苦楚，面色萎黄少华，舌红苔薄黄腻，脉小数而弦。年近古稀，中气不足，湿浊壅阻，血脉失畅，以致清不升而浊不降。证属癃闭，本虚标实之候，以标实为主，治当升清降浊，益气活血。

处方：黄芪20g，升麻6g，盐水炒黄柏9g，川楝子9g，台乌药9g，石韦15g，益母草30g，牛膝9g，蒲公英9g，炮山甲9g，泽兰叶9g。

二诊：经治以来，小便日见通畅，腹膨拘急亦消，头晕见轻，尚不时心悸，耳鸣。胸痹与癃闭皆属气机不利，营卫不通，血气并滞者，当以通为治，上方加重化瘀之品。

处方：黄芪20g，升麻9g，苍术9g，白术9g，黄连2.4g，生蒲黄（包）9g，石韦15g，炮山甲9g，蒲公英9g，磁石（先煎）30g，益母草30g，牛膝9g，王不留行9g，路路通9g，三棱9g，莪术9g。

药后胸痹得宣，癃闭得开，续进90余剂后，作前列腺肛检，增生改善。

案2　吴某，男，66岁。

病史：宿有胸痹史，常感胸闷胸痛。近年来逐渐排尿不畅，经检查确诊为"前列腺增生"，选经中西药治疗效果欠佳。

初诊：近右腰部疼痛，尿滴不爽，面浮肤肿，便溏不实，少腹胀满难忍，舌淡苔薄白，脉细缓。高年肾阳虚惫，瘀浊交阻，膀胱气化不利。治当温肾行气化瘀。

处方：淡附子9g，狗脊10g，桑寄生15g，川断9g，补骨脂9g，菟丝子9g，细辛3g，肉桂（后入）2.4g，牛膝9g，小茴香2.4g，泽泻9g。

二诊：药后排尿渐见通畅，面浮肤肿亦退，大便见实。唯腰酸，舌淡苔薄，脉细。肾虚渐复，阴凝化而未尽，治宗原法，原方续进7剂。

按语 前列腺增生可归属中医"癃闭"范畴。早在《内经》中就有类似的记载，如《素问·宣明五气论》说："膀胱不利为癃，不约为遗溺。"《素问·标本病传论》也说："膀胱病，小便闭。"故中医言小便点滴不爽为癃，涓滴不通为闭。总括其病机乃由肾与膀胱气化不利，开合失司所致。虚证多为下元肾气匮乏，命门真火不足，膀胱输送无力；实证多系湿热蕴结、瘀浊内停，膀胱气化不展。无论虚实，其气虚血瘀现象必然夹杂，故在辨证的基础上加黄芪、升麻补气升提，间或有加紫菀、杏仁以助肺气，起提壶揭盖之效；而降浊必依仗活血通络之品，药选蒲黄、牛膝、路路通、王不留行等。实验证实，活血化瘀药能改善前列腺的微循环，促使炎症消除。对高年肾亏患者，善用温阳化瘀法，常择滋肾通关丸或附子、狗肾温肾壮督，取"离照当空，阴霾自散"之意；并加小茴香、泽泻直达下焦，以利膀胱气化，屡用屡验。病情缓解后，习以济生肾气丸与补中益气丸交替服用，有助于增加气化的功能，延长缓解期。

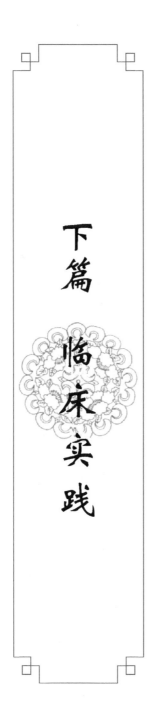

下篇 临床实践

第一章 肺系病证

咳 嗽

(一) 概述

咳嗽是肺系疾病的一个常见证候。外感或内伤病因均可导致肺气失于宣发、肃降,使肺气上逆而引起咳嗽。外感咳嗽一般新病为多,但也有久病复感新邪者;内伤咳嗽大多为久病,但也有新病因内伤而引发者。古人云:有声无痰叫做咳,有痰无声叫做嗽,有痰又有嗽叫做咳嗽。究之临床,很难将二者截然分开,故一般通称咳嗽。

(二) 病机探析

咳嗽上气虽为肺系疾患,但历代医家均认识到与五脏病变有关。《内经》说:"五气所病……肺为咳","五藏六府,皆令人咳,非独肺也"。颜老认为咳嗽上气有外感、内伤之分,外感为六淫邪气侵袭,内伤为肺脏虚弱或其他脏腑累及于肺,此皆言其常,而外感咳嗽往往有停食所致者常被忽视,内伤咳嗽常常有瘀血阻滞者亦不被重视。故临证治疗咳嗽上气,在宣肺祛邪的同时,需十分重视辨别是否为痰浊停食及瘀血所致。肺主气,司呼吸,上连气道、喉咙,开窍于鼻,外合皮毛,内为五脏之华盖,不耐寒热,称为娇脏,易受内、外之邪侵袭而为病。病若从热而灼津为痰则肺气上逆,咳嗽痰黄;病若从寒而凝浊为饮则咳嗽痰白而如泡沫。故治咳,化痰首辨寒热。

(三) 审机论治

颜老在治疗咳嗽时,常根据病证演变过程中各阶段症状之异,运用气血辨证,灵活选用肃肺、温化、消食、化瘀等治则立法处方,取效颇验。

1. 降气肃肺,祛痰止咳

肺位居高,其气以下降为顺,故无论风、燥、痰、热皆能造成肺气不利,治节失常;肃降受阻,肺气壅遏,气逆而上,此时火动痰升,风痰上壅,气机闭塞;宜降不宜升,以肃肺祛痰为最重要。常用麻杏石甘汤加葶苈子。谓葶苈子辛、苦,大寒而入肺经,功能祛痰止咳,下气行水,主治痰热壅肺之咳嗽,奉为圣药。故临证凡见痰热所致咳嗽上气,处方中辄加葶苈子一味,泻肺泄热,症状随解。临床上据情加入枇杷叶、苏子、南天烛、旋覆花以加强肃肺之力。

2. 解表散寒，温化痰饮

颜老认为，在痰饮咳嗽初期，由于外寒之邪引动痰饮，证多风寒束肺，痰饮壅滞，故见咳嗽阵阵。临证凡见恶寒或背冷、咳嗽吐白沫痰、舌苔白滑三大主症，多用温肺化饮之小青龙汤治之。尤强调小青龙汤中细辛是灵魂。细辛辛散开肺，配合五味子酸敛肺气，一开一合，止咳平喘效果甚佳，与桂、姜、芍共达温化痰饮之功。若久咳痰黏难化，则加生半夏以祛痰化浊，常可使大量白痰倾囊而出。兼有热症，则加石膏温中求清，亦验。初期用细辛、干姜剂量可稍稍增大，甚者可配三子养亲汤以加强温燥祛痰之力。

3. 温肺行气，消食化痰

前贤谓"肺为贮痰之器"，"脾为生痰之源"，故治咳从化湿健脾入手，可谓屡用屡验。颜老则重以消食化痰而治咳嗽，实乃独具匠心。盖胃中停食，则上渍于肺，壅遏肺气，则咳嗽上气，寝食俱废，常用三子养亲汤加山楂、枳实、茯苓等以肺胃同治。

4. 活血化瘀，化痰止咳

在治疗痰饮咳嗽病证时，颜老注意化瘀药的协同作用。慢性咳喘患者多因肺功能差而致口唇、指端、舌质紫绀，即所谓局部末梢循环的缺氧状态，痰饮病以气化不足为本，饮多为寒邪凝聚水湿而成，同时气为血帅，血遇寒则凝，痰饮之形成与瘀血之形成，有相似之处，它们之间又存在着内在的联系。《血证论·咳嗽》篇指出："须知痰水之壅有瘀血使然，但去瘀血，则痰水自消。"化痰止咳不忘祛瘀，颜老在治疗时适当配伍活血化瘀之品，疏理络道之瘀，助其气化，以祛痰饮，止咳嗽，常选用赤芍、桃仁、丹参等活血而不燥烈之药，多效验。

（四）病案举例

案1 陆某，男，70 岁。

初诊：咳嗽气促，夜不能寐，逢冬易发，咯大量白色泡沫状痰，24 小时痰量多达 2 杯，舌淡而胖，苔白腻满布，身背恶寒，肢冷。

处方：麻黄 6g，桂枝 6g，白芍 9g，细辛 1.5g，半夏 9g，五味子 6g，干姜 9g，茯苓 12g，白术 12g，枳壳 9g，桔梗 9g。

二诊：虽自觉咳痰好转，但终因气候变化而咳喘依然。遂于小青龙汤中加附子、白芥子、苏子。

药后患者白沫痰果然转浓，咳喘随之而平，畏寒肢冷消失，痊愈出院。

按语 久咳痰黏难化，仅用温化，尤难中的。颜老从温肾阳着手，以小青龙汤为主方加用附子，取麻附细辛汤之义，能达到通彻表里、内散少阴寒邪、外解太阳表邪之效，再加生白芥子、苏子及半夏等祛痰化浊之品，常可使大量白痰倾囊而出。

案2 吴某，男，72 岁。

初诊：咳嗽、身热、胁痛，日轻夜重，寝食俱废。或以年老病重为虑，然诊脉左手弦浮，右手弦滑。

处方：苏叶 9g，柴胡 6g，青皮 9g，白芥子 9g，桑皮 9g，前胡 9g，杏仁 9g，半夏 9g，山楂 9g，莱菔子 12g。

二诊：2 剂而症减，4 剂而霍然。

按语 颜老谓："并非重症，何必忧疑，乃内有食积痰饮，外感风邪所致也。少为消导疏散可愈矣。"遂用苏叶、柴胡以解其表，青皮、白芥子以治其痰，桑皮、前胡、杏仁以治其嗽，半夏、山楂、莱菔子以治其食。此痰食停滞所致咳嗽，信而有证也。

喘　证

（一）概述

喘证以呼吸困难，甚至张口抬肩，鼻翼煽动，不能平卧为特征。作为一个症状，喘不仅出现在肺系疾病中，还可以出现在许多急、慢性疾病过程中。当其作为某些疾病的主症而成为治疗的重点时，即称作喘症。

（二）病机探析

颜老认为，喘证主要与肺、脾、肾三脏有关。病在肺者为气上逆，盖肺位居高，号称华盖，为呼吸之门户，无论风、燥、痰、热，均能造成肺气不利，治节失常，肃降受阻，气逆而上，则喘作矣；病在脾者痰饮阻气，气不化津，痰浊壅肺，升降不利，发为喘促；病在肾者虚不纳气，摄纳失常则气不归元，上出于肺，出多入少，气逆于肺而为喘。其发病机制悬殊，证候亦异。唯喘为沉痼之疾，缠绵难愈，阳虚无疑。阳气不足，推血无力，势必瘀血内阻，故喘证的病机演变过程中，不可忽视阳虚与血瘀这两个重要的环节。

（三）审机论治

颜老认为，喘证有寒热虚实之分，新感沉痼之辨，机制悬殊，证候亦异，诊治之法，各有特征要领，唯其平喘共论耳。风燥痰热为患，当首重肃降肺气；新感引动沉痼，法宜温阳化饮；虚喘肺肾两亏则当培补脾肾。

1. 标分寒热，喘本阳虚

颜老认为，喘为痰饮内伏之体受非时之邪而作。外邪与痰饮相搏结为喘之标，邪有风热、风寒之异，痰有热化、寒化之变，故标有寒、热之分。痰、舌、苔、脉等均为辨证之依据，如舌质稍红，津液不足，亦可有本属寒凝，因阳气虚弱，津不上承所致，未必尽属热证，经用温阳法治疗，阳气来复，津液上承，可见舌红渐退，舌面转润泽。然从本而论，本证终属阳虚。责之于脏，乃肺、脾、肾三脏之阳皆虚。《景岳全书》："阳气不到之处，便是阴邪凝聚之所。"阳气失于斡旋，在肺失于通调，在脾运化无权，在肾蒸腾气化乏力，津液不化，水湿内停而为痰，为饮。痰饮内伏，一旦外邪引动，伏痰壅塞，痰阻气闭，气道不畅，气急窘迫而发为喘证。喘家时有背寒怯冷，或冷如掌大，或如冷水浇淋。颜老指出，这是由于督脉行背正中，为诸阳之会，阳虚则督脉不充，失于温煦而背寒之故。正如仲景云："胁下有留饮，其人背寒。"

喘证纵有虚实之别，寒热之分，所谓寒热，仅指标实而言。临诊患者以虚实并见居多，实喘多兼有正虚，虚喘亦时有邪实。所谓实喘，是指病初邪多，壅盛于肺为主，标为急；所谓虚喘，病久虚甚，为精气亏虚为显，本为重。因此颜老常谓："新喘实急先治标，久喘必虚治在本。"

2. 急则治标，重在温化

喘证久发，多属沉痼顽疾，因有痰饮内停，难以骤化，肺气壅塞，呼吸不利，急需治标。颜老认为，痰饮病者，饮邪充斥，淹蔽阳气，以致阳不外卫，无能御邪，只要稍一冒寒触风，即可引动伏饮，夹感而发。若久发不止，正气溃散，精气内伤，肾之真元损伤，根本不固，则非一般宣肺化痰之药所能胜任。且饮为阴邪，得温则化，得寒则凝，若以西医消炎观指导中医临床，投之清热解毒之品更大谬矣！临证推崇《金匮要略》"病痰饮者，当以温药和之"。以温化为治喘第一要法，善用附子、麻黄、细辛等温阳之品，常根据病情的深浅、轻重，分别选用小青龙汤、小青龙加附子汤、麻黄附子细辛汤等温阳化饮方。并认为细辛通阳平喘，喘息甚时，非此不克，量必重用，一般用4.5g，喘剧者亦用至9g以上，此药温肺化饮，辛散开肺，为小青龙汤之枢纽，合五味子酸敛肺气，一开一合，止咳平喘。

阳虚寒甚而阴凝者，血行瘀阻，唇舌紫暗，面色黧黑，则用小青龙加附子汤。附子大辛大温，为温阳之要药，用附子助麻、桂、辛、姜温阳化饮之力，"益火之源，以消阴翳"，阳气振奋，痰饮得化，阴凝自散，血行畅通。

病深重笃，寒甚而阳虚气弱者，气不宜耗散过度，阳当须大温大振，则用麻黄附子细辛汤加味。附子既助麻黄之温性，又制约麻黄之辛散，使麻黄的温肺作用更为持久，细辛温通阳气。一般三味皆用9g，据证用药，细辛、附子的用量酌情增加，但麻黄用量却不宜再大，必要时皆须蜜炙减其发散之性。颜老常谓与其用大量麻黄，不如附子合小量麻黄相须为伍。

标热之喘，颜老先察阳虚与否。风、燥、痰、热所致的初病新喘，病未及本，里虚未成，标热甚急，常以麻杏石甘葶苈大剂疏风肃肺，直泻肺金之热，使痰热得清，肺气复平。阳气已虚，寒痰内伏之体感受暴戾之风、热、燥邪，邪痰相搏，寒痰热化而成标热之势，颜老不再用大温之品，以免热盛迫血，滋生血热妄行之变证；但也力主不可一味清热，以免病情反复，痰沫又见盈碗盈盆；习用小青龙汤加石膏、黄连等，随症调整药味剂量，温中兼清，寒热并调，标本兼顾。

3. 宣泻逐利，疏通肺气

痰饮内伏，气失升降，咳喘剧作。颜老认为，恢复肺气宣肃功能是治喘的重要一环，指出小青龙汤等温化痰饮方中麻黄、细辛的功效，一则温化，二则宣散，共达开通肺气的作用；并常同用紫菀，杏仁化痰，紫菀开喉痹，除顽痰，专能宣通窒滞，兼疏肺家气血；杏仁功专降气，能疏利开通，破壅降逆，调理气分之郁，二药一开一泄；气阻甚于痰滞，则桔梗、枳实同用，桔梗辛散豁痰，宣通肺气，枳实破气消积，化痰除痞，二药一宣一肃。在化痰理气导滞中，使肺的宣肃功能得以恢复。

喘家日久，痰饮内伏，邪满于中，上逆迫肺，喘逆难平，若仅用温散甚难取效，颜老用泻、逐、利等法开通肺气。泻：用葶苈子泻肺降气定喘，用量 9～15g，甚至用 30g，痰多气壅用苏子降气化痰平喘。此二药效甚强，但均有滑肠之弊，故便溏者用旋覆花、枇杷叶降肺胃之气。阳虚水泛，凌心射肺，胸满憋闷，用降香 2.4g，降气亦所以泻肺。逐：久咳痰黏难化，用生半夏 9～15g 治寒痰停积，与生姜同煎，制其毒性，亦用金沸草、海浮石，咸以软坚，逐其黏如胶漆之老痰积块，畅通气道。利：阳虚水溢于肌肤而肢体浮肿的喘家，用泽泻、车前草、凤尾草等利水退肿，肺为水之上源，水湿通利，"分流泄满"，肺气壅塞之困亦解，喘促可减。

4. 缓则治本，温补脾肾

注重培补治本是颜老治喘的又一特点，所以他除了扶正达邪、攻补兼施以治其标外，还善于在疾病的缓解期，即使是在秋冬喘证的好发季节，也抓住发作间隙短暂之时日以培补固本，抵御邪袭以减少、减轻喘证的发作。常用人参、玉屏风散、桂枝加黄芪汤益气补肺以固卫阳，减少发作的诱因，亦用沙参、麦冬、五味子、冬虫夏草等滋阴润肺，收敛肺气。前贤谓"培土生金"，"上下交损，当治中焦"，脾虚则为痰源，脾健可补肺母，脾胃健运，不仅痰湿得化，而且气血有源，补益肺金。因此温补脾土是补虚治喘的一个重要方面，常用白术、淮山药、扁豆、苓桂术甘汤等温补脾土，以清痰源。且每以此等药物制丸长服。补肾用巴戟天、补骨脂、核桃仁、金匮肾气丸、局方黑锡丹等温振肾阳；用熟地、山萸肉、枸杞子、冬虫夏草、七味都气丸滋阴补肾纳气，以固气根。督脉不充，阳虚背寒，用鹿角霜、熟附子温阳益气散寒，用血肉有情之品，坎炁、紫河车、牛骨髓补奇经八脉，大补元气。颜老补肾喜重用熟地，一般 12～15g，甚则 24～30g。此药滋阴补血，前人或谓"痰饮多者，服之恐泥膈"，甚言"凡胸膈多痰，气道不利，升降窒塞，药宜通而不宜滞，汤丸中禁入地黄"，但也有人指出"痰证当用而不可少者，则以姜汁拌炒可也"。颜老变前人之法，以砂仁拌用，防熟地滋腻碍胃；又以沉香煎汁拌炒熟地，"盖沉香得熟地能增纳气归肾之力，熟地得沉香则滋肾而不碍脾胃"。此外，他用苓桂术甘加附子汤，或附桂八味丸在三伏天治疗虚寒久喘患者，日服 1 剂，连续 1 个月，以温补脾肾，助阳扶正，借天之阳气以助药力，铲除深伏于患者体内的寒痰宿根。冬季患者果然少发、轻发或不发。

5. 喘家年高，宜顾气阴

高年喘家，罹病历年经久，阳气虚甚。"阳损及阴"，故多兼气阴不足。阴阳两亏的高年喘家，病情复杂多变，用药过于寒则虚阳更虚，病深不解；过于热则气阴更伤，变证蜂起。颜老多选用性味平和，作用和缓之品。如确需大辛大温之品以救其欲脱之阳，也只稍稍用之，且掌握时机，中病即止，时时顾及阴分的变化。他常以辛温救阳之附子合益气养阴之生脉饮等同用，以急复其阳，兼顾其阴。此外还慎用解表、退热、攻下等法，认为解表之剂多由辛散之品组成，大多有耗气伤阴之弊，经方尤较时方为甚。故常选用参苏饮之类以益气解表，少用麻桂，习用薄荷、桑叶之属。药力虽不及前者，但不伤气阴，缓图良效，甚合高年喘家的体质。他认为此类患者发热，形似外邪侵犯所致，实则多为内外两因兼而有之，也即实热较少，多为虚实两热，故选药组方，少用柴胡，而用桑叶、丹皮轻清泄热，内外之热两清而又不伤阴分，或用人参、麦冬等益气培阴以佐扶正达邪，使热退正安。对脾肾阳虚者力避选用有滑利之弊的药物。

6. 祛瘀活血，除邪扶正

颜老认为，喘为沉疴之疾，缠绵反复，阳气亏虚，阳虚则寒，血行凝滞；喘家肺气壅塞，气失疏畅，初病在气，久则入血成瘀，故喘家日久多见面色黧黑，唇、舌、指甲紫暗等瘀血之征。颜老治喘，只要疾病稍有时日，无论祛邪，抑或扶正，亦无论有否瘀血之征象，多参以水蛭、丹参、桃仁等活血化瘀之品。病急标实，痰阻气室，肺失宣肃，在温化痰饮、逐痰利水的同时佐以活血化瘀之品。瘀不与痰结，痰易化易出。血不利则为水。血行畅通，利水道而解气壅之困。血通气亦畅，气血携药力共达病所，正气得营血之援，又得药力之助，标易解，邪易驱。病缓正虚，在温补脾肾，补益气阴的同时辅以活血化瘀之品，气血条达，搜除伏邪遗害，又能润养脏腑，补其不足，调整阴阳而致和平。

（四）病案举例

案1 邵某，女，68岁。

病史：患者罹慢性咳喘20余年，每年冬季好发，咳喘痰多。近年来病情逐渐加剧，伴下肢浮肿、尿少。1个月前因受凉而症情又起，屡经治疗乏效，收入住院。

初诊：咳嗽咯痰，痰黄白相间质稀，咯之不畅，胸闷心悸，喘促不已，难以平卧，面浮肢肿，背寒怕冷，脉细滑，唇舌紫暗，苔腻带黄。

处方：炙麻黄9g，附子9g，细辛9g，射干9g，石菖蒲9g，生半夏9g，生姜皮9g，杏仁9g，生紫菀9g，泽泻30g，葶苈子（包）30g，小茴香4.5g，水蛭3g。

服药5剂，咳喘渐平，夜能平卧，浮肿渐消，小溲通畅，一昼夜尿量达2000ml，唇舌紫暗亦退。再服5剂，喘促已平，稍咳少痰，豁痰已畅，浮肿消退，背寒亦减，苔腻渐化。继调补脾肾，半个月后病愈出院。

按语 颜老辨此证为阳虚水泛，痰瘀阻肺。治以温阳化饮，化瘀利水，宣肺平喘。

案2 沈某，男，45岁。

初诊：患者因感冒后出现呛咳喘息已延绵半载，久服宣肺止咳之品无效，近咽痒，喘息，咯痰黏黄，左胸肋牵掣不适，脉弦滑、小数，舌红苔薄腻。

处方：炙麻黄6g，石膏30g，杏仁9g，葶苈子9g，大贝母9g，车前草9g，百部9g，半夏9g，化橘红4.5g，桔梗4.5g，生甘草3g。7剂。

二诊：呛咳、喘息得减，唯入晚作喘，痰黏，咽痒，脉弦数，舌红苔薄，脸部红疹累累。

处方：上方加桃仁9g。7剂。

三诊：喘息已除，偶咳，便溏日3次，脉细数，舌苔薄腻。

处方：炙麻黄6g，杏仁9g，浙贝9g，百部9g，半夏9g，鱼腥草9g，橘红4.5g，白术10g。七剂。

按语 初诊患者肺金痰热内壅、清肃失司，故重在清肺平喘，理气化痰；二诊又可见肺金蓄热，加桃仁以祛瘀生新；三诊患者肺气虽降，余邪未净，故参以健脾之品善后。

第二章 心系病证

胸 痹

(一) 概述

胸痹是指因人体阳气、阴血不足，瘀血、痰浊、寒积留聚，引起气血阻闭不通而出现以胸膺部满闷不舒、短气，甚或心痛为主要临床表现的病证。其轻者为胸痹，重者为心痛。就文献描述的症状来看，胸痹主要是指西医的冠心病。

(二) 病机探析

颜老论胸痹之成因，常分为虚实两个方面，实则多责之于痰饮、瘀血、寒积、气滞；虚则多责之于心之气、血、阴、阳亏损，认为对胸痹的临床认识不能仅仅拘泥于瘀证，否则就有胶柱鼓瑟之弊。因此，主张根据临床实际所见，把胸痹分为急性发作期，缓解期和稳定期，分期论治，活血化瘀法须分别配以理气、通阳、温阳等治法。颜老对《金匮要略》中"大气一转，其气乃散"之说倍加赞赏，认为大气者阳气也，胸中大气即上焦阳气。胸中之阳不布，水饮阴邪凝聚，损其胸阳，故水饮久结胸中不散，伤其氤氲之气，乃至心下坚大如盘，遮蔽大气。若阳气充沛，布达周身，客于体内之邪气即散去，即"离照当空，阴霾自化"之义。

(三) 审机论治

颜老以《内经》"阳气者，若天与日，失其所则折寿而不彰"，"气复返则生，不返则死"理论为指导，临床上特别强调"有一分阳气，便有一分生机"的观点，根据急性发作期、缓解期和稳定期的动态变化，细辨标与本、虚与实、常与变而制订出温、通、补三法，用药上重气血、温心阳、宗升降、达后天，强调治疗本病不能硬套一个分型，拘泥一个药方，而且三法也不是截然划分的，在具体运用时往往相互参用，或以温通立法，或以通补兼施。

1. 急性发作，回阳救逆

心居阳位，为清旷之区，诸阳受气于胸中，故凡素体心气不足或心阳不振，或终日伏案少动，致胸阳不展，气血运行不畅者，则外寒易乘虚而入，"两寒相得"，饮凝胸中，阳气失于斡旋。心体阴而用阳，心阳衰弱即心的正常功能衰退，往往出现虚寒证候。颜老根据《内经》"阳气者，若天与日，失其所则折寿而不彰"、"气复返则生，不返则死"

的理论为指导，强调温运阳气是治疗心系病证的重要法则，尤其对一些危重的心系病证，更不可忽视温运阳气的必要性。

习用《伤寒论》少阴病方中的麻黄附子细辛汤治疗肺心病或肺心病合并心力衰竭，用附子汤治疗冠心病心绞痛、心肌梗死，以通脉四逆汤治疗病态窦房结综合征，以急救回阳汤治三衰，皆有很好的效果。急救回阳汤渊出王清任《医林改错》，原为吐泻后转筋、身凉、汗出而设，内容为党参、附子、干姜、白术、甘草、桃仁、红花，功能回阳救逆，促使气通血活，化险为夷。三衰多发生于久病及老年患者，而久病及老年病多有血瘀之基础。近年来，颜老以此方治厥逆急证，颇为应手。

颜老常谓："宗气贯于心脉而行气血，气虚则血滞，气盛则血行"，"培补宗气，可使心脉充实而血行全身。而能担此重任者，当首推附子"。故凡见脉来虚弱，面色萎黄，胸闷心慌，心痛惊悸，则责之心气不足，治当振奋心气，附子为必用之药。颜老认为，附子是回阳救逆的主药，在使用时既要大胆，又要适当配伍，制其有余，调其不足，则可扩大附子在心系病证中的运用。若见心悸、脉虚数、舌红则责之于心之气阴不足，则加生脉散或天王补心丹以益气养阴复脉并制约附子之燥热。其中麦冬一味，有强心之功，所谓"麦冬一味，有回天之力"，颜老最喜用之。若见心悸怔忡、自汗则偕龙骨、牡蛎入心，重镇安神，交通心肾，又制附子上蹿之性。急性发作时芳香开窍有速效止痛之功，也属"温法"范畴。对于心胸疼痛属寒邪凝滞型的心系病证，颜老根据"寒则凝、温则通"的理论，常用气味芳香，功能宣通阳气、疏通血脉之药物。麝香保心丸为首选，冠心苏合丸、苏合香丸常用外，还取用六神丸。此外，云南白药中红丸，俗称保险子，镇痛力颇强，亦可用治心痛，但其性烈而猛，只宜痛时暂用，每次不超过2粒。芳香开窍方药辛散走窜，易耗气伤阴，仅适合于急救，不宜久用，故急性发作期后当转入剿抚兼施，固本清源，或调补中州之法，方可获得满意的疗效。

2. 缓解症状，通阳化瘀

胸痹心痛缓解期的病机为本虚标实，本虚为心肾之阳虚，标实为气滞、血瘀、痰浊等，寒邪侵袭、情志失调、饮食不当、劳逸失度、年老体衰均为胸痹心痛形成之原因。颜老常谓"阳气不到之处，即为寒饮留滞之所"，心阳不振，寒饮停滞，则痹阻心脉，胸痹、心痛之证作矣。胸痹的病机可用"阳虚阴凝"四字加以概括，所谓阳虚阴凝即为本虚标实，本为心气不足，阳失斡旋，标乃痰饮凝滞，心脉痹阻。因此，以"通"来防治胸痹心痛，强调"气血流通"是颜老治疗胸痹心痛缓解期的重要特色。通法的具体运用主要有二：一为通阳，二为化瘀。

临床所见，胸痹每每兼痰饮，痰浊壅阻，故通阳为常用之法，但与温阳不同。通阳者，通其不足之阳于上焦；温阳者，驱其厥逆之阴于下焦，功能与部位均不同。仲景通胸中之阳，以薤白、白酒或瓜蒌、半夏、桂枝、枳实、厚朴、干姜、白术、人参、甘草、茯苓、杏仁、橘皮等。选用对症，三四味即成一方，不但苦寒尽屏，即清凉也不入，盖以阳通阳，有药不得预也。颜老遵《内经》"心病宜食薤"及"辛走气，多食之，令人洞心"之旨，法宗仲景，以瓜蒌、薤白通阳为主，选加半夏、茯苓、橘皮、枳壳、桔梗、石菖蒲、郁金等。其中石菖蒲引药入心，缓解症状迅速，半夏常生用，先煎入药，常用量为10g，以加强化饮散结之力。此外，颜老从脏腑相关理论出发，临床见到不少心系病证患者以餐后痛剧，餐后发作各种心律紊乱，从"心胃同治"着手，用调理脾胃之桔枳姜汤、清化痰热之温胆汤等针对痞满食滞、肝胃不和及湿热中阻之心胸作痛，发作性快速心律失常者，效果也好。常说，《金匮要略·胸痹心痛短气病脉证治》中有不少治胃的药物，确是规律性的医疗经验总结，也属通阳化浊的范畴，要很好地继承下来。

活血化瘀法是中医治疗胸痹使用最多的方法。如以胸痹心痛为例，每每具有血瘀的表现。心主血脉，是血液运行的主导，凡情志所伤，气机郁结，气滞日久，血流不畅则脉络瘀滞，或久病入络，气滞血瘀，心脉瘀阻均可发为此病。症见胸痛阵作，或刺痛不休，或疼痛如绞，脉涩舌紫。颜老认为，凡见此证当活血化瘀，宣畅气机、升清降浊为其首务。王清任"血府逐瘀汤"最为合拍，唯剂量上与一般用法恒有不同，其中柴胡、枳壳、川芎量都加大，本方由桃红四物汤合四逆散加牛膝、桔梗而成。当归、川芎、桃仁、红花、赤芍活血化瘀而通血脉；柴胡、桔梗与牛膝、枳壳为伍，一升一降，调畅气机，开通胸阳，行气活血。方中柴胡，有人谓其性升，多舍之不用。颜老认为，柴胡配生地，既监制生地之滋腻又抑柴胡之升散，诚为心得之言。《本草经》川芎载"能疗心腹坚痛"，故也必用。另外颜老常喜加入蒲黄一味，且多生用。《本草纲目》云："蒲黄手足厥阴血分药也，能活血止痛，生则能行，熟则能止，与五灵脂同用，治一切心腹诸痛。"若心痛剧烈，可加血竭粉与三七粉和匀吞服，每次1.5g，1日3次，效果显著。或加乳香、没药、麝香粉以开导经脉，活血定痛。血瘀较轻者可用丹参饮、手拈散等。

在运用活血化瘀法时，当根据病情的变化灵活地配以其他药物，则可大大扩大在心系病证中的运用范围。例如，根据气血相关理论，配以补气药治疗冠心病、心绞痛、心肌梗死、心肌炎等，疗效往往优于单用活血药。活血化瘀与清热解毒同用治疗肺源性心病病急性发作期，效果优于西药，活血化瘀药与平肝潜阳药同用治疗高血压病，较单纯用平肝潜阳法好，这样的案例不胜枚举。颜老认为，活血化瘀药治疗心律失常，如对期前收缩、心房颤动、房性心动过速等，用量不宜大，因其激发功能，而对病窦、传导阻滞等属心率慢者，用量又可加大。

3. 稳定疗效，益气健脾

心绞痛较长时期内未再发作，心电围也趋于好转，精神体力逐渐恢复，即进入稳定期。此时，颜老十分强调扶正补益，健运脾胃。

《内经》云："涩则心痛。"《金匮要略》则以胸阳痹阻而立胸痹之名，涩者血脉不畅，痹者郁阻不通。历代医家多以"不通则痛"解释胸痹心痛的病机。颜老通过临床，认为"不通则痛"仅是胸痹心痛病机的一个方面，而虚则不荣，心失所养亦可产生心痛，即"不荣亦痛"，即使是瘀血、痰浊、气滞等痹阻心脉，不通则痛，但瘀血、痰浊、气滞等，多因脏腑虚损，功能减弱而产生。因此，心系病证多为虚证或本虚标实之证，心气虚为本，瘀血、痰浊、气滞均为标。"心虚则邪干之"，寒邪、瘀血、痰浊、气滞等乘心脉虚衰而侵之痹阻心脉，而作心痛，"邪之所凑，其气必虚"。所以颜老指出，胸痹心痛产生的根源在于心气不足，活血药虽能使症状缓解，但欲求改善心肌能力或控制其发作，须加用益气之品，才能巩固，因此在缓解期运用扶正补益法也是治疗心系病证的重要方法之一。人是有机的整体，人体各种功能的发挥，需要各个脏腑组织的协调。颜老在强调心之阳气不足是胸痹心痛产生的根源的同时，又指出其他脏腑的功能失调均可影响到心，如脾为后天之本，气血生化之源，脾虚则气血生化不足；心肾为水火之脏，心肾相交，水火既济，若肾虚则心失、濡养、温煦；肝主疏泄，心之运血，靠肝之疏泄之助等。所以，扶正补益法包括的范围甚广。

颜老用之最多、最为得心应手的，当推自拟益心汤，方用葛根、川芎升发清气；用降香、决明子降浊泄气，一升一降，使清旷之区得以复原；生山楂配决明子可降脂降压；更用党参、黄芪、丹参、赤芍益气养血增强心肌能力，恢复心脏功能，即沈金鳌所谓"补益攻伐相间并进，方为正治"。功能益气化瘀，活血通脉，用于治疗冠心病心绞痛、心肌梗死等多能较快地缓解症状，尤其对老年患者及心肌炎后遗症，凡属气虚血瘀者用之皆效。正如张锡纯所言："气血同虚不能流通而作痛者，则以补虚通络为宜，不可唯事开破。"

《丹溪心法》云："怔忡者血虚，怔忡无时，血少者多。"因此，颜老亦十分重视后天之本，治病强调重视脾胃，他常援引沈金鳌所言："盖脾统四脏，脾有病，必波及之，四脏有病，亦必待养于脾，故脾气充，四脏皆赖煦育，脾气绝，四脏不能自生……凡治四脏者，安可不养脾哉。"临床喜以健脾益气养血之法应用于冠心病之治疗。常用归脾汤加琥珀、朱砂，其中琥珀能纠正心律，具镇静催眠、养心之效。同时，颜老认为以补养脾胃调治心病，须注意循序渐进，补中寓疏，要因人、因时而异，切忌蛮补呆补，胶柱鼓瑟。尤以夏月之际，常用李东垣清暑益气汤治冠心病，其疗效之神速，诚匪夷所思。本方为补中益气汤去柴胡，加生脉散和苍术、泽泻、山楂、神曲、葛根、黄柏而成，方以补中益气汤补气健脾，合生脉散益气复脉，佐黄柏、苍术清暑化湿。东垣云："夏月服生脉散加黄芪、甘草，令人气力涌出。"可见本方治冠心病之奥义。

4. 灵活配伍，升清降浊

升清降浊，宣畅气机的治则反映于颜老用方的各个层面，升清降浊法在颜老治疗冠心病的过程中占有重要的地位。如血府逐瘀汤的枳壳、桔梗，调胸中大气；益心汤中的葛根、川芎，升胸内清气；降香、决明子降上焦之浊气，亦即升降配伍的常用药对。颜老指出，要发挥气化的作用，更要协调气机的升降出入，治疗冠心病时在益气活血、化瘀通络组方中加用升麻，可起到画龙点睛的作用。升麻配葛根，内能清阳明腑热，外能解肌退热，升举清阳；升麻配柴胡，乃补中益气之经典配伍，与参芪共用以益气升阳，气机得以升发，心气得以复位；升麻配降香，一升一降，气机复常，血脉条达。故常在方中加用升麻、柴胡，升其清气，使空旷之清气得复，胸中阳气复其原位，痹浊之邪得散。

（四）病案举例

案1 吴某，女，65岁。

初诊：冠心病心绞痛10余年，胸闷心痛，痛势彻背，近日症情加剧，日发10余次，并见气促心悸，神疲恶寒，汗时自出，大腑溏而不畅。迭进活血祛瘀之法，症状仍见反复，舌紫苔薄脉沉细，证属心阳不足，血行无力，脉络阻滞，心脉不通。治当温阳益气，附子汤加味。

处方：熟附子6g，党参10g，白术10g，茯苓10g，葛根10g，丹参12g，赤芍12g，甘草 3g，参三七粉 1.5g，血竭粉（吞服）1.5g，1 日 2 次。7 剂。

二诊：药后颇能安受，胸闷已除，心痛亦缓，上方去参三七粉、血竭粉，继进。

连服 3 个月后停药，随访 1 年，病情稳定。

按语 本案一派心胸之阳不展之候，活血祛瘀之品虽能畅通血脉，但亦易耗伤阳气，遂致心阳愈虚，故心痛难愈也。初诊以附子汤温经散寒，益气活血，用附子者即是大辛热以驱下焦之阴而复上焦之阳，补天裕日。加参三七粉、血竭粉以冀其速效，二诊即去之为药随证转之故。

案 2 梁某，男，**49 岁**。

初诊：胸膺隐痛，时或心悸，喜太息，神疲乏力，易自汗，头昏少寐，间或咽痒咯痰，饮食不佳，二便如常，脉细小滑，舌苔薄腻。心脾气血失调，复有痰阻气郁之候。以归脾法补气益血，辅以化痰。

处方：潞党参 9g，白芍 9g，丹参 9g，柏子仁 12g，酸枣仁 12g，百合 9g，半夏 9g，陈皮 4.5g，煅龙牡（先煎）各 15g，莲子 10 粒，炙甘草 3g，参三七粉（吞）1.0g。14 剂。

二诊：心悸、自汗、胸痛已减，饮食如常，二便亦调，喜太息，易呵欠，睡眠仍不酣，脉细小滑，舌苔薄黄。阴阳失于平衡，心肾不交，守法再进。

处方：潞党参 9g，白芍 9g，丹参 9g，柏子仁 12g，百合 9g，煅龙牡（先煎）各 15g，半夏 9g，橘皮 3g，远志 3g，麦冬 9g，当归 9g，稷米（包）9g。14 剂。

药后症情次第减轻，用上方加琥珀粉 1.0g 继服以巩固。

按语 本例胸痹心痛虽症情不重，但已耗伤气血，心脾不调，血不养心则心悸，血不充案脉则心痛。故以归脾为法，加三七粉散剂吞服以治心痛，有药量少、吸收快、收效显之用，得效即去之。二诊加麦冬养阴复脉，有强心之功，最后以原制加琥珀以养心。综观本案之治，自始至终抓住调补脾胃，加减灵活，故效果明显。

案 3 王某，男，**47 岁**。

病史：患顽固性心律失常 3 年，呈室性期前收缩、二联或三联律。24 小时动态心电图示：室性期前收缩 40 070 次，最多 2 624 次/小时；心脏超声示：升主动脉扩张。服大量西药治疗无效。西医诊断：冠心病；心律失常；室性心律失常。

初诊：胸闷、心悸惕惕然，头晕肢倦，手足不温，少寐，舌红，苔白腻，脉沉细、结或代。证属阳虚心气不足为本，气血瘀滞为标。治以温阳益气，化瘀通络。

处方：附子 6g，炙甘草 6g，五味子 6g，丹参 15g，蒲黄（包）15g，麦冬 9g，川芎 9g，薤白 9g，黄芪 30g，煅龙骨 30g，煅牡蛎 30g，桂枝 3g。每日 1 剂，水煎服，连服 21 剂。

二诊：诸症明显好转，面亦有润泽，胸前区时有堵塞感，口干苦而不思饮，少寐，舌淡紫，苔白，脉沉迟。以前方酌加健运脾胃之品，盖脾统四肢，土旺则诸脏可安也。

处方：上方附子用 9g，加苍术、白术、茯神、远志各 9g，小麦 30g，石菖蒲 6g。服 2 个月。

三诊：诸症大减，神清气爽，多次复查心电图均正常。

按语 本案心律失常属中医学"心悸"范畴。《诊家枢要》云："阴胜阳亏之候，为寒，为不足。"治以温通心阳，益气活血。方以参附汤、生脉散、桂枝加龙骨牡蛎汤等方合治，并加石菖蒲引药入心。虽舌红用附子，但方中炙甘草、麦冬、煅龙骨、煅牡蛎等可制附子之刚燥。得效后守法续进，增强温阳之力，合健运中焦，护养心神之法而奏全功。颜老治疗本病在温阳的基础上加黄芪、生蒲黄益气化瘀，使脾运健，瘀血通，心神宁而心悸愈。

失　眠

（一）概述

失眠，是指经常不能获得正常的睡眠。在古代医籍中又称为"不寐"、"不得眠"、"目不瞑"、"不得卧"。失眠的临床表现不一，轻者仅表现为入睡困难，或睡眠不深，时睡时醒，醒后不能再睡，严重者则可通宵不睡。往往与情绪变化有关，可随着情绪的变化减轻或加重。伴有心烦、多梦、畏光、怕声等，在白天则往往有头晕、乏力、精神不振、记忆力减退等全身症状。发病时间可长可短，短者数日后可逐渐好转，长者数月持续难愈。

现代研究认为，失眠是指睡眠时间不足，或睡得不深、不熟，可分为起始失眠、间断失眠、终点失眠三种。起始失眠是指入睡困难，要到后半夜才能睡着，多由于精神紧张、焦虑、恐惧等引起；间断失眠，是指睡不宁静，容易惊醒，常有恶梦，中年人消化不良，容易发生这种情况；终点失眠，是入睡并不困难，但持续时间不长，后半夜醒后即不能再入睡，老年人高血压、动脉硬化，精神抑郁症患者，常有这类失眠。

（二）病机探析

失眠的辨证论治，临床首先须分清虚实，虚者有气血阴阳之分，实者有痰、瘀、湿、火、郁热之辨，概括其病机，每以情志变化为主因，又以失眠加剧五志之逆乱，颜老认同清代医家张必禄《医方辨难大成》"凡此气血之乱皆能令人寤寐之失度者也"之说，而气血为之失衡，总由脏腑阴阳失调，气血不和所致，且肝主谋虑，主疏泄，主藏魂，与气血之调畅关系最密，故颜老注重从肝、从气血治疗不寐，此其临证特色，屡治不爽。

（三）审机论治

颜老认为，调整脏腑气血阴阳是治疗的关键，必须贯穿于治疗的始终。对于实证失眠，以祛邪为主，佐以调整气血阴阳，重镇安神；对于虚证失眠，总以调肝养血为先，略佐具有补益作用之药，以使元神之腑阴阳平衡，而收安神之效。此外还需根据不同的证候，适当选用具有安神作用的药物，只有做到二者的有机结合，才能收到预期的疗效。

1. 清热化痰，和中安神

有些患者往往平时体质尚盛，由于突然受到情绪影响，思虑过度，致令气机逆乱，脾胃运化失常，酿成痰湿，郁而化热，痰火内扰，而致神志不安，多见为起始失眠或间断失眠，表现为入睡困难、烦躁不安、胸闷口苦、不思饮食或胸闷嗳气、腹中不舒、舌苔黄腻、脉滑数等。治疗当用化痰清热，和中安神之法，根据临床经验，用黄连温胆汤（黄连 3g，半夏 10g，茯苓 10g，竹茹 10g，枳实 10g，陈皮 6g，甘草 3g）有确切的疗效。其中黄连苦寒而入心经，为治失眠的要药，温胆汤功能清化痰热，全方共奏清心化痰、和胃安神之效。加入远志、人参、熟地、酸枣仁名十味温胆汤，《证治准绳》谓其适用于痰热扰心、气血不足之失眠。若由五志郁火，灼津为痰，痰入心舍，瘀阻心脉而出现顽固性失眠，则加入石菖蒲、远志、郁金、杏仁、丹参以痰瘀并治，清心安神。

2. 疏肝理气，活血化瘀

心主血脉，心主神明，故失眠与气血的关系十分密切，气为血帅，气行则血行，气滞则血瘀。若患者情志不畅，肝失疏泄，日久必致气滞血瘀，凝滞脑气，神明受扰。症见入睡困难，易于惊醒，恶梦纷增，或彻夜不寐，久治不愈，伴有烦躁不安、面部黧黑、肌肤甲错、舌质紫暗、脉来不畅等，治用王清任血府逐瘀汤（柴胡 6g，桔梗 6g，枳壳 6g，生地 12g，当归 9g，赤芍 9g，川芎 9g，红花 9g，桃仁 9g，牛膝 6g，甘草 3g）。本方既能疏肝理气，又能活血化瘀，重在调整气血平衡，可使阴阳交通而治失眠，符合《内经》"疏其血气，令其条达而致和平"之意。《医林改错》称"夜不能睡用安神养血药治之不效者，此方若神"。近年来，由于瘀血导致失眠的报道日益增多，特别是其他方法久治不愈的顽固性失眠，无论有无瘀血指征，均可应用本法。颜老体会，在本方的基础上加入磁朱丸、生铁落包煎取名活血镇静汤，其效更好。

3. 清肝泻火，疏肝解郁

失眠与情志变化最为相关。故对一些顽固性失眠，病程缠绵，服安神药少效或罔效者，辄从肝胆论治而获效。"肝主疏泄"，情志所伤每致肝气郁结；"木能生火"，故凡肝木有余，必致心火亢进，心肝火旺而致失眠，法当从肝论治。如突受情绪刺激，烦躁不安，久久不能入睡，心烦口苦，舌红苔黄腻，脉弦数者，可用龙胆泻肝汤（龙胆草 9g，柴胡 6g，黄芩 9g，山栀 9g，当归 9g，生地 9g，泽泻 9g，车前子 9g，木通 6g）清肝泻火。若老年患者素体肝阳偏旺，症见头晕而胀，目花耳鸣，性急易怒，面色潮红，入夜难以入寐，易于惊醒，舌红苔黄，脉细弦，可用大定风珠加减以平肝镇静。

若患者平时多疑善虑，多愁善感，为肝郁之体，常见夜间难以入睡，即使入睡也多梦易惊，或胸胁胀满，喜太息，舌红，脉弦，当以疏肝解郁为主。方用丹栀逍遥散（丹皮 9g，栀子 9g，柴胡 6g，当归 9g，白芍 9g，茯苓 9g，白术 9g，甘草 3g），也可加入柏子仁、远志、夜交藤、合欢皮等以制成丸药，每晚吞服。

4. 和胃降逆，理气安神

根据《内经》"胃不和则卧不安"的论述，"和胃降逆"也是治疗失眠的一大法则。由于饮食不节，肠胃受伤，宿食停滞，胃气不和而致失眠，如《张氏医通》所说："脉滑数有力不眠者，中有宿食痰火，此为胃不和则卧不安也。"常用保和丸或越鞠丸如山楂、麦芽、莱菔子以消食导滞，继用半夏秫米汤和胃安神。但近来也有学者认为，胃不和则卧不安，只是指不能平卧而言，与失眠无关，但验之临床，确有因胃气不和、消化不良导致失眠的。因此，有很多报道用旋覆代赭汤（旋覆花、代赭石、人参、半夏、生姜、大枣）以和胃降逆达到治疗失眠的目的，适用于痰湿内阻、胃气不和、气逆扰心、神失安宁之失眠。痰湿盛者加菖蒲、远志；热邪甚加黄连、穿心莲；食滞者加山楂、麦芽，随证加减，灵活应用。

5. 补养心脾，养血安神

有些患者往往由于年老体衰，气血亏损或思虑过度，劳伤心脾而致失眠。伤于心则阴血暗耗，神不守舍；伤于脾则食少形瘦，气血难复。由于血不养心，故成失眠。常见多梦易醒，或早醒不能再睡，心悸健忘，体倦神疲，饮食无味，面色少华，舌淡苔薄，脉细，用归脾汤（黄芪20g，党参10g，白术9g，当归9g，远志9g，茯神9g，酸枣仁9g，木香2.4g，龙眼肉9g，甘草3g）。颜老根据黄连能引药入心经，常在方中加入黄连粉0.3g吞服，其效倍捷。若患者平时心气亏虚，遇事善惊，失眠多梦，或心悸心慌，容易惊醒，舌淡脉细者，当以益气镇静为主，可用安神定志丸（人参、茯苓、茯神、远志、石菖蒲、龙齿、朱砂）。若偏于心血虚者，如妇女更年期综合征或神经官能症，用甘麦大枣汤，或在方中加百合以养心安神，兼补肝气，加龙齿、琥珀安神定惊，名百合龙琥甘麦大枣汤，其效更好。颜老常用琥珀粉、珍珠粉各0.6g，睡前吞服，屡用屡验。

6. 交通心肾，养心安神

心主火、肾主水，心火下降，肾水上升，水火既济，心肾交通，睡眠才能正常。《清代名医医案·陈良夫医案》对此有所论述："心火欲其下降，肾水欲其上升，斯寤寐如常矣。"若由于年轻人相火偏亢，情欲妄动或年老肾阴亏损，心火偏旺均可导致心肾不交而见心烦难以入睡，或五心烦热，头晕耳鸣，口舌生疮，口干腰酸，遗精滑精，舌红脉细数等，究其实质在心肾功能失调，故当协调阴阳，交通心肾，常用交泰丸（黄连三份、肉桂二份和匀研粉，每服3g，1日2次），或用黄连阿胶汤（黄连5g，鸡子黄1只，阿胶9g，黄芩9g，白芍9g）亦佳。近代学者提出心肾不交有阴虚、阳虚之分。如《实用中医诊断学》认为，若失眠伴心烦、心悸、健忘、眩晕、腰酸、咽干潮热、盗汗、舌红绛等阴虚火旺之证，为阴虚心肾失交，可用天王补心丹合交泰丸。若有畏寒，腰酸发凉，精神委靡，舌淡紫而暗等元阳虚衰之象，则属命门火衰，不能上济于心所致，治疗可用金匮肾气丸或右归丸，皆属可取。颜老在临床中根据"半夏得阴而生，夏枯草得至阳而长"之论，常用半夏9g，夏枯草15g浓煎服之，常能达到协调阴阳，交通心肾之效。

7. 补养肝胆，养血安神

论失眠之虚，虽强调心脾和肾，但据临床所见，肝胆之虚亦不容忽视，早在仲景用酸枣仁汤治"虚劳虚烦不得眠"，即从肝郁血虚立法。而《本草经疏》说："病后不得眠，属胆虚"，《慎斋遗书》说："胆寒不眠，枣仁炒为末，竹叶汤下三、四钱"，则从胆虚立法，可见补养肝胆，亦是治疗失眠的大法。故临床上若见肝病日久，身体亏虚，虚烦而难以入睡或入睡后容易惊醒，终日惕惕，胆怯恐惧，遇事易惊，舌淡，脉细弦等，可补益肝胆，养血安神，方用酸枣仁汤（酸枣仁9g，茯神9g，知母9g，川芎9g，甘草3g）合真珠丸（真珠母、龙齿、酸枣仁、柏子仁、当归、地黄、人参、茯神、犀角、沉香）。有研究认为，失眠以肝经症状最为多见，提出以养血镇肝最为适宜，用扼神汤（生石决明、生牡蛎、生地、白芍、白蒺藜、夜交藤、合欢花、酸枣仁、远志、黄芩、香附）有较好的疗效。特别是酸枣仁一味，既能安神定志，又具补养之功，对肝血亏虚之失眠尤为适用。前人有生酸枣仁治多眠，炒酸枣仁治失眠的说法，近人用动物作药理实验，未见如此相反的作用，但根据长期的临床经验治失眠以炒枣仁为好。也可将酸枣仁研粉，中午或晚上睡前各吞服 3g，若由于胆气虚弱所致者，则可选用参胡温胆汤（党参、柴胡、麦冬、茯苓、桔梗、橘红、香附、半夏、枳实、竹茹），随证加减，灵活运用。

8. 擅用药对，辨证配伍

根据不同的证候，适当选用具有安神作用的药物也十分重要，只有做到二者的有机结合，才能收到预期的疗效，否则片面强调安神，忽略整体调整，往往事倍功半，很难取得疗效。颜老治疗不寐常用对药，可获增加疗效之用：疏肝理气，取柴胡、郁金；解郁调气，取玫瑰花、合欢花；清肝泻热，取丹皮、栀子；凉肝化痰，取夏枯草、半夏；平肝息风，取天麻、钩藤；镇肝潜阳，取灵磁石、珍珠母；清心泻火，取莲子芯、连翘心；养肝宁神，取酸枣仁、柏子仁；化瘀安神，取丹参、琥珀；化痰定志，取石菖蒲、远志；交通心肾，取黄连、肉桂；重镇安神，取龙骨、牡蛎。治疗不寐诸多药物中，颜老认为黄连堪担大任，其用有六：清心火，用为心火炽盛不寐者之君药，此其一也；用为心肾失交证之主药，此其二也；治疗肝火上炎证，用黄连泻心火，心为肝之子，此其三也；治疗痰热内扰证，黄连配伍半夏、茯苓，痰热分治，此其四也；治疗心脾两虚证，归脾汤中加入小剂量黄连粉（0.3g）吞服，有引诸药入心之妙，此其五也；柴胡加龙骨牡蛎汤中的大黄，脾弱易动之人，代之以黄连亦佳，此其六也。

鉴于失眠症情不一，有些失眠很难分清虚实，或为虚中夹实，故当权衡虚实，随机应变。对于这类失眠，用柴胡加龙骨牡蛎汤多验［柴胡、黄芩、半夏、人参、桂枝、茯苓、龙骨、牡蛎、生姜、大枣、大黄、铅丹（可用生赭石代替）］。实验证明，本方长于调节高级神经活动，使其兴奋与抑制保持均衡，既有改善睡眠之效，又无导致倦怠之弊，为调补、安神之良方。

（四）病案举例

案1 陈某，男，42岁。

初诊：顽固性失眠 2 年余，彻夜难眠，少睡则乱梦纷纭。患者性情忧郁，头晕且痛，面色黧黑，胸背汗斑累累，下肢肌肤甲错，舌略紫，苔黄腻，脉细弦。肝郁日久，以致气滞血瘀，神魂失养。

处方：柴胡 9g，当归 9g，红花 9g，桃仁 9g，磁朱丸（包）9g，生地 15g，赤芍 15g，川芎 15g，枳壳 5g，桔梗 5g，牛膝 5g，生甘草 3g。

服药 2 剂，自觉精神舒畅，入夜稍能安睡。续进 7 剂，头晕头痛明显好转，每夜睡眠可达 5 小时以上，乱梦亦平。上方去磁朱丸再服 2 周，失眠告愈；肌肤甲错，汗斑亦见消退。

按语 肝藏魂，主疏泄；心藏神，主血脉。若所思不遂，精神抑郁，以致肝气不达，血气失畅，瘀阻血脉，心神失养而失眠。故《医方难辨大成》谓："气血之乱皆能令人寤寐之失度也"。证见彻夜不寐，即使入睡，也乱梦纷纭，兼有情志郁郁不乐、时喜叹息、胸胁胀痛、舌紫、脉弦或涩。治宜理气活血，以安肝魂，方用血府逐瘀汤。对此，王清任曾释道："夜不能睡，用安神养血药治之不效者，此方若神"。内以四逆散理气疏肝，桃红四物汤活血化瘀，配以桔梗引气上升，牛膝导血下行，一升一降，交通阴阳。加磁朱丸、生铁落钡等重镇定魂，疗效更佳。

案2　刘某，男，32岁。

初诊：神经官能症10余年，迭进各种中医镇静安神药无效。入夜难眠，梦遗累发，头晕耳鸣，心悸胸闷，小溲黄赤，舌红苔薄黄，脉弦数。证属气郁化火，肝魂不宁。

处方：柴胡18g，法半夏18g，党参18g，黄芩12g，大黄12g，桂枝12g，煅龙骨30g，煅牡蛎48g，茯苓24g，生姜6g，红枣10枚。

上药共研粗末，每日取25g，水煎服。服药1料后，诸症均减，入夜能睡6小时，梦遗亦止，患者称多年来从未有这种轻松感。再以原方续进一料，以资巩固。

按语　肝郁日久，最易化火，肝火拂逆，冲激肝魂，则魂摇而睡卧不宁。《血证论》云："阳浮于外，魂不入肝，则不寐。"症见入夜烦躁，难以入睡，或梦呓频作，或有梦而遗，兼有急躁易怒、头晕目眩、便秘溲赤、舌红苔黄、脉弦数。肝火多缘气郁不解所致，故治疗毋忘疏肝解郁。若专事苦寒泄火，将致气血凝结，郁火愈盛，症情更甚。柴胡加龙骨牡蛎汤治此最为合拍，取小柴胡汤清泄肝郁，配以龙骨、牡蛎镇肝安魂，随证化裁，得效甚多。

案3　陈某，女，46岁。

初诊：因突受惊恐而失眠，逐渐加重，入睡艰难，甚则彻夜不眠；情绪焦虑不安，头晕耳鸣，两胁胀痛，口干且苦，舌紫苔黄腻，脉细弦。此乃胆气郁结、痰火内扰之证。

处方：炒竹茹6g，陈皮6g，枳实6g，法半夏9g，远志9g，酸枣仁9g，柏子仁9g，夏枯草15g，夜交藤15g，茯苓12g，生甘草3g。

7剂后夜寐渐安，头晕、胁痛亦平；续以上方加减治疗1个月，睡眠正常，其他症状次第消失。

按语　胆主少阳，内寄相火，胆气冲和，则能上养心火，故有"心与胆相通"之说。若暴受惊骇，或思虑太过，少阳枢机不达，胆气郁结化火，灼津成痰，痰火扰乱心神，可致失眠。症见睡卧辗转不安，难以入眠，或易于惊醒，兼有心烦懊侬，口苦咽干，胸闷痰多，舌红苔黄腻，脉滑数等。治以清胆除烦，化痰解郁。方用温胆汤，以二陈温化痰涎；竹茹、枳实清泄胆郁；每于方内加入夏枯草，取其与半夏相使。盖半夏得阴而生，善于化痰；夏枯草得至阳而长，擅以清胆；两药合用，既能增清胆化痰之力，又可协调阴阳平衡，有一举两得之妙用。

血痹（周围血管病）

（一）概述

周围血管病是外周血管病的通称，包括闭塞性脉管炎、雷诺病、红斑性肢痛症、下肢静脉曲张、深静脉血栓形成，以及血管瘤等多种疾病。其常见症状为：下肢浅静脉系曲张，走路时下肢酸疼不适，色素沉着，皮肤脱屑、瘙痒，皮下组织硬结，表皮温度升高，有疼痛或压痛感，水肿，破损后成经久不愈的溃疡（俗称老烂腿等）；患肢疼痛，发凉，怕冷，患肢（趾、指）可出现针刺感、奇痒感、麻木感、烧灼感等异常感觉；趾（指）甲增厚、变形，严重时出现坏疽和溃疡，这都是周围血管病常见的表现症状，临床治疗颇为棘手。

（二）病机探析

周围血管病病种多，原因复杂，表现也各不相同。虽然这些病的发病原因和病理变化有所不同，但颜老认为它们的主要表现都为不同性质、不同程度的疼痛，根据"痛则不通，通则不痛"的理论，其都存在着瘀血阻滞之病理。人周身血脉、经络，如树之有根有干有枝，百体内外，元气疏通，运行血脉，升降出入，若有邪气壅塞，血气不能周流，阻滞脉络扩张充盈，日久交错盘曲则表现为瘀血、缺血、瘀斑、肿胀、粥样斑块、血栓、血管狭窄或闭塞。瘀久不散，化生湿热，流注于肢体经络，复因搔抓、虫咬等诱发，则腐溃成疮，日久难收敛，甚至出现溃疡或坏疽。因此，周围血管病实际上是血瘀证疾病。

（三）审机论治

血瘀治疗当宜活血化瘀，并对患者的具体情况，辨证论治。在活血通脉的同时，对早期急性发作患者宜温经散寒、补气养血；中后期患者，宜养阴清热、扶正祛邪；如出现坏疽，则需清热解毒，软坚散结。

1. 活血化瘀，异病同治

活血化瘀法用于各种脉管炎、静脉炎、雷诺病等。症见局部肿胀、刺痛、皮肤红斑、结节、紫绀、舌黯脉涩等。颜老认为，气血乃是构成人体的基本物质，气血流通无所不至，故"血脉流通，病不得生"，特别是"脉者，血之府"，故血管病表现为血瘀最为常见，虽然其临床表现不一，但其瘀阻血脉、隧道不通之机制则一。用活血化瘀，异病同治。有些早期周围血管病虽无明显血瘀表现，但根据疾病所反映的血瘀的病理变化，也可用活血化瘀法治疗。由于病因和病理变化不同及疾病发展过程中的不同阶段有其不同的变化和特殊性，因此，不能单纯选用活血化瘀药物，而应配以其他功能的药物，才能提高疗效。常用红花、桃仁、赤芍、川芎、当归、丹参、郁金、水蛭、生蒲黄、川牛膝等。

2. 温经散寒，回阳通脉

温经散寒法用于肢体寒冷发紫，疼痛剧烈，舌淡脉细，或脉搏难以触及属寒凝型慢性血管病。温经散寒方药具有温经散寒、回阳通脉、扩张血管、改善肢体血液循环等作用，常与活血化瘀、补气养血和温肾健脾法配合应用，效果更为显著，黄芪桂枝五物汤、当归四逆汤治疗雷诺病、血栓闭塞性脉管炎，取得了满意的疗效，即是明证。颜老认为，仲景用通脉四逆汤治阴证厥逆，脉沉微细欲绝，取其伸发阳气，化凝复脉，可以效法。临床常以阳和汤与麻黄附子细辛汤加减，药用麻黄、附子、桂枝、细辛、毛冬青、白芥子、当归、川芎、红花等。若与补气养血等法配合，灵活运用，则疗效更佳。

3. 清热解毒，养阴清热

清热解毒法用于局部红肿疼痛，高热烦躁，舌红脉数等热毒型周围血管病，如急性血管炎及病程日久，肢体出现溃烂继发感染者，颜老认为，在具体应用时应根据热毒的轻重和体质的不同使用清热解毒、清热凉血、养阴清热等方法，常用方剂如仙方活命饮、五味消毒饮、犀角地黄汤、白虎汤、四妙勇安汤、大黄牡丹皮汤、知柏地黄汤、清骨散等，湿热甚者，应加利湿药；有瘀血者，应配以活血药，清热解毒与活血化瘀同用，能提高抗感染的作用。

4. 扶正祛邪，清补兼施

扶正祛邪法用于身体虚弱，肌肉萎缩，肢体慢性溃疡久不愈合，或疾病恢复期，正气耗伤的周围血管病。颜老认为，凡见此证，因气血亏虚，血行不畅，艰涩成瘀，因虚而瘀，因瘀而虚，互为因果，久病难复，故须补益与祛邪并进。常用的方剂如四君子汤、四物汤、八珍汤、十全大补汤、六味地黄汤、肾气丸等。具体运用时应辨证施治，如正气虚弱，毒邪炽盛，则补益法应与清热解毒法同用以扶正祛邪；病情稳定阶段，补益法与活血化瘀法同用，以巩固疗效和防止复发。

5. 软坚散结，活血化瘀

软坚散结法用于患肢结节、硬索状物、肿胀疼痛，或肢体麻木、疼痛属痰瘀交阻型周围血管病，如结节性脉管炎、血管瘤等，常用的药物如夏枯草、牡蛎、玄参、海藻、昆布等，与化痰药如瓜蒌、贝母、海浮石或活血药如当归、莪术、红花同用。若病情顽固难愈则用虫类搜剔，如水蛭、虻虫、全蝎、地龙等以加强疗效。

（四）病案举例

案1 毛某，女，18 岁。

初诊：患静脉炎，右上肢肿胀疼痛已 1 年，日益肿大，至为痛苦，外科拟截肢，因家长不愿意而经八五医院介绍求诊于颜老。症见右上肢红肿疼痛、周径为 36cm，青筋暴露，肌肉紧张，不能持物，年已及笄，月经未潮，舌紫、苔薄腻，脉细小。

处方：丹参 12g，威灵仙 12g，王不留行 12g，桃仁 9g，当归 9g，川芎 9g，郁金 9g，延胡索 9g，茯苓 9g，炮穿山甲 9g，党参 9g，红花 6g，甘草 4g。头 2 煎内服，3 煎加酒少许，青葱 3 支，外熏患处，日 2 次。

二诊：7 剂后肿势略退，活动则酸痛加剧，青筋仍暴露，舌苔薄腻，脉细涩。上方去郁金，加海藻、昆布各 9g，用法同前。

三诊：服 30 剂，月经来潮，病情显著好转，局部肿胀消退 13cm，皮色不红，肌肉柔软，活动时偶尔发现右大拇指青筋暴露，仍以上方改为散剂服，每服 6g，日 2 次，再 1 个月，症状全部消失。

按语 初诊患者肢肿疼痛，青筋暴露，舌质紫暗，良由瘀滞血络所致，故用活血化瘀法主之。复诊症减，但病已经年，难求速效，酌情加用软坚之品。三诊诸症渐消，缓图根治。

案 2　林某某，男，30 岁。

初诊：病已 10 多年，遍体大小紫色肿块累累，质软隆起，压痛不显。南京某医院诊为"血管瘤"，因范围广泛，治疗困难，建议中药治疗而前来就诊。症见舌紫，苔薄腻，脉细涩。

处方：海藻 9g，昆布 9g，贝母 9g，当归 9g，桃仁 9g，红花 9g，赤芍 9g，牡蛎 30g，黄药子 18g，柴胡 4.5g，川芎 4.5g，牛膝 4.5g，生地 15g，甘草 3g。

二诊：7 剂后局部紫色转淡，且有收缩之佳象，拟原方加水蛭粉（吞）3g，治后肿块逐渐收缩。上方再加莪术 9g，7 剂后将原方制丸常服。

按语　患者病已日久，痰瘀交结已成凝魄，故当软坚散结，活血化瘀。二诊治有效果，仍守之，病延已久，势难速效，应缓图根治。

第三章 脑系病证

眩 晕

（一）概述

眩，从目从玄。眩者，黑也，本义指眼前发黑，即眼花；晕者，运也，运转之意，指如坐舟车，感觉自身或周围景物旋转不定，站立不稳，甚则恶心呕吐。二者常同时兼有，统称眩晕。眩晕为临床所常见，多发生于中老年人，但也可见于青年人。本病临床表现参差不一。有的仅表现为头昏、头重、眼花、脚软，或有摇晃漂浮感，即古人所谓"眩"；有的表现为视物旋转，如坐车船，恶心呕吐，站立不稳，甚则跌仆，即古人所谓"晕"。有的患者长年累月感到头昏眼花；有的则平时一如常人，但发则视物旋转、恶心呕吐；也有的平时即时觉头昏眼花，而突然发生视物旋转、恶心呕吐。

（二）病机探析

对于眩晕的病机，颜老认为《医参》"脑髓纯者灵，杂者钝"意义精深而加以引申发挥，临证擅从气血，从肝、脾论治。他认为脑位于颅内，由精髓汇聚而成，其性纯正无邪，人之灵机变通、聪明记性、运动平衡等，均在于脑的清纯、宁静，人体十二经脉，三百六十五络，其血气皆上于面而走空窍，脑窍中容不得半点污秽之物，只有保持其纯净才能发挥"元神之府"的功能。"杂"的因素包括痰浊、瘀浊等病理产物及内风、外风之扰，气机逆乱等因素。若七情干扰，或思虑不遂，或悲喜交加，或恼怒惊恐，导致脏腑功能失调和阴阳失于平衡，气血乖违，痰瘀互结，皆能使清阳不升，眩晕乃作。眩晕的机制为清浊混乱，清窍蒙蔽，治疗的目的就是使杂者得纯，杂去则病愈。

（三）审机论治

眩晕有属虚者，有属实者，颜老则认为临床每见虚实夹杂者。治疗应详察病因，并根据病程之久暂、病证之虚实而灵活施治。虚者当责之心、肝、脾、肾之虚，实者当于风、痰、瘀、火四字中求之。虚证宜匡扶正气，实证必损其有余。唯虚实夹杂者应分清虚、实之轻重缓急，或先补不足，或先除其邪，或剿抚兼施。

1. 补气养血，柔肝益肾

养血柔肝法适用于血虚肝失所养，眩晕时作，面色萎黄，口唇爪甲少华，肢体颤抖，脉细，舌淡等症状。因肝藏血，赖肾水以济之，血液以濡之。故肝之用全赖于血，若失

134

血过多，血不养肝，则头目眩晕，肢体颤抖。《证治汇补》云："眩晕生于血虚也。"因血虚则阳不潜而致内风上扰，脑失所养。颜老谓：血虚则生风，非真风也，类似风动，故名内虚暗风，此决非单纯潜镇所能奏效，肝为刚脏，非柔不克，必以补之、柔之。药用生地、当归身、白芍、首乌、枸杞子、杭菊、黑芝麻等。

2. 益气升阳，调补脾胃

益气升阳法适用于中气不足，中州失于斡旋，谷气不得升浮，症见眩晕绵绵，遇劳更甚，少气懒言，脉细，舌淡苔薄。脾胃同居中州，为一身气机之枢纽，敷布精微于全身，脾升则健，胃降则和，若脾胃功能失常，水谷精微无以化纳，气血生化乏源，升降之机紊乱，清阳之气不能上荣，则为眩晕。故颜老据东垣"脾胃内伤，百病由生"之说，认为眩晕由于气虚者，多由清阳不能上升，当升阳补气，多从脾胃入手，以益气升阳为法论治眩晕。选用李东垣之益气聪明汤最为合拍，药用黄芪、党参、升麻、葛根、蔓荆子 白芍、黄柏、甘草等。方中党参、黄芪甘温以补脾胃；甘草甘缓以和脾胃；葛根、升麻、蔓荆子轻扬升发，能入阳明，鼓舞胃气，引脾胃之气上腾，中气既足，清阳上升，则九窍通利；白芍敛阴和血，黄柏补肾水不足。

3. 疏风散邪，调气和血

疏风散邪法适用于风邪上犯巅顶，阻遏头部经脉，头目眩晕而痛，吹风受凉加重，或恶风寒，舌苔薄白，脉浮等症状。颜老认为，"伤于风者，上先受之"，"高巅之上，唯风可到"。而且风邪常兼他邪为患，故以疏散风邪，使经脉通畅，气血调和则眩晕自止。临床常用川芎茶调散加减，若眩晕不愈，反复发作者为风邪潜窍入络，加蜈蚣、全蝎、僵蚕以搜风通络，或加入活血之品，药用红花、桃仁、当归，即"治风先治血"之意。若夹湿较甚，症见头眩如蒙，肢体困重，舌苔厚腻，则用羌活胜湿汤加减，以祛风化湿。

4. 平肝息风，清热安神

平肝息风法适用于素体肝阳偏亢，头目眩晕，头胀而痛，易怒失眠，面红口苦，脉弦，舌红、苔黄等症状。《内经》曰："诸风掉眩，皆属于肝"。《临证指南·眩晕门》曰："头为六阳之首，耳目口鼻皆系清空之窍，所患眩晕者，非外来之邪，乃肝胆之风阳上冒耳。"盖肝乃风木之脏，体阴用阳，其性刚，主动主升，若烦劳过度或情志郁勃，久则化火生风，皆使肝阳偏亢，内风上旋，且风火相煽，必夹内壅之痰热上扰巅顶，而致眩晕，正如《类证治裁》所云："风依于木，木郁则化风，如眩如晕。"颜老谓：凡肝阳有余之证，必以介类以潜之，或佐咸降，以清泄阳热，而平其上升之肝风，常用羚羊饮子加紫贝齿、磁石、石决明、钩藤、天麻等。若肝阳夹痰浊上扰则配半夏白术天麻汤，既化痰浊，又平肝阳。

5. 滋肾育阴，平肝潜阳

育阴潜阴法适用于老年阴亏或素体肝肾不足，阴亏于下，而致虚阳上扰，眩晕欲仆，头重脚轻，耳鸣失眠，腰膝酸软，脉细弦，舌红、苔薄等症状。盖肝藏血而属木，肾藏精而主水，肝肾同源。精血互生，肾水不足，肝阴亦亏，木失涵养而阳浮于上，龙雷之火上升。《医学正传》云："真水亏欠，或劳役过度，相火上炎，亦有时时眩晕。"《柳州医话》云："龙雷之起，总因阳亢，宜滋补真阴。"颜老常用龟板、鳖甲以填补真阴，龙骨、牡蛎以平潜肝阳，或用知柏地黄汤加减以滋阴降火。

6. 辛开苦降，化痰和中

化痰和中法适用于痰浊壅阻中焦，清阳不展，眩晕如坐舟车，胸脘满闷，恶心呕吐，脉滑，苔腻等症状。《证因脉治》云："饮食不节，水谷过多，胃强能纳，脾弱不能运化，停滞中脘，有火则灼炼成痰，无火者凝结为饮。中州积聚，清明之气窒塞不通，而为恶心眩晕矣。"颜老认为，究其病机当责之痰热中阻或水饮痰浊上泛，前者宜用辛开苦降，药用黄连温胆汤或清震汤加减，后者可用泽泻汤加味以利水化饮，其功在潜移默化之中。

7. 活血化瘀，通窍止眩

活血化瘀法适用于瘀血阻滞，脉络不通，眩晕持续不已，巩膜瘀丝累累，脉细涩，舌紫或见瘀斑等症状。头为诸阳之会，若因清窍空虚，外邪得以入踞脑户，阳气被遏，气血运行受阻，瘀血交滞不解，则眩晕缠绵难愈，或因外伤跌仆，瘀血停留，阻滞经脉，清窍失养，亦致眩晕。《医学正传·眩运》云："外有因坠损而眩晕者……是宜行血清经，以散其瘀结。"颜老则喜以通窍活血，辛香温化，常用通窍活血汤重用川芎，加入通天草、水蛭等以加强破血之力。

8. 擅用药对，辨证而施

（1）升麻配黄芪：头为天象，六腑清阳之气，五脏精华之血，皆上会于此。若阳气不到，血难上承，脑失其养，则脑为之不满，耳为之苦鸣，头为之苦倾，目为之眩，故眩晕一证，多缘于清阳不升。颜老习用升阳益气法治之，每取升麻、黄芪为用。升麻味辛升发，体轻上浮，最善疏引清阳之气上升，唯《药鉴》谓升麻"盖阳气下陷者，可升提之，若元气不足者，升之则下益虚，而元气益不足矣"，故而必须配黄芪以补益元气，则升阳而不伤气，益气而不壅滞，功擅升阳益气，用于头晕目眩、清窍失聪者，最为合拍。临床多选李东垣清暑益气汤、补中益气汤等，并佐以川芎、红花、葛根、丹参等活血化瘀之品，气血双治，则效果更佳。

（2）蔓荆子配黄柏：《内经》称肝为足厥阴经，厥主尽而上溯，阴尽阳气复生之候。蔓荆子能引厥阴风气上走少阳之区，既能发厥阴之经气，又能疏少阳之外邪，治头目病非一般药所能比拟，李东垣制益气聪明汤，良有所依。与黄柏配伍是恐风气过盛而变生阳余火升。二药同用，上行头目，聪明强视听之用，升清降浊，善平调肝木之司，是治眩晕常用的药对之一。

（四）病案举例

案1 黄某，男，57岁。

病史：困头晕反复3年，加重1周入院。患者于3年前开始出现反复头晕，曾行颈椎X线检查提示为：颈椎病。经骨科行牵引等治疗，症状缓解不明显。本次于1周前开始，头晕加重而入院治疗。检查：BP130/80mmHg，神清，压颈试验（＋），转颈试验（＋），心率 89 次/分，律齐，神经系统检查生理反射正常存在，病理反射未引出。入院时予半夏白术天麻汤加减，症状缓解不明显。

初诊：头晕，转侧为甚，因劳累而加剧，发作时天旋地转，如坐舟车，时有胸闷，恶心欲吐，胃纳尚可，二便正常，睡眠可，口不干，形体偏胖，舌体胖，脉弦略滑。证属清阳不升，虚风上扰，痰瘀蒙窍。治宜益气升阳，祛风化瘀。方选益气聪明汤加减。

处方：黄芪 30g，升麻 9g，细辛 4.5g，赤芍 9g，白芍 9g，天麻 9g，川芎 9g，葛根 9g，藁本 9g，白芷 9g，黄柏 6g。7 剂，每日 1 剂，水煎温服。

二诊：头晕发作次数减少，仍胸闷、恶心，舌脉如前。痰浊未清，加强化痰之力，上方加法半夏 9g，白术 9g，海藻 9g，泽泻 15g，黄柏用量增加至 10g，7 剂。

头晕渐平，缓解出院。

按语 该患者为颈椎病，同时还有脑动脉硬化，因脑居高处，巅高之上，唯风可到，风邪作祟；从体质上辨证，见体胖、舌胖，为虚人痰湿之体；头晕多年，久病入络，故有瘀。因此，本案总的病机是清阳不升，肝风夹瘀，上蒙清窍。治宜祛风平肝，益气升清，化浊通窍。方用益气聪明汤加减治疗，全方针对其风、痰、虚之病理特点，选方用药配伍精当。

案 2 杨某，女，52 岁。

病史：因不慎跌仆，头部着地，持续眩晕 1 个月余。头颅 CT 示：额叶深部少量脑出血。曾用半夏白术天麻汤合泽泻汤加味而未效。请颜老诊治。

初诊：头晕如蒙，遇劳加剧，心烦不安，耳有闭塞感，舌淡暗，脉弦。证属瘀滞经脉，清窍失养，兼有郁结。治以益气活血，取通窍活血汤加减。

处方：磁石（先煎）30g，灵芝 15g，川芎 15g，生蒲黄（包）9g，柴胡 9g，桃仁 9g，葛根 9g，红花 9g，当归 9g，赤芍 9g，枳壳 9g，桔梗 6g，黄连 3g。14 剂，每日 1 剂，水煎温服。

二诊：头晕、心烦均减，仍感不耐烦劳，神疲，耳有闭塞，舌淡红、苔白，脉弦。上方加苍术 12g，进 14 剂，诸症悉除。

按语 "清者灵，杂者钝"，头部损伤后血肿未吸收完全，病理变化未改善，瘀血胶滞不解，清窍失养，加之口情焦虑，气机不畅，气滞血瘀，气血失和，诸窍受阻。方中桃仁、红花、当归、赤芍、川芎、生蒲黄活血通络；枳壳宽利中州，桔梗载药上行，葛根升清降浊，可使气血得以上下贯通；又因气滞与血瘀常互为因果，故以柴胡疏肝利气，升阳达郁，符合气行血亦行之义；黄连、灵芝、磁石清心除烦安神；后方加苍术，乃根据痰瘀同源及脾统四脏之观点，在瘀浊久凝时加苍术运脾祛痰以速其效，事半功倍。诸药合用，祛其浊，还其清，调其血气，使瘀浊得去，气血得疏，清灵得复，眩晕乃除。

中　风

（一）概述

中风是以卒然昏仆，不省人事，伴有口眼㖞斜，语言不利，半身不遂；或不经昏仆而仅以偏瘫为主症的一种病证。其来势凶险，病情重笃，为老年人常见的致死原因，祖国医学对中风的记载极为丰富，并列为"风、劳、臌、膈"四大难证之首，因而引起普遍的重视，是当今医学研究的重大课题。

（二）病机探析

颜老认为，中风的主要病机应是"血菀于上"，并在此基础上提出"中风当治血"。祖国医学对中风早有认识，在《内经》中有"厥巅疾"、"煎厥"、"薄厥"、"大厥"、"偏枯"的记载。如《素问·生气通天论》云："阳气者，大怒则形气绝，而血菀于上，使人薄厥。"《素问·调经论》云："血之与气，并走于上，则为大厥。"《灵枢·五乱》云："乱于头则为厥逆，头重眩仆。"说明本病的病变部位在头，其主要病机是"血菀于上"。无论是肝阳上亢，心火暴盛，还是内伤积损，痰湿生热，皆可相互影响，而致"肝阳化风"、"热极生风"、"阴（血）虚生风"，最后导致"血菀（瘀）于上"的病理改变，可谓殊途同归。其中缺血性中风的主要病机是血行受阻，血瘀脉中，而导致血瘀的原因有气虚、血滞、痰浊、肝火、阴亏、阳虚等。出血性中风的主要病机为血溢脉外，而导致血溢脉外的原因是肝火、肝阳，由于阴亏于下，肝阳暴涨，阳化风动，血随气逆，夹痰夹火，横窜经隧，蒙蔽清窍，而形成上实下虚、阴阳互不维系的危急证候，每以忧思恼怒，或饮酒饱食，房事劳累及外邪侵袭等诱因而发。

（三）审机论治

颜老强调中风从气从血论治。在急性期多用醒脑开窍、疏通脉道、平肝降气、清热化痰等法，俾内在之风火潜息，则脑络之出血遂止，痰火之上逆亦降，邪去则正安；恢复期和后遗症期则重治气血，或顺气化痰、醒脑复智，或补气活血、养脑利肢，其理法严谨，圆通活变，效验显著。

1. 醒脑开窍，豁痰息风

醒脑开窍法主治实邪上蒙清窍而引起的阳闭证、阴闭证。肝火暴长，阳升风动，气血上逆，夹痰瘀上蒙清窍，症见神识不清、面赤身热、牙关紧闭、两手握固、鼻鼾气促、半身不遂、烦躁不宁、便秘尿少、舌红绛或紫、苔黄腻而干、脉滑数或洪大，病属中风阳闭证。治宜醒脑开窍，清火息风，颜老经验先即用乌梅肉擦牙关以启闭，以生姜煎汤送服蛇胆、陈皮末化痰开窍，继以中风牛黄丸1粒捣碎灌服，安宫牛黄丸或至宝丹1粒捣碎以石菖蒲、薄荷煎汤送下，再进平肝息风、开窍醒神之汤剂，如羚羊角汤加减。药用羚羊角、生地、丹皮、生大黄、赤白芍、郁金、石菖蒲、黄连等，若抽搐不已，加钩藤、石决明、全蝎；高热便秘，加大黄。如此救治，多能取效。以上用法均为颜老独特之心法，颇具卓识。中风牛黄丸为颜氏家传方，内容为胆星、僵蚕、全蝎、麝香、牛黄等，原方九味，颜老加入生蒲黄共成十味。

痰浊内盛，夹风上壅清窍，症见头痛头晕，突然昏仆，不省人事，面白唇暗，静卧不烦，四肢不温，喉间痰鸣，舌质紫暗，有瘀点、瘀斑，舌苔白腻，脉弦滑，病属中风阴闭证。治宜醒脑开窍，豁痰息风，方用涤痰汤加减，药如法半夏、陈皮、胆南星、枳壳、茯苓、竹茹、石菖蒲、郁金等，并配以苏合香丸、玉枢丹灌服或鼻饲，若痰多色黄，加瓜蒌、天竺黄、猴枣散；唇青舌紫，加川芎、红花。

2. 回阳固脱，益气活血

益气回阳法主治元气暴脱，气虚血瘀而引起的脱证。元气暴脱，血行无力，气血不养心脑，症见突然昏仆、不省人事、目合口张、鼻鼾息微、手撒肢冷、冷汗淋漓、二便自遗、肢体瘫软、面青舌萎、舌质紫暗苔白、脉微细欲绝，病属中风脱证。治宜回阳固脱，益气活血，方用独参汤、参附汤、生脉散之类，药如人参、附子、麦冬、五味子等，药味宜少，用量宜重，以求力专效宏之效。若汗出不止，加龙骨、牡蛎；唇青舌紫，爪甲青紫，加红花、川芎，甚者急投《医林改错》急救回阳汤（人参、附子、干姜、白术、甘草、桃仁、红花）。

3. 平肝息风，清热降火

平肝降火法主治肝火上亢所致的舌强语謇，或失语、口舌歪斜、偏瘫，或一侧肢体麻木，伴头痛眩晕、面红目赤、口苦咽干、心烦易怒、尿黄、大便秘结、舌红或暗红、苔薄黄、脉弦有力。多见于高血压、高血压脑病、脑动脉硬化、出血性中风后遗症。治宜平肝息风，清热降火，方用天麻钩藤饮加减，药如天麻、钩藤、石决明、栀子、黄芩、地龙、牛膝、桑寄生、大黄、鸡血藤、益母草等。若头晕目眩，加赤白芍、丹皮；神志昏糊，加石菖蒲、远志、郁金；心烦失眠，加磁石、赭石。

4. 活血通脉，化痰开窍

活血化痰法主治气血郁滞，痰瘀交阻所致口眼歪斜、半身不遂、肢体麻木或疼痛、语言不清、神志痴呆、思维紊乱，伴有头晕目眩、喉中痰鸣、胸脘痞满、恶心纳呆、舌质暗紫、苔黄腻，脉弦滑，多见于高血压、脑梗死、脑栓塞、缺血性中风后遗症、血管性痴呆。治宜活血通脉，化痰开窍，方用温胆汤加减，药如竹茹、枳实、陈皮、半夏、茯苓、石菖蒲、远志、郁金、桃仁、红花、泽兰、丹参、牛膝等。若头目不清，加桑叶、钩藤；半身不遂，加水蛭、葛根、丹参；肢体震颤，加全蝎、蜈蚣。

5. 祛风通络，活血开窍

祛风活血法主治正气不足，风邪入络所致口眼歪斜、口角流涎、语言不利、半身肌肤麻木，伴有恶寒发热、肢体拘急、关节酸痛、舌苔薄白、脉弦细或浮数，多见于面神经麻痹、短暂性脑缺血、脑血管病后遗症。治宜祛风通络，活血开窍，方用牵正散加减，药如白附子、僵蚕、全蝎、荆芥、防风、白芷、红花、赤芍、葛根等。若口眼歪斜，可配以外治法，取番木鳖适量研末，醋调敷耳下，左病敷右，右病敷左，或取黄鳝血外敷也可；舌强语謇，加石菖蒲、远志、木香、羌活。

6. 清热泻火，化痰通络

清热化痰法主治痰热阻络所致的偏瘫，或一侧肢体麻木、舌强语謇，伴有眩晕心烦、脘腹胀满、大便秘结或干燥、面赤口臭、痰多色黄、舌质暗红或红、苔黄腻而干、脉弦数或滑数，多见于高血脂、高血压、脑血管病合并感染、脑血管病后遗症。治宜清热泻火，化痰通络，方用清气化痰丸加减，药如黄芪、法半夏、全瓜蒌、枳实、茯苓、杏仁、胆南星、陈皮、桃仁、天竺黄、石菖蒲等。若痰多质黏，加竹沥水、桔梗；肢体麻木，加桃仁、天竺黄；腹胀便秘，加决明子、山楂；恶寒发热，加银花、连翘。对于痰热腑实者，常用星蒌承气汤加减，药用胆南星、全瓜蒌、生大黄、芒硝、青礞石、丹参、桃仁、赤芍、牛膝等。颜老自拟脑梗灵治疗急性缺血性脑梗死颇为有效，脑梗灵由水蛭、通天草、石菖蒲、蒲黄、海藻、葛根等组成。方中以水蛭配伍通天草，水蛭味咸性寒，专入血分而药力迟缓，借其破瘀而不伤气血之力，以祛沉痼瘀积；通天草其气轻清上逸，与水蛭相配，能引药入脑，剔除脑络新久瘀血，俾瘀化络通，脑窍复开。石菖蒲配蒲黄，盖石菖蒲禀天地清气而生，有怡心情、舒肝气、化脾浊、宁脑神之功，为治邪蒙清窍所致神昏、健忘等症状的要药；蒲黄生用善活血化瘀，与石菖蒲合用则能祛瘀浊以通脑络，醒心脑以复神明，奏开窍安神、醒脑复智之功。海藻味咸性寒，气味俱厚，纯阴性沉，颇能软坚；葛根气味俱薄，轻而上升，浮而微降，阳中阴也，为阳明经药，兼入脾经，与海藻相配，能引其药入脑，增加脑血流量，软化脑血管。全方共奏祛瘀化痰、疏通脉道之功。

7. 益气安神，活血通脉

益气活血法主治气虚无力，血滞而瘀所致的偏瘫，或肢体麻木、疼痛、口角歪斜、语言不清、神志失常，伴有神萎乏力、动则气短、易于汗出、小便清长、舌胖质紫、苔薄白、脉细弦或涩。多见于脑血管病后遗症、血管性痴呆。治宜益气安神，活血通脉，方用补阳还五汤加减，药如黄芪、红花、桃仁、川芎、当归、地龙、赤芍、鸡血藤、丹参等。若表情痴呆，加黄精、枸杞子；喃喃自语，加石膏、知母；烦躁难眠，加黄连、肉桂；半身不遂，加桑寄生、续断、杜仲。颜老还视中风先兆为元气渐亏，气虚为本，痰瘀为标，采用益气活血法治疗，以黄芪、生蒲黄、川芎、苍术制成中防干膏粉，方中黄芪补益中气，推动血液循行，达到"气充血活"之目的。

8. 滋阴平肝，活血化瘀

补阴活血法主治阴虚动风、血瘀阻络所致的偏瘫，或肢体麻木、记忆力衰退、语言不清，伴有头晕耳鸣、心烦多梦、腰膝酸软、手足心热、舌质暗红、苔少而干、脉细数。多见于脑动脉硬化、脑血管病后遗症、血管性痴呆。治宜滋阴平肝，活血化瘀，方用桃红四物汤合养胃汤加减，药如生地、沙参、麦冬、石斛、赤白芍、当归、桑叶、丹皮、红花、桃仁、钩藤、益母草等。若五心烦热，加黄柏、知母；头晕目眩，加珍珠母、生石决明；入夜少眠，加夜交藤、五味子；中风日久，肢体震颤，活动不利，舌红，脉细，用地黄饮子加水蛭、通天草等。

9. 上病下取，釜底抽薪

颜老曾以大黄为主药抢救脑出血病例获得了成功的经验：①清热降火，凉血散瘀，犀角地黄汤加大黄；②镇潜降逆，泄热化瘀，风引汤化裁，原方保留三石（石膏、寒水石、滑石）、紫石英、石脂、龙牡为磁石、石决明、玳瑁，去桂枝、干姜，加山羊角、生蒲黄、牛膝、玄参，大黄量达15g。大黄一药，撤热有釜底抽薪之力，降火有导龙归海之功，入血直能凉血止血，祛瘀醒脑，它的醒脑与芳香开窍有异曲同工之妙。实践证明，离经之血不除，出血难以控制；大腑一通，气机由逆转顺，中医虽无降脑压一词，而通腑常能达此目的。口服给药不方便，可以鼻饲或灌肠，2小时1次。以上方药有利止血和降压，对减轻脑内血肿形成、防止脑疝出现、加速血肿吸收、改善脑部血液循环、改善神经营养代谢、减轻后遗症都有重要的作用。

（四）病案举例

案1 徐某，女，64 岁。

病史：患者有脑梗死史，经治后肢体活动恢复。近月来常感肢体麻木，未予重视，1小时前家属发现患者卧床、右侧肢体不能活动，伴失语、小便失禁，即来院。头颅 CT 提示：右侧顶枕叶脑梗死（大面积），左侧额叶梗死（新发）。检查：意识模糊，查体不合作，混合性失语，右侧肢体偏瘫，肌力0级。

初诊：因大面积脑梗死入院，平素操持家务、多有烦神。《内》经云："阳气者，烦劳则张。"虚阳易于上越可知也。刻下神志昏昧，体丰失语，小便自遗，大便3日未行，右侧肢体不用。脉弦滑而数，舌红苔薄。证属风阳上扰，热结胃腑，神明受制，痰瘀阻于廉泉。症势非经，殊防正不胜邪，亟拟清心醒脑，化瘀通络，泻下泄热。

处方：

（1）安宫牛黄丸1粒，菖蒲30g，薄荷9g，煎汤化丸，分次送下。

（2）水蛭3g，大黄（后下）9g，川芎6g，通天草9g，生蒲黄30g，海藻9g，石菖蒲9g，天竺黄9g，僵蚕9g，威灵仙9g，莪术9g，4剂。玳瑁、紫贝齿、生石决明各30g，同入先煎1小时。

二诊：经投开窍化瘀、祛痰通腑之剂，腑气初通，神色时清时昧，牙关紧闭较前为松，失语，饮食不能吞咽，右侧肢体不用，脉弦滑而数，舌红少津，气阴不足，痰瘀交困、神明受制，参以神仙解语丹图之。

处方：

（1）安宫牛黄丸0.5粒，1日1次，开水送服。

（2）水蛭3g，生蒲黄15g，通天草9g，石菖蒲9g，僵蚕9g，天麻4.5g，白蒺藜15g，远志9g，茯苓神各9g，白附子6g，生紫菀9g，豨莶草15g，天竺黄9g，郁金（矾水炒）9g，浓煎100ml，2剂。

三诊：神色渐次开朗，对答切题，唯手足躁动不安，右侧肢体仍不用，脉弦数，舌红苔薄。痰瘀虽有化机，心肝之火上拢，继以清心热，平肝息风。

处方：

（1）羚羊角粉0.6g吞服，1日2次，连用2日。牛黄清心片2片，1日2次。

（2）水蛭3g，通天草9g，益母草30g，黄连3g，连翘芯30g，莲子芯9g，黄芩10g，茯苓神各9g，明天麻4.5g，珍珠母30g，煅龙牡各30g，双钩藤15g，茅芦根各30g，知柏各9g，2剂。2剂后去牛黄清心片，羚羊角粉改为0.3g，再服2周。

药后神志已清，口噤除，肢体活动较前为利，尚余烦躁，手足偶见蠕动，出院门诊随访。

按语 《内经》云："风中于经，举重不胜；风中于府，即不识人。"患者入院时神志时清时昧，小便自遗，且伴肢体偏瘫，显属经腑并中之重证，再观口噤失语、大腑不通、脉弦舌红，此乃风火内盛，痰热腑实所致之阳闭。故颜老首诊即重用活血化瘀，方用抵当汤化裁，融豁痰开窍、通腑泄热、清心化瘀于一炉。且重用石菖蒲及薄荷煎汤化服丸药，也取开窍之功也。且加川芎、通天草引经，汤丸并施，初战告捷。因口噤失语，二诊症情渐趋稳定，而烦躁未解，寝食亦不安受。重用连翘芯、莲子芯清心肝之火，且予羚羊角粉平肝，牛黄清心片泄热，以上均乃药随症转，灵活变更之法，故收效明显。综观全案，辨证精确，用药丝丝入扣，非高手莫克臻此。

案2 乐某，女，65岁。

初诊：偏枯2年，心肝为痰瘀所用，脾胃为湿浊阻滞，头晕时作，语言欠利，神萎嗜卧，偶尔失神，步履无力，需人扶持，口甘食而不知其味。脉细涩，唇萎舌青，亟为祛痰瘀，化湿浊。

处方：通天草9g，生蒲黄9g，石菖蒲9g，郁金9g，鹿御草30g，怀牛膝9g，续断9g，杜仲9g，海藻9g，木瓜9g，川芎10g，僵蚕9g，蔻仁2.4g，檀香1.5g，炒麦芽30g。14剂。

二诊：药来颇能安受，痰浊已得宣化之路，气血初有调达之机，头晕小作，神气较好，但仍嗜卧，纳食较前为增。脉小弦唇舌也渐红，药已中病，继以原制，更进一筹。

处方：上方加水蛭3g，黄连2.4g，黄芪30g。14剂。

三诊：经治来症情日趋好转，面目清新，嗜卧已除，精神亦较前为振。但肢体活动仍欠灵活，脉小弦舌红苔薄腻。高年气阴亏虚，肝肾不足，痰瘀阻络。再以原制加味，以期巩固。

处方：上方加生紫菀9g，伸筋草30g，去檀香、炒麦芽、蔻仁，14剂。

上方长期服用，随访1年，病情稳定。

按语 中风后遗症如历时较长，气血呆顿，精气内损，一侧偏瘫，健侧也感乏力。如血压不高，脉象细涩，唇舌紫暗，一派瘀血之象者，颜老认为，脑为元神之府，灵机之所在，因痰瘀所困而不能与脏气相接，当以化痰瘀为主。尝谓：化痰用下述两种为佳：①指迷茯苓丸，如无可用郁金代之；②白金丸。本案病程2年，脉症合参，痰瘀颇甚，故初诊以新加补阳还五汤去益气之黄芪，待痰瘀已有化机才用。鹿御草功能清热解毒，补益肝肾，在此作补益肝肾之用。三诊加生紫菀，颜老谓此既能治经又能治痿痹也。

案3 束某，男，59岁。

初诊：卒然跌仆，不省人事，牙关紧闭，两手握固，痰鸣鼻鼾，目合，尿遗，口角流涎，手足抽搐，汗出如珠，便结面赤，两脉弦大。肝风暴升，夹宿痰内闭机窍，症势险要。

处方：

（1）即用乌梅肉擦其牙关，以姜汤送下蛇胆、陈皮末1瓶，继用中风牛黄丸、至宝丹各1粒，菖蒲30g，钩藤10g，煎汤送下。

（2）羚羊尖1.5g，明天麻4.5g，双钩藤12g，生石决明60g，杭菊花9g，天竺黄6g，陈胆星6g，生牡蛎30g，杭白芍6g，竹沥6g，九节蒲6g，炙远志9g，1剂。

二诊：药后大便畅通2次，神志初清，牙关已开，牙牙学语，有黏痰吐出，大汗已收，抽搐亦稀，面赤大减，脉弦大也平，舌本仍謇涩，舌苔腻黄。机窍初启，痰热逗留，肝风犹未平也。仍当平肝息风，化痰通络。

处方：羚羊尖（磨冲）1.5g，明天麻4.5g，双钩藤12g，僵蚕9g，冬桑叶9g，生石决明15g，杭菊花12g，磁石18g，白蒺藜12g，茯苓神各9g，竹沥6g，陈皮4.5g，九节蒲6g，炙远志9g，2剂。

三诊：前药颇能安受，险象已弭，神识明了，二便通利，渐思谷食，舌苔腻黄将化，脉细滑数。风阳初潜，肾阴暗耗，痰热未楚，转为育阴养胃，兼化痰热。

处方：川石斛12g，麦冬9g，珍珠母18g，决明子12g，海蛤粉12g，橘络4.5g，川贝母6g，生首乌12g，杭菊花6g，料豆衣12g，冬瓜子12g，竹沥6g，2剂。

药后饮食日增，渐能行动，原方加入别直参须4.5克，丝瓜络9克，调整善后。

按语　本例中风跌仆后牙关紧闭，两手握固，痰鸣鼻鼾，属中风之闭证。然其目合、尿遗、汗出，又系脱证之象。观其脉不细微而弦大无伦，面不苍白而红赤如妆，因而断为肝阳暴升，气血上逆，风痰闭塞机窍。尿遗、汗出，乃本元不足，风痰内闭，心肾失其主宰使然。中风原属本虚标实之候，虚实既分，补泻斯判。故初诊即大力涤痰开窍，平肝息风，丸、散、汤剂并进，终使沉疴得挽。二诊鉴于阳热症象大减，神明闭塞渐开，仍须平肝化痰，乃去苦寒而用甘润和中之品善后。审证之细，用药之变，由此可见。

头　痛

（一）概述

头痛在临床中是一种常见病、多发病。凡六淫外袭，上犯巅顶，或寒遏络脉，或热扰清窍，或湿蔽清阳，均能导致头痛，但一般感受外邪，多必夹风，所谓"高巅之上，唯风可到"，"伤于风者，上先受之"即为此意。内伤诸疾，如气血虚弱，脉络失养；肾水不足，肝阳上亢；或情志不和，木郁化火，或瘀血、痰饮等，均能致气血阻滞而逆乱，或不足以上荣，因而发生头痛。头痛的部位，有整个头部都痛者，有偏在一侧者，其性质则有胀痛、昏痛、掣痛、跳跃痛、灼痛、刺痛、钝痛，痛点有固定或不固定之异。

（二）病机探析

头为诸阳之会，凡五脏精华之血，六腑清阳之气，皆上会于此。六淫外袭，上犯巅顶，或寒遏络脉，或热扰清窍，或湿蔽清阳，均能导致头痛，但一般感受外邪，多必夹风，所谓"高巅之上，唯风可到"，"伤于风者，上先受之"即为此意。颜老指出，头痛的基本病机为不通则痛，外有六淫，内有七情、痰浊瘀血，阻于经脉，气血不通则头痛不已，外邪如风、寒、暑、湿。而内生之邪，如痰浊、瘀血、饮食积滞、肝郁化火，皆可因同气相求的缘故，而致内外之邪相召，如内湿之与外湿、沉寒痼冷之与风寒、肠胃积滞生热之与风热外邪等，都是常见的内外合邪。实邪久踞，不唯伤残正气，且影响脏腑的功能，而产生诸多病理产物，如湿变为痰，或火灼津液为痰，或肾水上犯为痰；气机郁滞，瘀血内著，痰瘀相合，深入络隧，等等。正气不足，不唯邪自内生，且久易为外邪入侵。而虚者亦各不同：劳倦内伤，脾胃虚弱，气虚则清阳不升，脾弱则津聚为痰；郁怒劳烦伤肝，既可以因肝血不足，不能上荣，又可以因肝郁化火生风，上扰清空，下汲肾水，而阴虚阳亢；肾精不足，则既不能充养脑髓，又不能滋荣肝木，故头风日久屡发者，多见虚实夹杂之证。头风之屡愈屡发者，又多与久痛入络有关。盖初病在经在气，久则入络入血。久病无有气血不呆钝者，而导致络隧痹阻，其深入之邪，非瘀即痰。至于头部外伤引起的头痛，亦多与痰瘀瘀阻络脉有关。

（三）审机论治

颜老主张外感表证之头痛，当根据辨证运用疏风散寒、清泄风热及祛风胜湿之法，而慢性头痛之顽症，病久日长，缠绵难愈，当据"痛则不通，通则不痛"之论治要领治疗。

1. 疏风通络，散邪止痛

风寒头痛以头痛骤发、形寒畏冷、遇风冷则发作或加剧、舌质淡、苔薄白、脉弦紧为辨证依据。治以疏风散寒，通络止痛，常以川芎茶调散治之。如见以头痛日久、面色苍白、背冷足寒、脉沉细者，方选三五七散（附子、炮干姜、山茱萸、防风、细辛、茯苓）加减。风热头痛以头痛而胀，甚则头痛如裂、喜冷恶热、遇热则作、面红目赤、口渴引冷、便秘尿黄、舌质红、苔黄燥而干、脉滑数或洪大为辨证依据。方选芎芷石膏汤或罗芷园头痛方（菊花、桑叶、黄芩、薄荷、苦丁茶、连翘、夏枯草、荷叶边、白芷、藁本）加减。风湿头痛以头昏沉而痛、自觉头重如裹、肢体亦觉困重、纳呆胸闷、舌苔白而厚腻、脉濡为辨证依据。方选羌活胜湿汤或《局方》神术散（苍术、藁本、白芷、羌活、细辛、川芎、甘草、生姜、葱白）加减。

2. 平肝潜阳，安神止痛

平肝潜阳法用于肝阳头痛，以头痛如掣、耳鸣、恶心、烦躁易怒、失眠多梦、面赤火升、舌质红、苔黄、脉弦劲有力为辨证依据。方选天麻钩藤饮加减。如肝火亢盛，头痛剧烈，可予羚羊角粉吞服。

3. 健脾化痰，祛浊止痛

化痰祛浊法用于痰浊头痛，以头痛昏重，甚则眩晕、恶心呕吐、胸痞腹胀、苔厚腻、脉弦滑为辨证依据。《杂病源流犀烛·痰饮源流》指出："痰之为物，流动不测，故其为害，上至巅顶，下至涌泉，随气升降，周身内外皆到，五脏六腑俱有。"若素体肥胖或嗜酒肥甘，恣欲无度，饮食积滞，使脾胃虚弱，运化之职不行，津液留聚变生痰浊，痰浊随气而无处不到，极易凝滞于经络和脑腑，蒙蔽清窍而为害。痰湿盛者，其痛如蒙，在阴天雨湿之时头痛加重，常伴肢麻、头晕、舌红苔腻、脉滑数。如痰浊郁而化为肝胃之火，火性炎上，盛于头面，其痛必甚，或其头脑振振痛而胀，青筋突起，大便秘结，脉洪大，方选半夏白术天麻汤，也可用清震汤治之，方中苍术燥湿，荷叶升清，升麻炒用善能升清，生用又能解毒，是痰浊头风之要方。如痰湿壅盛，加苏子、白芥子、莱菔子、皂角子。肝胃热炽者，取黄芩一味，研细酒拌匀，晒干为末，清茶调服。痰湿内盛者，加生半夏先煮0.5小时以去其毒，用于顽固性头风，颇多效验。

4. 活血化瘀，通络止痛

活血化瘀法用于瘀血头痛，以头痛日久，痛有定处，痛如针刺，舌质紫黯，或有瘀斑、瘀点，脉细涩为辨证依据。常见的慢性头痛系指西医的血管性头痛、紧张性头痛及二者混合性头痛，大多数病程日久，患者异常痛苦，观其症状，大多数有瘀血证候，而用一般的镇静药则往往不奏效，但投以活血化瘀类方药多验。而头痛屡愈屡发者，其发作痛剧，病发有年，缠绵难愈，更与内生瘀浊，久痛入络有关。盖初病在经在气，久则入络入血。久病无有气血不呆钝者，而导致络隧瘀阻，遏而为痛。至于头部外伤引起的头痛，亦多与痰瘀交阻络脉有关，采用活血化瘀法治疗确可通经而止痛。方选血府逐瘀汤或桃红四物汤加味。清代王清任在《医林改错》中云："头痛有外感，必有发热、恶寒之表症，发散可愈；有积热必舌干、口渴，用承气可愈；有气虚，必似痛不痛，用参芪可愈。查患头痛者，无表症，无里症，无气虚，痰饮等症，忽犯忽好，百方不效，用此方一剂而愈。"此方即指血府逐瘀汤。随证加减：头痛游走不定，一日数发，加石楠叶、蜂房各9g；伴目赤头胀，口苦咽燥者，加望江南、蔓荆子各9g，苦丁茶15g；烦热作呕者，加左金丸（吞服）3g，旋覆花9g，代赭石30g；神萎纳呆，舌苔白腻，加苍术、法半夏各9g。如头痛日久，瘀血久伏潜入络道，病势深痼，可用虫类药搜剔瘀阻络道。常用露蜂房、全蝎、蜈蚣。虫类药也可外治，如用全蝎粉、蜈蚣粉敷贴太阳穴，蚕沙研细末用秦皮煎汁调成糊状贴头痛之处，皆有一定效验。

5. 益气升清，祛风止痛

益气升清法用于气虚头痛，以头痛头昏、休息时轻、活动后加重、倦怠乏力、舌质淡、舌体胖大、边有齿印、脉弱为辨证依据。方选补中益气汤，加味蔓荆子、川芎祛风止痛。

6. 养肝益肾，培精止痛

养肝益肾法用于肾虚头痛，以头痛眩晕、腰酸耳鸣、懈怠嗜卧、男子遗精、女子带下、舌质嫩红、苔少、脉沉细为辨证依据。方选大补元煎或杞菊地黄丸。

（四）病案举例

案1 刘某，女，42 岁。
病史：患偏头痛 18 年，每于气候变化或劳累时诱发，月经前后加剧，1 个月数次，甚为痛苦。曾作脑电图、脑血流图、X 线检查均正常。选用药物及针灸医治，虽稍能缓解，但仍时常发作。
初诊：适值经期，头痛剧作，右侧颞部跳痛，痛连目眶，痛如针刺，遇冷更甚。精神疲乏，面色暗滞，经来不畅，色暗夹块，伴有腹痛，舌紫苔薄白，脉沉涩。此邪风久羁入络，血瘀阻于清窍，不通则痛。治宜祛风活血。
处方：生地9g，赤芍9g，川芎18g，红花9g，橘仁9g，羌活9g，当归9g。
二诊：5 剂后经来见畅，色亦较鲜，旋即腹痛减轻，头痛小安，唯脉沉涩未起，舌紫未退。宿瘀久伏之证，故于上方加蜂房9g，乌梢蛇9g，石楠叶9g，全蝎粉（吞）1.5g，蜈蚣粉（吞）1.5g。
再服 1 周，头痛止，脉沉涩亦起，舌紫见淡。乃改用川芎茶调散4.5g，每晨服 1 次；益母八珍丸9g，每晚服 1 次。调理 2 个月，病告痊愈。随访多年，痛未复发。

按语 高巅之上，唯风可至。故头痛之疾，多责之于风。颜老认为："治风之法，初得之祛风可也；及其久者，即当活血，乃祛风先治血之意。"本案头痛年久，经期加剧，证属风邪入络，潜窍为瘀，以致血气不通。当以散风化瘀调经并进。先取桃红四物汤活血调经，重用川芎，旨在祛血中之风，配以羌活散风止痛，引药上行头目；二诊加入蜂房、乌梢蛇、全蝎、蜈蚣搜剔经脉宿瘀，再佐石楠叶疏散风邪，专治头痛。李时珍谓其能"治强风"，验之临床，确有佳效。痛缓则用川芎茶调散合益母八珍丸善后，扶正达邪，固本清源。

案2 王某，女，35岁。

病史：患者长期头痛，时发时止，发作时头痛如裂，无呕吐、发热，自觉胸闷不舒，急躁易怒，经治无效，而来就诊。

初诊：头痛有年，失眠，多恶梦，经潮时症状加剧，伴有少腹胀痛，血块，色不鲜，面色晦滞，脉细弦，舌质紫黯。证属瘀滞络窍，清阳受蒙。

处方：柴胡4.5g，生地12g，当归6g，赤芍6g，枳壳4.5g，川芎15g，桃仁9g，生草3g，桔梗4.5g，牛膝4.5g，红花9g，全蝎粉（另吞）0.9g，3剂。

二诊：药后症状明显减轻，脉细弦，舌紫初褪，续方3剂，随访症状消失，月经亦正常。

按语 患者长期头痛，时发时止，且伴胸闷不舒，急躁易怒，失眠且多恶梦，经潮时症状加剧，脸色晦滞，舌质紫黯，种种见症显属肝家气滞血瘀。故用血府逐瘀汤加全蝎粉吞服，药证相符而收效。

颤　证

（一）概述

颤证是指以头部或肢体摇动、颤抖为主要临床表现的病证，轻者仅有头摇，或限于手足或单一肢体轻微颤动；重者全身颤动，四肢扭转痉挛，影响日常工作和生活。本证古称"掉"，也与病名"痉"和"瘛疭"相类似。

颤证分为功能性震颤和病理性震颤。功能性震颤，多见于手指，无肌张力改变，与精神因素关系密切，多见于甲状腺功能亢进，焦虑、恐慌等交感神经活动增强所引起的震颤。病理性震颤，多自一侧上肢的远端开始，逐渐累及同侧下肢及对侧上下肢，也可表现为下颌、口唇、舌及头部的震颤，多见于震颤麻痹，属锥体外系病变。老年人发病较多。

（二）病机探析

颜老主张，颤证多从风，或从虚，或从瘀论治。如《素问·至真要大论》云："诸风掉眩，皆属于肝。"《证治准绳·杂病论》云："颤，摇也；振，动也。经脉约束不住而莫能任持，风之象也。"孙一奎《赤水玄珠·颤振门》指出：颤证"此病壮年鲜有，中年已后乃有之，老年尤多，夫老年阴血不足，少火不能灭盛火。"故治疗原则为"清上补下"。颜老认为，颤证多属筋脉病变。心主血液以养脉，肝主气机疏泄以濡筋，若气滞血瘀，血气不能滋润筋脉，则颤振频发。其病因病机或因情志不遂，肝郁气滞，导致气滞血瘀，引动内风而成；或夹风痰内阻，壅滞脉络，以致瘀血内生，筋脉失养而成；或因饮食不节，损伤脾胃，致使助湿生痰，日久致瘀，筋脉失养所致；或因年老久病，肝肾精血不足，造成血涩致瘀，风阳内动，筋脉失养，而致颤证；或由于外伤引起瘀血内阻，络脉不通，虚风内动，上扰清窍，筋脉失养而为颤证。

（三）审机论治

颜老治疗颤证推崇气血学说，在古人"血虚生风"的理论上创立"血瘀生风"的观点，遵遁"疏其血气，令其条达而致和平"的重要治疗原则，擅运用活血化瘀、祛风通络之剂治疗颤证。

1. 滋阴潜阳，镇肝息风

在正常的情况下，阴血充盈，阴能涵阳，则阴阳处于平衡状态，"阴平阳秘，精神乃治"，"阴阳乘戾，疾病乃生"。若素体阴亏，阴虚不能制阳，最常见的表现为肝阳化风和阴虚风动。邪热扰于厥阴，手足之所以颤动，是因热邪横窜经脉，搏击其筋，热盛伤阴，筋膜失养；也可因炼液为痰，痰热入络，伤及其筋，阴虚不能濡润筋络，风邪潜动，筋脉拘急，手足颤动。常需滋阴补肾，以镇虚风内动。若肝阳偏亢，则加龙骨、牡蛎、磁石以潜阳息风。阴虚阳亢则予鳖甲、龟甲等滋阴潜阳之品。介类潜藏具真武之德，既能下滋肾阴之不足，又能上镇肝阳之风动。

2. 养血柔肝，润筋止颤

《素问·五藏生成》说："肝受血而能视，足受血而能步，掌受血而能握，指受血而能摄。"血虚以"诸风掉眩，皆属于肝"释最为确切不过。眩在血不能上承于精明，其他如步履不稳、握拘不稳、摄持不稳，都与肝血虚少直接有关。形成血虚的机制有二：一责之于生化之源不足，二在于储藏之职疏漏，血须五脏协同方能正常生化、储藏和运行，水谷精微，取资于脾，生化于肾，藏存于肝，运行于心，储藏作为后备之源，筋得血养自无拘急之变，肝得血则丰足为气通营活，五脏之真畅达，不仅关于颤证，即于情志之调摄亦大有裨益。然则补益气血又非一朝一夕之事，尤其如颤证，累年积月，还当从长计议，药疗食饵同时进行。

3. 祛瘀排毒，活血理气

瘀毒之形成乃由中毒后机体未能及时处理有毒物质，继而损害自身，首先是毒物在血中之浓度超标，随之血液受污，在临床上属于因毒致瘀，血液受污不能正常生化，反过来又不利于毒物在体内的降解，在临床上属于因瘀致实，正气亏虚而为邪气所伤，脏腑功能减退不能布化，以致产生的病理物质流入脑髓，脑髓"纯者灵，杂者钝"，因瘀毒内侵至脑也是颤证的一大因素。治宜祛瘀排毒，佐以活血理气，俾使脏腑气血源头清澈，脑方能免受其灾。临床习用王清任的血府逐瘀汤、通窍活血汤化裁，其特点是活血化瘀而不伤血，疏肝解郁而不耗气。诸药配合，使血活气行，瘀化热消而肝郁亦解，诸症自愈。常用药物如当归、赤芍、桃仁、红花、川芎、生蒲黄、柴胡、枳壳、桔梗、熟大黄等。

（四）病案举例

案1 冯某，女，54 岁。

初诊：1988 年有颅脑外伤史。自 1998 年起出现头部、四肢颤抖，且呈进行性加重，近 1 年来出现口齿不清、心烦、舌麻、大便不畅、舌紫、苔薄、脉小弦。1 年前曾行脾切除术。体检：肌力正常，未引出病理性锥体束征，四肢共济差，指鼻试验（+），头颅MRI 检查示：小脑轻度萎缩。诊断为小脑萎缩，小脑变性。考虑瘀浊夹风交于清阳之巅，络脉不通而致震颤。

处方：磁石（先煎）30g，鳖甲（先煎）15g，丹参 15g，赤芍 9g，生蒲黄 9g，苏木9g，灵芝 15g，石菖蒲 9g，全蝎 1.5g，蜈蚣 2 条，桃仁 9g，川芎 9g，熟大黄 4.5g，葛根9g，水蛭 3g，14 剂，水煎服。

二诊：震颤小安，再守前法，上方改熟大黄为 6g，加百合 15g。2 个月后，患者症状已趋安定，震颤明显减轻，举步稳定。

按语 本案为外伤引起的颤证，病程较长。久病有瘀，瘀血生风。故取众多活血化瘀之药，并配以水蛭、全蝎、蜈蚣等虫蚁之类药以搜剔经络之瘀血，顽疾得以好转。

案2 王某，男，62 岁。

初诊：有高血压病史近 30 年。2000 年 9 月起出现右侧肢体震颤，1 年后病情逐渐加重，行走乏力，言语含糊不清，血压 170/120mmHg，诊断为帕金森病。近因肢体震颤加剧，伴有紧掣，步行无力，甚则萎而不举，语謇不清楚，视物不清，形体较胖，舌红苔薄，脉细数。此为肥人多痰与肝家瘀热互结，筋失所养，治当清化瘀热，柔肝养筋。

处方：当归 9g，白芍 9g，木瓜 9g，磁石（先煎）30g，煅龙骨、煅牡蛎各 30g，蚕沙9g，千年健 9g，伸筋草 9g，牛膝 9g，丹参 15g，络石藤 9g，豨莶草 15g，红花 9g，白术9g，制地龙 4.5g，14 剂，水煎服。

二诊：震颤小止，语謇已轻，头昏，举步无力，神萎多痰，舌红苔白，脉细弦。此乃肝风与痰瘀交搏，治拟益气化瘀，补血滋阴。上方去磁石、龙骨、牡蛎、蚕沙、牛膝、豨莶草、地龙，改丹参 30g，伸筋草 15g，再加入虎杖 30g，钩藤 9g，黄芪 30g，熟地黄15g，龟甲（先煎）15g，山药 20g，健步虎潜丸（吞）9g。

又服 2 周，震颤减轻，随诊加减，病情稳定。

按语 本例为肝肾阴亏，气虚血瘀。方中龟甲、熟地黄、当归、白芍育阴填精为主；肺主一身大气，故加黄芪大补元气，并冀气旺生血；丹参、红花、虎杖等活血化瘀，疏通经脉。诸药合用，使气血得充，髓海得养，筋得濡润。

痴 呆

（一）概述

痴呆是一种进行性精神衰退的疾病，起病缓慢隐秘。早期症状为性格改变，如郁郁寡欢、刻板，或情绪急躁、言语啰嗦，或多疑善虑、失眠健忘；中期可出现理解、判断、计算等智力活动低下，不能胜任工作或家务劳动，不知饥饱，不识归途，视废纸杂物为珍宝；病程后期，终日卧床，生活不能自理，大小便失禁，言语含糊，部分患者可出现意识模糊、站立不安，甚或举动不经、忽哭忽笑、打人毁物、幻视幻听、肢体痉挛等。其病理改变以大脑的萎缩和变性为主，临床包括老年性痴呆、早老性痴呆和脑血管性痴呆等。随着人类平均寿命的延长，老年人数与日俱增，本病的发病率亦逐渐增长。

（二）病机探析

老年人随着增龄，长期受到七情的干扰，或以思虑不遂，或以悲喜交加，或以恼怒惊恐，皆能损伤心脾肝脑，导致脏腑功能失调和阴阳失于平衡，进而产生气血乖违，气血瘀滞，蒙蔽清窍，神志异常而发为痴呆。痴呆的发病特点是阶梯性恶化，发病可以突然，也可以隐匿。每一次发作后，可以留下一些症状，一次一次叠加，直至全面智能衰退。颜老认为，久病、频发之病从瘀。痴呆患者常见如下瘀血指征：①神志淡漠，反应迟钝，善忘善怒，甚则发狂；②面色晦暗，肌肤甲错，巩膜瘀丝累累，大量老年斑出现，舌暗或有瘀点、瘀斑，脉弦细或涩；③实验室研究，全血黏度及血浆黏度增高，血沉增快，血脂增高，脑电图呈 α 节律缓慢，脑血流图提示两侧脑血管弹性减退，充盈度减弱，脑血流量降低，呈现"脉不通，血不流"的病理改变。

颜老指出，脑为清窍，清则纯，杂者钝。脑由精髓汇聚而成，虽由肾主，唯有得到气血的不断充养，方能充分发挥元神之府的功能。各种致病因素均可导致血瘀，瘀血蒙蔽脑窍，则会出现神志不清，日夜颠倒，表情痴呆，癫狂时作者。瘀血内停，使脑气与脏气不能相接，气血不能上行濡养脑窍，脑失所养，精髓逐渐枯萎，从而使病情进一步加剧。如果气血运行不畅，会进一步影响脏腑的功能，导致脏腑功能紊乱，进而出现功能低下和病理障碍，反过来又会加重瘀血，从而形成恶性循环。因此，"纯者灵，杂者钝"的观点，是对痴呆病机理论的高度概括。

（三）审机论治

老年性痴呆症，现代医学虽有老年性痴呆、早老性痴呆、脑血管痴呆之分，但就中医辨证分析，则表现为虚实两个方面。虚主要是肾虚和气血亏虚，实主要是瘀血、痰火。因此，治疗中必须根据虚实的孰轻孰重而分别施治，而且应认识到本病呈慢性过程，不可能一蹴而就，应该根据不同的症状耐心调治。颜老临证常辨瘀论治，主要分髓空血瘀、气滞血瘀、气虚血瘀、痰瘀交阻四个证型具体施治。

1. 补肾填精，活血化瘀

补肾活血法适用于髓空血瘀型痴呆。症见表情呆板，双目无神，懒惰思卧，记忆力衰退，思维丧失，伴有脑转耳鸣、腰酸膝软、四肢震颤、步履不稳、舌嫩而淡紫、苔薄白、脉沉细而弱。治以补肾填精，活血化瘀。《内经》说："脑为髓之海。"肾主骨，生髓，上通于脑，临床上肾虚患者常有脑功能减退。有实验证实，补肾中药是通过调节"脑-垂体轴"而发挥治疗作用的，临床上对脑发育不全的患儿，采用补肾法可促使大脑发育，说明补肾可以健脑。因此，运用补肾填精法可使老年人的脑功能减退得到改善。然虚证无有气血不滞者，临床所及，此病纯属虚证者较为少见，每每表现为虚实夹杂。故治疗当忌蛮补，而宜通补相兼，如在辨证的基础上加入川芎、红花、赤芍、桃仁等，既能畅通脉道涩滞，并可消除补药黏腻，为发挥药效而扫清障碍，且有事半功倍之效。治疗本病常用的方剂如龟龄集、六味地黄丸、左归丸、右归丸等，药用熟地、山萸肉、怀山药、龟板、鳖甲、何首乌、枸杞子、当归、仙茅、补骨脂等。经验方桑女三甲汤（桑寄生20g，女贞子20g，白芍15g，天冬15g，熟地15g，龙骨30g，牡蛎30g，龟板30g）、醒脑益智汤（人参3g，熟地15g，龟板15g，枸杞子10g，益智仁10g，远志10g，丹参15g，红花10g，桃仁10g）及养阴益肾汤（枸杞子10g，制首乌10g，玉竹10g，女贞子10g，麦冬10g，灵芝10g，石菖蒲10g，赤芍10g，郁金10g，川芎12g，丹参30g，菊花6g）对脑血管性痴呆早期有效，可以选用。如神萎嗜睡，加黄芪、丹参；神志恍惚，加茯神、沉香；二便失禁，加山药、益智仁、桑螵蛸。

2. 行气活血，祛瘀开窍

行气活血法适用于气滞血瘀型痴呆。症见表情呆滞，妄思离奇，语言謇涩，或情绪躁扰，恼怒多言，行为古怪，伴有颜面晦暗，肌肤甲错，胸胁胀闷，入夜乱梦纷纭，舌有紫斑，苔薄白，脉弦细或涩。治以行气活血，祛瘀开窍。《医林改错》说："夫人身之血气也，精神之所依附者，并行而不悖，循环而无端，以成生生不息之运用尔"，"故血乱而神即失常出"。由于气血乖违，凝滞脑气，瘀滞清窍，故见躁扰不安、恼怒多言、或呆滞少语、妄思离奇、面色晦黯、胸脘苦闷、头晕心悸、舌质紫黯或有瘀斑、脉沉涩等，即王清任所谓"乃气血凝滞脑气，与脏腑气不接，如同作梦一样。"习用癫狂梦醒汤合通窍活血汤加减，药用柴胡9g，香附9g，红花9g，桃仁9g，赤芍9g，川芎9g，郁金9g，半夏9g，陈皮9g，丹参15g。若神志淡漠加入石菖蒲、远志各9g，或麝香0.1g吞服以加强通窍活血之力；若久瘀化热，躁扰不宁加栀子、生大黄以清瘀热。此类患者忌补，如盲目进补，必然反招气血壅滞，加重其害，治当疏通脉道，祛除瘀血，推陈致新，俾气血畅通，脑得其养。常于方中加水蛭一味，以其味咸入肝经血分，其性与瘀血相感，破瘀而不伤气血，常用量为1.5~3g，加入同煎或研粉吞，并辅以通天草，轻清上逸，引药入于脑，颇有所获。近来实验证实，活血化瘀能提高神经元的代谢功能，减少星状细胞水肿，增加脑血流量，对改善脑功能十分有益。因此，无论辨证为何型，均可适当加用活血化瘀药以提高疗效。

3. 益气养血，化瘀开窍

益气化瘀法适用于气虚血瘀型痴呆。症见表情痴呆，沉默缄雷，顾前忘后，失认失算，口齿含糊，言不达意，伴有神萎气短，食少纳呆，口涎外溢，四肢不温，舌体色紫，苔薄白，脉细弱。治以益气养血，化瘀开窍。《灵枢》说："血脉和利，精神乃居"，指出了血气与神志密切相关。老年人由于气血两虚，脑失所养而出现健忘、智力减退，甚则痴呆。即沈金鳌所谓"心血不足，神不守舍"。临床表现为终日沉默，不饮不食，说前忘后，生活不能自理，面色苍白，气短乏力，小溲自遗，舌淡脉细。可用益气聪明汤加减，药用黄芪15g，党参15g，升麻9g，葛根9g，蔓荆子9g，赤芍9g，川芎9g，当归9g。表情痴呆，加天麻、当归；语言不清加石菖蒲、远志；胆怯易惊，夜寐不安加炒枣仁、远志、夜交藤、柏子仁各9g，小溲失禁加金樱子、补骨脂、芡实各9g。本法治疗轻度患者疗效较好，但疗程较长，且对中、重度患者疗效欠佳。根据"脑髓纯者灵，杂者钝"的观点，在方中加入丹参、水蛭等活血化瘀药，使疗效有了较明显的提高。

4. 活血化瘀，豁痰开窍

活血豁痰法适用于痰瘀交阻型痴呆。症见表情迟钝，呆如木鸡，或易烦易怒，喃喃自语，哭笑无常，伴有头重且痛，徘徊不眠，口流黏沫，胸脘痞满，不知饥，舌紫红，苔白腻或黄腻，脉弦滑或滑数。治以活血化瘀，豁痰开窍。清代名医陈士铎说："呆病其始也，起于肝气之郁……而痰不能消，于是痰积于胸中，盘踞于心外，使神不清而成呆病矣。"老年人情怀不遂，生湿化痰，痰浊郁而化热上扰清窍，常见心情烦躁、言语啰嗦或多疑善虑，头痛失眠，甚则哭笑无常，忿不欲生，喉中痰鸣，舌质暗红，舌苔黄腻或白腻，脉弦滑或弦涩，治当清热泻火，涤痰开窍。方用黄连温胆汤或服蛮煎合通窍活血汤出入。药如黄连3g，枳实10g，法半夏10g，茯苓10g，川芎15g，赤芍10g，红花10g，桃仁10g，生甘草3g。若痰瘀化热，狂躁无知者，加礞石滚痰丸6g，或加生大黄10g、钩藤12g以导痰热下行。

（四）病案举例

案1　丁某，男，80岁。

病史：4年前有中风史，诊断为脑梗死，经治后留有左侧肢体无力，不良于行。2年前出现头晕且胀，健忘失眠，思维偶然失控，有厌世之感，迭经中西药物治疗，效果不显而来求治。

初诊：头晕而胀，健忘失眠2年，性情烦躁，不思纳谷，大腑维艰，面色少华，步履蹒跚，左侧肢体无力，脉小数舌苔厚腻。高年痰瘀交困，脑失所养之候，亟拟化痰祛瘀，清脑泄热。

处方：水蛭3g，通天草9g，生蒲黄（包）9g，石菖蒲9g，川连3g，生大黄（后入）9g，天麻4.5g，白蒺藜9g，钩藤（后入）9g，丹参15g，赤芍9g，威灵仙9g，路路通9g，川芎9g，苍白术各9g。14剂。

二诊：药来腑气已畅，诸症悉减，精神较前为振，仍是左侧肢体乏力，不良于行，脉小数舌苔薄腻，前制中的，再以上方巩固。

处方：上方去生大黄，加指迷茯苓丸包9g。

上方加减治疗2个，健忘失眠已见好转，思维清晰，症随之安，继以上方调理，并嘱加强记忆功能锻炼。

按语　患者性情烦躁，肝气郁结，木郁克土，土虚生痰，故胃纳不思，舌苔厚腻；气有余便是火，故大便秘结，脉来小数；木郁化风，肝风内旋，故头晕且胀；气机郁滞而瘀血内凝，脉络痹阻，故中风左侧肢体无力。总之痰瘀热困阻清窍之象，当痰瘀同治，清脑泄热。方以水蛭、生蒲黄、石菖蒲、丹参、赤芍祛瘀化痰，苍术白术运脾以杜生痰之源；大黄、黄连泻热通腑，天麻、白蒺藜、钩藤清肝息风；威灵仙、路路通畅通脉络；通天草为脑病之引经药。标本同治故颇获其效。

案2　汪某，女，79岁。

病史：高血压史20余年，近年来性情激动，逐渐激惹性高，睡眠障碍，夜不安寐，东摸西摸，记忆衰退，前说后忘，时间、人物、地点定向障碍，曾因走路不稳而跌倒，生活不能自理，合第苦之。西药久治不效，乃就医于中医。

初诊：心风，恍惚惊怖，侈自言谈，失于条理，乃痰凝于心，神不守舍所致。脉滑数，舌苔黄腻。肝家痰火本重，治当养心、化痰、安神。

处方：

（1）丹参30g，日煎2汁。

（2）川贝粉1.5g，琥珀粉1.5g，日服2包，丹参汤送下。30剂。

二诊：投药中病，1月来症状大定，已能入睡，神色亦较安静，脉小数，舌苔黄腻，肝火已潜，痰浊亦化，宿瘀成积，原当破瘀生新。

处方：丹参30g，日服2汁。

患者坚持服药，上述症状次第消失或轻减，自理生活，基本恢复正常。

按语 老年性痴呆症，症状与祖国医学之"心风"相似。心主血，掌思维，主人事，血瘀则不能养其真脏，遂见痴妄、健忘、怔忡、多言。患者高血压有年，肝家痰火本重，痰瘀交阻于心窍，故有时亦可见暴怒失志之状，因与肝经痰火之狂证不同，故治当以入心经之丹参为主，祛瘀生新，养血安神，佐以入心、肝经之琥珀，镇定神魄，辅以清化痰热之川贝，药虽简单，已顾主次。中病后即舍琥珀、川贝，专服丹参，主要病理上抓住一个心经，病因上抓住一个瘀血，常年煎服，效果满意。

癫　狂

（一）概述

癫、狂证为精神失常的病证。癫证以喜笑无常、神痴而语无伦次、反应迟钝、沉默寡欢，或僵仆直视为主症；狂证以喧扰不宁、躁妄打骂、气力逾常、动而多怒为主症。癫、狂证的临床表现虽然不一，但其病因都与七情相关，病位在脑，其病证之间又每可互相转化。因此，在治疗上，既有各自的治疗原则，也有共同的治疗方法。目前西医所称之神经官能症、更年期综合征、躁狂抑郁性精神病、精神分裂症、癫痫、脑动脉硬化性精神病、老年性痴呆等，皆可按癫狂病证辨证论治。

（二）病机探析

气血是脑功能活动的主要物质基础，脑赖真气以为用，脑赖营血以为养，气血冲和，百病不生，若气血失其偏颇，脑失其养，则癫、狂生焉。故颜老认为，癫狂病证系因阴阳失调，气血失衡所致，每以情志不遂而发，其病机与气血逆乱密切相关。且痰、瘀可致气机逆乱。而气机逆乱又可导致痰、瘀内生，痰、瘀既是癫、狂证的病理产物，也是其致病因素。痰的形成与气机失常有关，而瘀的形成与血行异常有关。脑为至清之脏，邪不能犯，若痰、瘀入犯则病，日久可累及脏腑、气血、阴阳，故癫狂亦有虚实之分。故对癫狂的辨治，可从气血、痰瘀、虚实三方面入手。

（三）审机论治

癫证多由忧郁太过，气郁痰扰，迷乱脑神所致，故颜老认为，理气、祛痰、安神是治疗癫证的主要治则，其中调畅气机尤为重要，在癫证的初、中、末期各个阶段，都应该运用调气之法，以达到调神的目的。由于气有余便是火，气火相灼，最易伤阴耗气，因此用调气法必须随证配伍，如初期以疏肝理气化痰为主，中期以理气、降火、清心为主，末期以养阴理气，或益气疏肝为主。狂证由气郁、痰火互结，扰乱心神所致，多属实证，故治疗大法重在治气治火，以理气开郁，清火祛痰为主，甚者可用攻下泻火法以釜底抽薪，此法不宜久服，中病即止，以免伤及正气。由于气滞必致血瘀，痰瘀同源，故癫狂的病机多有瘀血作祟，活血化瘀的治疗必须贯穿其各个阶段，方可收事半功倍的效果。

1. 疏肝理气，补气养血

癫、狂均为神志病，发病多缘于内伤七情，导致气机紊乱，神魂不宁，疏肝理气法之所以能安定神志，因其能调理气机，俾诸脏升降出入有度，则自能魂宁神安。若暴怒气逆，上壅心胸，阻塞清窍而卒然昏倒、口噤握拳之痫、郁证，治宜理气开郁，方用五磨饮。若情志不遂，郁而化火，症见精神抑郁，喜静嗜睡，不饮不食，或心烦易怒，入夜不眠者，治当清肝理气，方用丹栀逍遥散。若以胸脘痞闷、嗳气频频、多言易躁，或缄默寡言、善太息、自觉有气上冲为主症者，治宜平肝理气，方用柴胡加龙骨牡蛎汤。若肝郁日久，气血虚弱之癫、痫、郁证，兼有神疲乏力，头晕气短者，治当疏肝理气，补气养血，方用抑肝散（白术、茯苓、当归、川芎、钩藤、柴胡、甘草）。

2. 理气化痰，宁心安神

痰凝脑腑，则神志受蒙，窍闭神昏，故痰也是引起癫、狂证的主要病因。治痰必须理气，气行则津行，津行则痰自消。若痰气交阻于脑，而致表情痴呆，语言不利，或触事易惊，坐卧不安，或胸闷不舒、时欲嗳气、入夜失眠等，治当化痰理气宁心，方用温胆汤。若痰热阻脑而致癫狂、惊痫，入夜不眠，大便秘结者，治宜泻火逐痰，方取菖蒲郁金汤（菖蒲、郁金、栀子、连翘、丹皮、竹叶），甚者则用礞石滚痰丸。

3. 理气活血，化瘀开窍

心主血，主神，肝藏血，主魂，血瘀阻脉，心肝失养，则神不安，魂不宁。活血化瘀法能疏其血气，令其条达，从而达到治疗癫、狂证的目的。若肝郁气滞，日久血瘀，而致情绪抑郁、头晕头痛、咽部梗塞、胸闷心悸、入夜少眠、乱梦纷纭等，治宜理气活血，血府逐瘀汤主之。若痰瘀凝滞于脑而致癫狂、哭笑不休、骂詈歌唱、不避亲疏等，治当化痰活血开窍，方用癫狂梦醒汤（桃仁、赤芍、柴胡、香附、半夏、苏子、木通、青皮、大腹皮、桑皮、甘草）。若瘀热在脑而见其人如狂、少腹急结、脉沉而有力等症状，治宜清热逐瘀，轻则桃核承气汤，重则抵当丸主之。

4. 清心泻火，凉血散瘀

火为热之极，其性属阳，火扰心神，可见狂越妄动、神昏谵语等症状。《素问·至真要大论》所谓："诸热瞀瘛"，"诸禁鼓栗，如丧神守"，"诸逆冲上"，"诸躁狂越"，"诸病胕肿，疼酸惊骇"，"诸转反戾"等均为火伤心神之象，故泻火即能清心，清心即能安神。若气热亢盛而致谵语妄言、声高气粗，兼有烦热、口渴、汗出、脉洪大者，治宜清气泻火，白虎汤主之。若阳明腑实而见登高而歌、弃衣而走、狂妄躁动、大便秘结者，治当通腑泻火，方用大承气汤。若气郁化火而症见面红目赤、烦躁易怒、气力逾常、喃喃自语、入夜不眠者，治宜清热解毒，黄连解毒汤主之。若热入心营，症见昏狂谵语、朝日安静、入暮狂躁者，法当凉血散瘀，方宜犀角地黄汤。邪热未尽，神气不宁而致虚烦不得寐，若剧者，必反复颠倒，心中懊憹者，治宜宣泄郁热，方用栀子豉汤。

5. 养心补脾，滋阴安神

气、血、阴、阳虚弱，心脑失养，神明为之不安，则致癫、狂证，治宜补虚养心，并佐以安神定志之品，以求相得益彰之效。若心血虚少而见健忘失眠、心悸神疲、精神恍惚、梦遗头晕者，治宜养心安神，方用天王补心丹、健忘方（天冬、茯苓、远志、地黄）。若思虑过度，劳伤心脾，症见表情淡漠、呆滞缄默、健忘不眠、食少体倦者，治当补脾养心安神，归脾汤主之。若肝血不足，肝魂不宁所致的虚烦不眠、易怒易哭，或沉默寡欢、性情抑郁者，治宜养肝安神，方取酸枣仁汤。若肾水亏于下，君火亢于上，心肾不交，症见情绪不宁、语无伦次、失眠多梦、心烦易躁者，治当滋阴安神，黄连阿胶汤主之。

6. 补肾益精，养脑益智

先天禀赋不足，或后天化源失调，气血阴阳虚弱，清阳不升，脑失其养，可致健忘失聪，甚则痴呆，治当补虚养脑，以复其智。若健忘、痴呆，兼见神疲乏力、短气嗜卧、眩晕昏仆等气血不足之症者，治当气血双补，方用定志丸（人参、茯苓、石菖蒲、远志）。若脾气虚弱，中气下陷而见健忘、痴呆、神疲气短、头晕目眩、饮食不馨者，治宜补气健脾，益气聪明汤主之。若肾精亏而不能生髓充脑，而见痴呆、喜笑无常、语无伦次、失眠多梦者，治当补肾益精，方用左归丸。若肾阳不足而髓海空虚，症见神情恍惚、语言不利、懈怠安卧、二便失禁者，治宜温阳补肾，方用右归丸、五子衍宗丸。

（四）病案举例

案1　尤某，女，40岁。

病史：于2年前因春节劳烦过度，复受精神刺激，渐致精神失常，时而兴奋多言，时而整日嗜卧，多方求治，未见寸功，无法参加工作，家属颇以为苦。

初诊：烦劳过度，复受情志刺激，思维失控，时而兴奋，时而嗜睡，胸腹饱胀，嗳气频频，形体丰腴，舌紫苔薄，血府有瘀，治当清心化瘀，以宁心神。

处方：黄连3g，石菖蒲9g，柴胡6g，赤芍9g，桃仁9g，红花9g，牛膝6g，枳壳6g，桔梗4.5g，川芎9g，生地12g，丹参15g，生甘草3g。

服药14剂后，思维渐复正常，精神亦振，舌紫唇暗未退，脉小数，瘀浊初化而未净，再守原法加味以进，原方加生蒲黄，再服药2周后，清心化瘀，颇合病机，神志已复正常，唇舌紫暗亦退，恢复工作。

按语　此案系瘀热蒙阻心窍之癫证，病虽2年，但治疗1个月而愈，此乃清心活血之神功矣！

案2　里某，女，45岁。

病史：患者因家庭纠纷，情绪不稳，喜怒无常，举止乖违，白昼两目羞明，不能睁视。晚上则彻夜不眠，整天头痛且昏，喜席地而坐，站立时不能自持，经精神科多种镇静药治疗无效。

初诊：患者消瘦，喜笑不常，谵语，郑声，夜不安席，脉弦紧，舌紫，苔黄腻。此乃气郁不伸，郁而化火，君火夹血瘀，蒙蔽神明所致，血府逐瘀汤加味主之。

处方：柴胡 4.5g，生地 12g，桃仁 9g，赤芍 9g，鲜石菖蒲 9g，枳壳 4.5g，桔梗 4.5g，生草 3g，红花 9g，牛膝 4.5g，当归 6g，磁朱丸（另吞）9g。15 剂。

二诊：上方服 15 剂后，神色较定，渐能入寐，脉紧弦，舌紫苔腻渐宣，古人谓，瘀血发狂，仍以前法。

患者服上方月余，逐渐恢复正常，后乃改为间日 1 剂以防治之，经过良好，已复工。

按语　古人称"癫狂多由气血凝滞"，仲景治蓄血证，始用破瘀法则，核之临床实践，可以证实活血化瘀药对精神系统疾病，具有一定的疗效。中医认为，心主血、主神明，临床观察到活血化瘀药有调整神志的作用，乃由于平衡气血而起效果。过去用于这方面的治疗法则以平肝化痰，清心泄热为多。近年来用活血化瘀治则治疗这类疾病的比重已大见增加。颜老根据"衡法"的指导思想，以血府逐瘀汤合生铁落饮，或磁朱丸治此，皆有一定疗效。还可以预防精神分裂症的复发，1 个月 10 剂，或间日 1 剂，有的即控制不作，有的减少发病次数，疗效尚称满意。

第四章 脾系病证

胃 脘 痛

（一）概述

凡由于脾胃受损，气血不调引起胃脘部疼痛的病证，又称胃痛。胃脘痛以胃脘饱胀疼痛、嘈杂泛酸、纳便不调为主症。由胃气不和，腑气少运所引起。

（二）病机探析

胃脘痛的病因，初则多由外邪、饮食、情志不遂所致，病因多单一，病机也单纯，常见寒邪客胃、饮食停滞、肝气犯胃、肝胃郁热、脾胃湿热等证候，表现为实证；久则常见由实转虚，如寒邪日久损伤脾阳，热邪日久耗伤胃阴，多见脾胃虚寒、胃阴不足等证候，则属虚证。因实致虚，或因虚致实，皆可形成虚实并见证，如胃热兼有阴虚，脾胃阳虚兼见内寒，以及兼夹瘀、食、气滞、痰饮等。本病的病位在胃，与肝脾关系密切。基本病机为胃气阻滞，胃络瘀阻，胃失所养，不通则痛。

（三）审机论治

颜老认为，胃脘痛的病因病机主要以外感寒邪、饮食不节、情志不遂、脾胃虚弱等因素导致胃气郁滞，不通则痛，或胃失濡养，不荣则痛为主。气血失畅在其发病中占有重要地位。

1. 疏肝理气，活血化瘀

胃脘痛虽有属虚属实之异，或寒或热之别，然在起病之初，总属气机郁滞，或由肝郁气滞，横逆犯胃；或由脾胃气滞，升降失司，久之气病及血，血因气瘀，于是络道不利，气血俱病。故当注意病在气分血分之别，凡病入血络者，常见胃痛如刺，久发不已，按之尤剧，或曾呕血、黑便，唇舌紫暗，瘀积不消，难拔其根。颜老在临床常用丹参饮合失笑散，加桃仁、赤芍，甚则用膈下逐瘀汤破积逐瘀，推陈致新。夹热者加红藤、丹皮；夹寒者加炮姜、桂枝；中焦虚寒加理中汤。由于气为血帅，气行则血行，故诸如木香、郁金、娑罗子等理气消胀之品均酌情选用。

2. 健脾运中，化湿行气

湿困中焦，遏阻清阳，胃气不展，失之通降，则见胃痛，伴以脘闷、纳呆、或见呕酸、吐清涎。《内经》曰："清气在下，则生飧泄，浊气在上，则生膜胀。"因脾胃同居中焦，脾主运化，胃主受纳，脾失健运则水湿内停，故胃湿之萌，过在脾土。此外，素嗜酒醴之人，每多患此。酒者，质寒性热，胃火旺者，从阳化热，成为湿热蕴积之候。中阳虚者，从阴化寒，而成湿困腑阳之证。治湿阻中焦，颜老临床上最喜用苍术一味。元代朱震亨曰："苍术治湿，上中下皆有用，又能总解诸郁……故苍术为足阳明经药，气味辛烈，强胃健脾，发谷之气，能径入诸药。"颜老临证习以苍术为君，辅以川朴、陈皮、姜半夏、白茯苓等以健脾运中；偏寒者加桂枝、干姜；夹热者加黄芩、栀子、黄连。其他如党参、白术之健脾补虚；木香、香附、甘松之理气止痛，均随证酌情而投。

3. 温阳暖脾，散寒止痛

阳虚生寒，寒性凝泣，气行不畅，腑阳失运，症见胃痛及饱胀、反胃呕酸、形寒不渴、舌淡脉细，《内经》曰："阳气者，若天与日，失其所则折寿而不彰。"颜老认为凡见此证，用药则以温通，盖非温而通者，不得复其阳，非通而走者不能祛其寒，可用釜底加薪、温通胃阳之法。药用附子、桂枝、吴茱萸、荜茇、荜澄茄、干姜、半夏、公丁香等。气滞者加厚朴、枳壳；夹食者加鸡内金、神曲、陈皮；若寒客厥阴之络而兼少腹胀痛，加入乌药、茴香之类。尤其是附子一味，常谓只能温肾阳，其实胃寒得附子，尤如釜底加薪，则火能生土，坎阳鼓动，中宫大健，则胃之通降功能得复矣。

4. 滋养胃阴，燥土失润

前贤谓太阴之土，得阳始运，阳明阳土，得阴自安，以脾喜燥恶湿，胃喜润宜降故也。故若胃阴不足，津液亏乏，失其本来下降之性，则腑气上逆，发为胃脘，兼见嗌干、恶心呕吐，常用清养胃阴之法，药用酸甘滋润，使津液来复，胃之通降始复。如木瓜、白芍、乌梅、麦芽、石斛、沙参等品，可加入佛手柑、绿萼梅、醋制香附以舒胃用。

（四）病案举例

案1　蔡某，男，55岁。

病史：胃病史20余年，经多次胃肠钡餐摄片、胃镜检查，确诊为十二指肠球部溃疡、胃窦炎，曾3次因合并幽门梗阻而住院。

初诊：近因出差外地，劳累过度，复感寒凉，而致胃脘疼痛，恶心频频，朝食暮吐，形寒畏冷，腑气4日未行，舌淡苔白腻，脉沉小弦，前医予硝朴通积汤加减未见效。脾胃阳气素虚，复感寒邪，阴寒凝于中焦，先予理气通腑之品，腑气虽通，但胃阳未振，胃中无火，难于腐熟水谷，当宜温通胃阳。

处方：附子9g，干姜2.4g，半夏10g，厚朴6g，枳实9g，代赭石15g，莱菔子30g，茯苓12g，大黄9g。

1剂后，恶心顿减，未再呕吐，胃脘疼痛消失，知饥思进食，后以健脾和胃收功。

按语　本案症见恶心频频、朝食暮吐，证属反胃，且见形寒怕冷，舌淡苔白腻，寒象亦见。景岳谓："反胃系真火式微，胃寒脾弱，不能消谷。"临证抓住胃阳不振这一病机，重用附子配干姜以温通胃阳，古人只谓附子温肾阳，岂不知胃寒得附子，尤如釜底加薪，则火能生土，坎阳鼓动，中宫大健，胃之腐熟功能得复矣！

案2　周某，女，63岁。

病史：胃炎病史多年，脘痛时发。近来胃脘灼痛，食后为甚。经胃镜检查，见胃窦小弯侧糜烂，黏膜肿胀、充血。诊为"慢性萎缩性胃炎伴糜烂"，病理示：重度慢性活动性萎缩性胃炎伴不典型增生。

初诊：胃病有年，经常发作。近10天来胃脘灼痛，痛有定处，按之不舒，食后为甚，舌紫苔黄腻，脉弦细。证属气郁血瘀，化热伤阴。治以理气化瘀，清热养阴。

处方：丹参12g，檀香2.4g，砂仁2.4g，百合9g，乌药6g，生麦芽30g，川楝子9g，延胡索9g，蒲公英10g，姜栀子6g。

二诊：服药3日，灼痛显减，再服3日，脘痛即瘥，纳食渐馨，稍有口干，舌稍红，苔薄腻，脉弦细，前法已效，再进善后。

按语　慢性萎缩性胃炎，反复发作，经年不愈，以久病多瘀，痛有定处为瘀，舌紫为瘀，显系血瘀之征，故以丹参饮化瘀和胃为主方；瘀久化热而伤阴，则以蒲公英、栀子泄热，百合养阴；而参金铃子散，理滞止痛。三方合用，热、郁、瘀、虚兼顾，一方而效。若以胃镜下所见辨之，凡黏膜肿胀、充血，抑或糜烂，皆属瘀热交结，投丹参饮。

泄　泻

（一）概述

泄泻是指因感受外邪，或被饮食所伤，或情志失调，或脾胃虚弱，或脾肾阳虚等原因引起的以排便次数增多、粪便稀溏，甚至泄如水样为主症的病证。

（二）病机探析

泄泻的病因有外感、内伤之分，外感之中湿邪最为重要，脾恶湿，外来湿邪，最易困阻脾土，致脾失健运，升降失调，水谷不化，清浊不分，混杂而下，形成泄泻，其他诸多外邪只有与湿邪相兼，方能致泻。内伤当中脾虚最为关键，脾胃为泄泻之本，脾主运化水湿，脾胃当中又以脾为主，脾病脾虚，健运失职，清气不升，清浊不分，自可成泻。

（三）审机论治

颜老认为，脾虚湿盛是泄泻发病的重要病理因素，外邪、饮食、情志、脾胃虚弱等为泄泻发病的原因，其中气机升降失常、湿邪内困、瘀血内阻在泄泻的病因病机中占有重要地位。

1. 清热化浊，利湿止泻

泄泻之因，有外因，也有内因。外感六淫，均可导致泄泻，当按外感病证论治。内因之中，以湿邪为患居多，即所谓"湿盛则濡泄"。湿若与热合，湿热交蒸，最伤脾胃，以致运化失常，湿热下注，热迫大肠，遂成泄泻，此证最多见于夏秋之间，饮食不慎所致。颜老治此，每根据湿热轻重而分，偏湿重者，则泄泻不畅，粪便黏滞，治宜化湿为先，清热为辅，方用藿香正气散出入，凡舌苔白腻或黄腻而润者，每重用佩兰、苏叶以芳香化浊，效果显著。若偏热重者，则腹痛而泄，粪便气秽，小便短赤，治当清热为重，佐以化湿，方用葛根芩连汤加味，如肛门急迫，则佐以广木香、陈皮等理气宽肠，粪便气秽多夹有食积停滞，必佐山楂、神曲以消导化积滞。水泄与痢不同，当以利水为主，药如泽泻、车前草，口渴则加滑石，其热用藿梗、葛根，舌红壮热可用六一散、西瓜翠衣为引。荠菜花能通小便而止泄痢，治水泻不可或缺。

2. 疏肝健脾，祛风胜湿

泄泻有每因情志抑郁恼怒，气机失和而发，其症见腹痛肠鸣，泻后痛减，须臾再痛。颜老认为，泻当则之脾虚，痛当责之肝实。脾之运化，每赖于肝之疏泄，始能运化有度，若肝郁则气机不畅，脾虚则运化无权，肝脾不和，可致脾胃气机升降失调，大肠传导失司，而泄泻不止，腹痛不已，故有"土得木而达"之说，临床常用痛泻要方抑肝补土，取芍药甘草汤以柔肝缓急，防风为祛风之要药，既祛外风，又疏内风，且有升提之功，善长祛风止泻。若佐以参苓白术散以健脾化湿，则有事半功倍之效。颜老指出，泄前腹痛属肝郁，治宜佐以疏肝理气之方，如四逆散、五磨饮子等；泄后腹痛属脾虚，治宜辅以健运脾气之方，为异功散、资生丸之类。

3. 健运脾气，温肾止泻

脾恶湿喜燥，外来湿邪，或内生之湿，最易困阻脾土。脾气不足，健运失常，升举无力，清浊不分，泄泻遂发。颜老认为，慢性泄泻有脾泄、肾泄之分，脾泄，可见大便溏薄、食后即泄、胃纳不馨，治宜健脾化湿，习用连理汤治之，取理中汤温脾化湿，反佐黄连清热燥湿，每佐以升麻、葛根与防风，或升已陷之清阳，或取风能胜湿之意，风药参合运脾之品，具有升脾胃清气之功。泄泻日久，以致五更而泄，完谷不化，形寒消瘦，神疲乏力，当属肾泄，此合仲景所言："此利在下焦"，已由脾及肾，投以附子理中汤以止泻，每佐以炙乌梅、伏龙肝之类，一以固久泄之滑脱，一以用土培土，属医者意也之法，临床多有验效。

4. 化瘀泄浊，推陈致新

病初气滞食积，久病入络而为瘀，气滞血瘀，瘀阻肠角，则症见腹痛即泄，痛有定处而拒按，便夹脓血等。临证善取王清任膈下逐淤汤主之，疗效显著，此方以桃红四物汤去生地，加丹皮、五灵脂以活血化瘀为君，其中当归活血养血，能益久泻之阴伤，取桃仁得春阳升发之气，味苦下泄，逐瘀而不伤新血，二者相伍，亦具通因通用之妙；臣以乌药、枳壳、香附、延胡索等，理气止痛，以助血行；佐使甘草缓和药性。此方逐瘀力强且药性趋下，功能清廓肠角之瘀积，推陈致新，使肠腑之气血得以调达。若兼见脾肾阳虚者，则可加入人参、附子以扶正达邪。后期则应以参苓白术散善后，以巩固疗效。

（四）病案举例

案 1　朱某，男，33 岁
病史：慢性泄泻有年，经医院检查确诊为慢性结肠炎。迭进中西药物治疗及灌肠，效不显，以致消瘦神萎，几乎不能坚持工作，特来求诊。

初诊：脾肾两虚，脏腑开阖失司，泄泻溏而不实，无黏液完谷，少腹幽幽作痛，夜分少寐，形寒消瘦，神萎乏力，食入运迟，舌紫苔薄，脉沉细。治当温运，取附子理中汤加味。

处方：附子10g，党参15g，焦白术15g，干姜2.4g，炙甘草4.5g，茯苓9g，炒升麻10g，葫芦巴9g，石榴皮30g，赤石脂（包）30g，煨葛根9g，山药15g，扁豆9g，四神丸（吞）9g。

二诊：药后泄止，少腹隐痛，夜寐欠宁，神疲乏力，舌紫苔薄腻，脉细缓。再拟前法化裁。

处方：党参15g，附子10g，炙甘草4.5g，干姜2.4g，茯苓9g，炒升麻10g，黄芪30g，白术15g，山药15g，扁豆10g，白芍10g，吴茱萸2.4g，巴戟天9g，小茴香2.4g。14剂1日2次，每次3g，开水送服。

三诊：腹泻年久，脾肾两虚，经附子理中法，益火之源以消阴翳，大便日行1次，成形但少腹隐痛，舌苔薄腻，脉弦数。再健运中州以维生化。

处方：苍术10g，白术10g，煨木香4.5g，砂仁（后入）2.4g，炙内金9g，生麦芽30g，檀香1.5g，白芍9g，吴茱萸1.5g，青皮4.5g，陈皮4.5g，防风6g，白术9g，茯苓9g，附子理中丸（包）9g。

按语 腹泻日久以致形寒消瘦，神萎乏力，可明仲景所言"此利在下焦"，已由脾及肾，投附子理中为正法。本案用药特点取升葛或防风，或升已陷之清阳，或取风能胜湿，风药参合运脾之品，具升脾胃清气之作用。加入赤石脂一味，一以固久泄之滑脱，一以用土培土，属医者意也（或用伏龙肝，亦即此意）；加入吴茱萸，取木能生火，可温运脾土，以肝木虚弱，反生枝节，非仅木旺可以克土也。

案2 斯某，男，56岁。

病史：泄泻3年，消瘦乏力1个月。曾作钡餐、钡灌、乙状结肠镜检查提示：胃窦炎、慢性结肠炎。近月来症状加重而入院治疗。

初诊：腹泻3年，夹黏冻，日行数次。腹痛拒按，胃纳不馨，脉细弦，舌质淡，舌苔薄白。脾失健运乃其本，瘀滞交搏乃其标。先以膈下逐瘀汤以清其源。

处方：当归9g，川芎9g，桃仁9g，五灵脂9g，丹皮9g，乌药4.5g，香附9g，红花6g，元胡4.5g，枳壳4.5g。

二诊：大便已无黏冻，腹痛亦瘥。脉小弦，舌苔薄腻。瘀浊初有化机，不宜姑息，原制继进。后以参苓白术散收功。

按语 本证反复发作，久治不愈。王清任在《医林改错》中指出："常有三、五年不愈者，病不知源，是难也。不知总提上有瘀血，卧则津门挡严，水不能由津出，由幽门入小肠，与粪合成一处，粪稀溏，故清晨泻3～5次，用此方逐总提上之瘀血，血活津门无挡，水出泻止，三、五付可全愈。"又云："泻肚日久，百方不效，是总提瘀血过多，亦用此方。"近年来施之于临床，多应手而效。总结经验，用此方需具备以下三个条件：①病程较久；②痛有定处而拒按；③大便黏液。瘀血反应在病理方面，由于循环障碍，必有瘀血、水肿、变形等局部病变。膈下逐瘀汤以当归、川芎、赤芍、五灵脂破血逐瘀，配以香附、台乌、枳壳、元胡行气止痛，改善微循环，促进病变愈合。辨证精当，往往三五剂可愈。

案3 夏某，女，38岁。

病史：半年来腹痛腹泻反复发作，日渐消瘦，少腹胀满，左侧为甚。经纤维结肠镜检查，诊断为慢性结肠炎。迭投清化湿热、通腑消导、补益脾胃诸法，均不见效，特来求治。

初诊：面色萎黄，形体消瘦，腹痛隐隐，大便日行3~4次，不成形，完谷不化，舌淡苔薄白，脉沉细。脾肾阳虚，火不生土，湿邪乘虚而入，运化功能失司。法当温脾肾之阳气，化中焦之湿浊，犹离照当空，阴霾自散也。

处方：附片6g，吴茱萸2.4g，干姜2.4g，公丁香2.4g，荜茇2.4g，九香虫2.4g，花椒2.4g，小茴香3g，炙甘草4.5g，没药4.5g，失笑散（包）9g。

二诊：腹痛减，泄泻止，胃纳有增，唯少腹时胀，肛门下坠，咽喉梗塞不利，乳房胀痛，缘于近日心情抑郁所致，舌淡苔薄白，脉细弦。阳气初复，湿浊亦化，然肝气又有横逆之象，转投疏肝活血法。

处方：当归9g，白芍15g，炙甘草3g，川楝子9g，延胡索9g，柴胡9g，枳实9g，川芎9g，醋五灵脂9g，高良姜4.5g，生香附9g，桔梗4.5g。

三诊：咽梗、乳痛渐平，然腹痛腹胀又起，泄泻便秘交替而作，舌淡苔薄白，脉小弦。肝木克土，转以痛泻要方化裁，乃轻可去实之意。

处方：防风9g，白术9g，白芍12g，戊己丸（吞）3g，荠菜花9g，荷叶一角，葛根9g，佩兰9g，煨木香4.5g，石榴皮30g。

腹痛泄泻日见好转，原方巩固，2个月而愈。

按语 本案治疗分两个阶段，初期以脾肾阳虚为主，温达得手后，则以肝郁克脾为主，故用痛泻要方轻可去实。然无论在虚在实，组方用药总佐活血化瘀之品，以求气通血活。其中荠菜花有暖肠的作用，石榴皮则酸收涩肠，但剂量宜大，方能奏效。

便　秘

（一）概述

便秘一证，是指大肠传导功能失司，以大便秘结，排便周期延长，或大便干燥硬结，排出困难，或排便后仍有残留感，或虽有便意，但排便艰涩不畅为主症的一种病证。多见于西医的功能性便秘，肠易激综合征、肠炎恢复期、直肠及肛门疾病所致的便秘，药物性便秘，内分泌及代谢性疾病的便秘，肌力减退所致排便困难等。

（二）病机探析

中医学认为，大肠为六腑之一，乃传化之腑，其生理特点是"泄而不藏"、"动而不静"、"降而不升"、"实而不能满"，以通降下行为顺。便秘的病因是多方面的。外感寒热之邪，内伤饮食情志，阴阳气血不足等皆可形成便秘，各种原因又常相兼为病。如肠燥津亏之人易被邪热所侵扰，气虚阳衰之体不耐寒凉饮食之伤，气机郁滞常易化燥而伤津。便秘总以虚实为纲，热秘、冷秘、气秘属实，阴阳气血不足的虚秘属虚。实者病机在于邪滞胃肠，壅塞不通；虚者病机在于肠失温润，推动无力；虚实之间又常转化，可由实转虚，可因虚致实，可虚实夹杂。

（三）审机论治

颜老认为，便秘的主要病机以气机郁滞、气虚阳衰、积热津亏、阴亏血少、阴寒积滞为多见，其中气机失畅、阴血亏损是其基本病机。

1. 宣肺降气，导滞通便

肺主气、宣发肃降、调节气机，并与大肠相为表里，肺之功能正常，则全身气机调畅，输布津液濡润大肠，大肠传化如常，有助于糟粕的排出。颜老认为，肺之宣降与大肠之传导息息相关，肺气壅滞不宣，下焦郁滞不畅，气机升降失常，大肠传导失司，发生大便秘结，治当开上窍以通下窍而取效，即所谓"上道开下窍泄，开天气以通地道"之法。肠腑之通降既赖脾胃之转输，亦赖肺气之宣降，清气能升则浊气能降，上窍郁闭则下窍不通。若肺失宣降清肃，肺气壅滞，气机升降失常，水液不行，则致肠腑闭塞不通，肠道干枯，大肠传化失职，浊气停滞于大肠而不下行，最终导致便秘。治宜宣肺降气，导滞通便。方用苏子降气汤加减，药如桑白皮、紫苏、莱菔子、瓜蒌皮、瓜蒌仁、川贝、桔梗、麦冬、柴胡、厚朴、杏仁、薤白、制大黄、炙甘草等。本法选用轻苦微辛之品，微辛以开气阻，通上下二窍，微苦以降肺气，肺气得通，津液得下，气机得降，胃气因和，升降协调，清升浊降，肠腑传化得通而便秘自除。

2. 醒脾顺气，调中通便

便秘虽属大肠传导功能失常，但与脾胃运化功能的关系甚为密切。脾胃同居中焦，互为表里，脾主运化，胃主受纳，脾主升清，胃主降浊，为气机升降之枢纽。颜老认为，饮食不节，脾失运化，气机郁滞，壅塞胃肠，大肠传导功能失常，是形成便秘的原因之一，临床运用平胃散加减，健脾顺气导滞而治疗脾胃气滞所致的习惯性便秘有明显的疗效。脾胃升降失调，气机壅塞，饮食积滞停留于中焦。"六腑以通为用，以降为顺"，由于腑气壅滞不通，饮食停滞于肠胃，肠道失运，一方面水谷精微不能敷布，糟粕不能下行；另一方面更加阻碍脾胃的升降运动，使肠胃处于一种"呆滞"状态，从而导致排便困难。治疗的关键在于调畅气机，促进脾胃的升降运动恢复正常，改善肠胃壅塞的状态。治宜醒脾顺气，调中通便。"醒"能促进脾胃运化功能的恢复，"调"能调畅中焦气机升降协调，"顺"利于腑气畅通、改善壅塞呆滞的状态。方用平胃散合四逆散加减，药如苍术、厚朴、生大黄、枳实、柴胡、白芍、大腹皮、广木香、陈皮、炙甘草、茯苓、生白术、砂仁、苏梗、焦山楂、神曲等。

3. 疏肝理气，开郁通便

便秘一证，病虽在胃肠，应以疏理调达肠腑气机为主，但亦不可忽视肝的调畅作用。颜老认为，气郁对便秘有突出的影响，用通下之剂不能达到预定的疗效，只能通过调畅气机，才能彻底根治，否则只能通而又秘，秘而又通，出现病情反复的现象。肝主疏泄，调畅全身气机，促进脾胃的运化功能，对大肠传送糟粕的运动有着不可或缺的影响。也就是说，脾胃升降功能正常，全身气机升降出入协调平衡，肠腑的畅通，多赖于肝气之疏泄调畅。如《内经》谓："土得木则达"唐容川又谓："木之性主于疏泄，食气入胃，全赖肝木之气以疏泄之……"肝主升主动，大肠主降主动，二者相互促进，升降协调，共同参与人体正常的通便功能。一方面若肝之疏泄功能减退，肝气郁滞，气的升发就显不足，气机的疏通和调畅就受到障碍，大肠气机的正常运行也会受到影响，而出现大肠传导不利，糟粕内停，大便秘结；另一方面情志不遂，肝之疏泄失常，则横逆侵犯脾胃，中焦气机不利，脾胃升降失调，肠腑不得宣畅，而致便秘。治宜疏肝理气，开郁通便，使肝气得疏，气机得畅，升降有序，肠腑得以畅通，不治便秘而便秘自愈。方用逍遥散合四磨汤加减，药如柴胡、沉香、乌药、木香、枳壳、当归、白芍、槟榔、火麻仁、桃仁、甘草、茯苓、白术等。

4. 温肾化气，利水通便

肾主一身之阳气，肾气充足则全身之气运行畅通；肾主水液，肾之气化是主持人体水液正常输布、调节人体水液代谢平衡的中心环节。颜老认为，肾阳虚衰不仅可致泄泻，亦是引起便秘的原因之一，临床应用真武汤、五苓散加味以利水渗湿，通阳化气，健脾布津，助津液运化及转输，治疗肾阳虚衰，水停津枯肠燥性便秘有很好的疗效。肾阳不足，命门火衰，一方面无以鼓动脾胃肠腑之气，致使胃肠传导无力，故排便困难；另一方面肾阳亏虚，气化失职，水液代谢障碍，阴聚于下，无气以动，水寒凝结，留于下焦，阳不化气，气不布津，水精不能四布，五经不能并行，津液不能输布润泽胃肠，肠燥枯涩失润，导致大便秘结，小便不利。治疗宜温肾化气，利水通便，令其水精四布，内渗肠道，使肾阳得复，气化得行，小便通利，阳气以布，津液以行，肠腑得润，而大便自行。方用真武汤合五苓散加减，药如附子、干姜、桂枝、猪苓、茯苓、白术、白芍、杏仁、莱菔子、当归、枳壳等。

5. 补中益气，升阳通便

脾胃为气血生化之源，气机升降斡旋之枢纽。脾胃纳运正常，气血生化有源，气机升降协调，内传五脏六腑，上注五官九窍，下达前后二阴。颜老认为，便秘一证，有虚实之分，气虚是老年人习惯性便秘的主要及最常见原因之一，脾胃气虚，中气下陷，脾失升清，清阳不升，浊阴不降，大肠传导推动无力，燥屎内结于肠，导致大便不通，此属虚秘。临床上根据"虚者补之，损者益之"的原则，以扶正补益为大法，治当补中益气，升阳通便，属塞因塞用之法。方用补中益气汤加味，药如黄芪、生白术、党参、炙甘草、柴胡、升麻、当归、陈皮、厚朴、枳实、麻仁等。

6. 养血滋阴，润燥通便

脾主运化，为气血生化之源。血虚则津枯不能下润大肠，致大便干燥，排出不畅，属于虚秘范畴，是临床上常见的疾病。颜老认为，血虚肠燥便秘，便秘是疾病的现象，血虚肠液干涸是疾病的本质，"治病必求于本"，非养血润燥而不为功，若仅用一般通腑导下剂，只是解除疾病的暂时现象。老年体弱、久病之后、烦劳过度、产后失血都会使气血亏虚，阴津匮乏，大肠失养，肠道干涩，传导无力，而致便秘。此类患者大多具有血虚阴亏，津枯内热见症，治宜养血滋阴，润燥通便。方用润肠丸加减，药如当归、生地黄、火麻仁、桃仁、柏子仁、瓜蒌仁、枳壳、枳实、玄参、枸杞子、麦冬、白芍等。

7. 活血化瘀，理气通便

颜老认为"久病必有瘀"，瘀血一旦形成，影响气机升降，致腑道传化功能障碍而引起便秘，而大便日秘久积，势必影响肠腑的气血运行，复又加重血瘀，或导致瘀血形成，造成血瘀致便秘，便秘致血瘀的恶性循环，从而形成瘀血便秘。治宜活血化瘀，理气通便。方用血府逐瘀汤加减，药如川芎、柴胡、桃仁、生地黄、当归、红花、枳壳、赤芍、桔梗、牛膝、枳实、杏仁、火麻仁等。临床根据引起瘀血的原因，可分为气虚血瘀便秘、气滞血瘀便秘、阴虚血瘀便秘、阳虚血瘀便秘、血虚血瘀便秘、痰瘀交阻便秘、血热血瘀便秘等，应准确辨证分型，灵活加减用药。

（四）病案举例

案1　周某，男，85岁。

病史：宿有前列腺增生及冠心病史，反复发作，胸闷及排尿不畅，经治缓解。最近5年出现大便秘结不畅，每需酚酞片、大黄苏打片等缓解一时，但疗效日减，改投中药润肠通腑之剂，效也不显，遂来就诊。

初诊：便秘5年，反复不已，面萎纳少，夜寐欠酣，苔薄腻，脉细软无力。高年气阴两亏，肠液枯燥所致。拟升清降浊，润肠通幽。

处方：升麻9g，苍术9g，白术9g，黄芪15g，生大黄6g，火麻仁9g，郁李仁9g，生首乌15g，锁阳9g，半硫丸（吞）9g，甜苁蓉9g。7剂。

二诊：升清降浊，通幽利腑，大腑已得通畅，脉小数，苔薄腻，前制再进。

处方：另用生首乌30g。每日煎汤，冲入蜂蜜及黑芝麻适量，1日2次，以巩固之。

按语　本案便秘5年，阴分已亏，但宿有癃闭、胸痹病史，中气显见不足，故主方旨在升清降浊，辅以润肠通幽，加半硫丸者则取其通阳之义，《类证治裁》云："热药多痰，唯硫磺性缓而通"，阴得阳助而源泉不竭，故一药而愈。

案2　李某，男，60岁。

病史：自诉每每大便时，环境要绝对安静，排便尚可通畅，若闻人声、响声或见人则便结难解，多方求治，有曰：肾司二便，阳虚便秘，投肉苁蓉、菟丝子、熟地等品，未效；或曰：年迈津枯肠燥，予天门冬、熟地、火麻仁、郁李仁等滋阴通便，便秘如故。经人介绍，前来就诊。

初诊：便秘时发，随情志而加剧，脉弦滑，苔淡黄，脉证合参，此属肝脾不调，气机升降失司，治拟调肝脾以和气机。

处方：柴胡9g，枳实9g，白芍12g，白术15g，甘草4.5g，当归9g，桃仁9g，佛手4.5g。7剂。

二诊：药后大便渐至顺畅，不受环境影响，即使人声噪杂亦能解出，舌红苔薄，脉弦，疏肝调气，义无反顾。

处方：上方再进7剂而愈。

按语　便秘的原因众多，如张洁古谓："脏腑之秘，不可一概论治，有虚秘、实秘、气秘、风秘、冷秘、热秘，老人与产后及发汗，利小便过多，气血未复，以致便难等症。"李东垣又谓："治病必究其源，不可一概以牵牛、巴豆之类，损其津液，燥结愈甚，复下复结，极则以致导引于下而不通，遂成不救。"颜老认为，老年便秘以虚证为多，但有虚中夹实，不可不辨。如案1便秘5年，阴分已亏，但宿有癥闭、胸痹病史，中气显见不足，故立方旨在升清降浊，辅以润肠通幽，加半硫丸者则取其通阳之义，《类证治裁》云："热药多秘，唯硫黄性缓而通。"阴得阳助而源泉不竭也，故一药而愈。而案2则已投温阳、滋阴之品罔效，审其病证，乃因情志而变，《内经》曰"恐则气下，惊则气乱。"由于外界环境影响，导致气机运行失常，脏腑功能失调，遂致便秘，故治疗以调理肝脾为先，其中当归、桃仁、白术又具润肠通便之功，可谓一举两得。

第五章 肝系病证

黄 疸

（一）概述

黄疸是以面、目、身体皮肤熏黄，小溲黄赤为特征的疾患，一般按病之新久缓急与黄疸的明暗等分阳黄与阴黄。黄疸为肝胆病变的常见症状，多见于病毒性肝炎、胆囊炎、胆结石、脂肪肝、药物性肝炎等肝胆系统疾病。

（二）病机探析

黄疸的病机包括邪实与正虚两个方面。急性期以邪实为主，迁延不愈则呈虚实错杂之态。颜老指出，黄疸若迁延不愈，病邪羁留日久，湿热深伏，痰瘀内停，又进一步损伤正气，以致肝胆脾胃功能失调，寒湿阻遏，湿热内蕴及气机不畅，胆失疏泄，胆汁溢于肌肤，一面是正气耗伤，一面仍有湿热邪的存在。一般而言，其病机演变规律为早期属实，多为寒湿或湿热内蕴；中期为虚实相夹；后期则属正气耗伤。

（三）审机论治

本病治则不外乎祛邪与扶正两途。颜老常用的祛邪方法包括清热利湿法、凉血化瘀法；常用的扶正方法包括运脾益气法、滋补肝肾法和温补阳气法。治疗上要正确地运用扶正祛邪法则，或在扶正中兼顾祛邪，或在祛邪中不忘扶正。既要清除湿热毒邪，又要针对阴阳、气血、脏腑之寒热虚实，灵活机变，邪去则正安，正胜则邪却。在各种治疗方法中，尤强调"四季脾旺不受邪"和"肝病传脾"的观点。

1. 湿热内蕴，清热利湿

肝胆湿热，则见身目俱黄，黄色鲜明，多伴有发热口渴，心中烦恼，口干而苦，恶心呕吐，腹胀胁痛，大便秘结，舌红苔黄腻，脉弦数等症状。在临床中还应细辨湿重于热，还是热重于湿。若黄疸鲜明，身热口渴，大便秘结，小便短少黄赤，为热重于湿，常用茵陈蒿汤加虎杖、平地木、仙人对坐草等品；若黄疸不甚鲜明，兼头重身困，胸腹痞闷，大便溏薄不爽，为湿重于热，常用茵陈五苓散加车前子、平地木、仙人对坐草、薏苡仁。

2. 湿热瘀结，凉血化瘀

黄疸初病气结在经，久则血伤入络，湿热毒邪久恋不去，浸淫血分，煎熬血液成瘀，故临床上常见面色晦暗、烦躁易怒、五心烦热、舌质紫暗、舌苔黄腻、脉弦等瘀热证候，颜老认为，上述表现既有湿热交结肝脾之征，复有瘀血内滞脉络之象。病毒入侵肝脏，疏泄失常，藏血无能，其病理变化有三端：肝气郁结，日久化火，热毒内蕴是其一；肝气横逆，克伐脾胃，湿从内生是其二；湿热郁肝，久而不去，浸淫血分，煎熬血液成瘀是其三。湿热瘀结为患，故见证如此，若单用清热利湿法往往难以奏效，必须佐以活血化瘀法而收效。颜老创制"犀泽汤"，随证加减，治疗乙型病毒性肝炎（简称乙肝）黄疸患者取得了较满意的疗效。其组成是：广犀角（现用水牛角代替）、泽兰、苍术、仙人对坐草、平地木、土茯苓、败酱草。本方以犀角、泽兰入血分，清热解毒，凉血化瘀为君药；臣以土茯苓、仙人对坐草、平地木疏肝泄热，利湿化浊；苍术为佐，辟秽、运脾，既清湿热，又杜湿热之源；败酱草凉营活血为使，诸药配伍，共奏凉血解毒、清热利湿、疏郁祛瘀之效。加减方法：气滞甚者加沉香曲、川楝子、大腹皮、枳壳、广木香；瘀血明显加丹参、桃仁、郁金、红花、赤芍、延胡索、三棱、莪术；湿重者加苍术、猪苓、赤苓、生苡仁；热重加银花、黑山栀、夏枯草、蒲公英；热毒甚者则选加白花蛇舌草、龙葵、蜀羊泉、蛇莓、石打穿、半枝莲、七叶一枝花等。临床观察表明，本方除能改善慢性乙肝患者的血液流变学外，还能抑制病毒活动，调节免疫功能，降酶退黄，抑制肝纤维化。应用犀泽汤治疗，在乙肝表面抗原转阴后，仍需继续服药一个阶段以巩固疗效。

3. 脾虚肝郁，运脾益气

《难经·七十七难》谓："见肝之病，则知肝当传之于脾，故先实其脾气。"《金匮要略·脏腑经络先后病脉证》谓："见肝之病，知肝传脾，当先实脾"，阐明病邪久羁，反复迁延，损伤正气，由肝传脾的必然规律。《金匮要略》同篇又谓："四季脾旺不受邪"，脾虚导致湿热毒邪的侵袭，又致湿热毒邪缠绵难解，因此，此句阐明正气存内，邪不可干之至理。所以，颜老之用运脾益气法既有"先安未受邪之地"之意，又有鼓舞正气以扭转邪正对峙局面的意思。黄疸患者大部分均有纳差、腹胀、四肢乏力、大便异常等一系列脾虚的症状。而脾虚肝郁，气机失常，还可影响血运，导致瘀血内停。因此，颜老倡用运脾益气法（即实脾法）治疗，使脾气旺盛、正气充沛。常用方是柴芍六君子汤，参入苍术一味。本方取四君子汤补脾气健脾运以"实脾"；并用柴胡、白芍、陈皮、半夏解郁柔肝、行气化湿；尤倚仗苍术运脾燥湿、解郁辟秽。

4. 肝肾阴虚，滋补肝肾

肝为藏血之脏，血为阴物，肝郁日久必然导致阴虚，久则累及于肾，而肝肾同源，肾的阴精不足，则不能养肝，故黄疸患者后期慢性阶段常表现出肝肾阴亏的症状。常见胁痛、口干、耳鸣、腰酸、足软、舌暗红、苔薄白或薄黄，治当滋养肝阴，选用一贯煎合六味地黄汤加减。如果是热毒未清，可以与犀泽汤合方治疗。颜老在近年的肝炎防治中还观察到，滋养肾阴柔润肝体是防止慢性肝炎向肝硬化发展非常重要的一环。

5. 肝脾阳虚，温补阳气

临床上，或由于素体虚寒，或因治疗损伤肝脾之阳，或因病久阴损及阳等种种原因出现肝气虚、肝阳虚的阴黄证并非少见，并常与脾气虚、脾阳虚同见。因肝内寄相火，寓一阳生生之气；肝肾同源，而肾中真阳亦与肝的关系密切。故一旦肝气不足，则机体生化之功能减弱，犹晨曦无光，必然寒气四起。治疗当以温阳解凝为先，不必畏忌附桂之类，应辨证用药。常用方为桂枝加附子汤加减，以桂枝温疏肝木，白芍柔肝养血，二药相配能调和肝之营卫气血，加苍术辟秽、运脾、解郁，乳香、没药、红花、桃仁辛润通络。肝气虚者，加黄芪、党参；肝阳虚者，去桂枝，加肉桂、鹿角；兼肝血虚者，加当归、制首乌；兼肝阴虚者，加枸杞子、山茱萸。

6. 善用苍术，运脾化湿

治疗黄疸的诸多药物中，颜老认为苍术堪担大任。朱丹溪谓："苍术治湿，上中下皆有可用，又能总解诸郁。"李时珍谓本品能"辟一切恶气"。颜老对其应用颇多，概括而言其用有四：运脾化湿，与柴芍六君子汤同用治疗黄疸慢性阶段属脾虚者，此其一也；化浊辟秽，与犀角（现用水牛角代替，后同）同用治疗黄疸湿毒瘀热交阻者，此其二也；健脾助运，与清热利湿解毒之品同用治疗黄疸属湿热内蕴者，防止药物过于苦寒损伤脾胃，所谓"先安未受邪之地"，此其三也；甲型病毒性肝炎（简称甲肝）流行时期，曾制成单味苍术片，广泛用于甲肝的预防和善后，必深谙肝脾关系者方能为此，此其四也。

此外，颜老治疗黄疸常用对药，可获增加疗效之用。如清热退黄，取大黄、茵陈；清热利湿，取平地木、仙人对坐草；疏肝理气，取柴胡、郁金；清肝泻热，取丹皮、山栀；凉肝化痰，取夏枯草、半夏；平肝息风，取天麻、钩藤；凉血辟秽，取犀角（现用水牛角代）、苍术；健运脾胃，取苍术、白术；柔肝养阴，取白芍、地黄；补益肝气，取黄芪、党参；补养肝阳，取附子、肉桂。

（四）病案举例

案1 徐某，女，26 岁。

病史：急性无黄疸型肝炎 4 个月，肝功能检查慢性指标差，转氨酶指标持续升高，出院时仍高达 200 单位，乙肝表面抗原（HBsAg）（+），转来上海治疗。

初诊：面目俱黄，肝痛烦热，经事衍期，脉弦数，舌紫，苔薄腻。肝家瘀热胶着不化，须防延绵。

处方：川连 3g，银花 9g，茵陈 30g，夏枯草 12g，泽兰 15g，平地木 30g，仙人对坐草 30g，田基黄 30g，垂盆草 30g，败酱草 15g，熟大黄 10g，广犀角粉（吞）3g，20 剂。

二诊：经化瘀泄热，黄疸渐褪，转氨酶翻然下降。经事来潮，脉小数，舌紫苔薄。瘀热初有化机，证虽初定，再当剿其余氛。

处方：上方加香附 9g，益母草 30g。

三诊：服上方 20 余剂后，复查肝功能全部正常，诸症均已见退，神色亦振，脉细数，舌苔薄腻。证势已定，以丸巩固，最合时机。

处方：上方加半夏 9g，陈皮 6g，共研细末，水泛为丸，每服 6g，1 日 2 次。

经随访，乙肝表面抗原持续（−），情况良好。

按语 乙肝患者的血清中具有较特异的乙肝抗原，病程长，症状顽固，极易转为慢性。目前尚无可靠的方法完全清除体内乙肝抗原的存在。本案经辨证论治，系湿热内蕴，久而不去，"初病在经，久必入络，经主气，络主血"，以致湿热浸淫血分为患，治以清热化瘀之犀泽汤加减而获效。清代医家王孟英治一例发热身黄患者，诊为湿热之邪扰营，投犀角、玄参、石菖蒲、银花、石膏等泄卫清营之品而痊愈，本案立法处方多有神似。犀角能疗诸血及惊狂斑痘之证，临床用于迁延性肝炎长期转氨酶不降者，效果颇佳。犀泽汤方使急性症状缓解后，多以原方制丸常服，以资巩固。

案2 李某，男，40岁。

病史：1975年春，因肝大，作肝功能检查发现谷丙转氨酶（SGPT）382单位，麝香草酚浊度试验（TTT）16单位，HBsAg（+）。

初诊：颜面色黄鲜明，神萎，头晕，口苦，右胁隐痛不已，腹胀有形，溲赤便秘，左脉弦数，右脉滑数，舌青紫，苔黄腻，中部灰黄。肝强脾弱，湿热瘀滞，当清热解毒，化湿祛瘀。

处方：

（1）广犀角粉（吞）3g，泽兰15g，败酱草15g，土茯苓30g，四川金钱草30g，平地木30g，沉香粉（吞）1.5g，生苡仁18g，猪赤苓各1.5g，郁金6g，川楝子9g，桃仁12g，苍术9g，大腹皮12g，红花9g，赤芍9g，水煎服。

（2）白花蛇舌草30g，干蟾皮9g，龙葵30g，蜀羊泉30g，蛇莓30g，石打穿30g，半枝莲30g，七叶一枝花30g，水煎服。

二诊：以上两方交替服用2个月余，黄疸消失，复查肝功：SGPT 40单位，TTT 6单位，HBsAg（-），临床症状基本消失，嘱继续服药1个月。

以后多次复查肝功能正常，随访多年，疗效巩固。

按语　本案以犀泽汤为基本方，其中广犀角与苍术同用，擅长搜剔血分湿热，尤善治湿热瘀结之证。广犀角不仅善清热凉血，且解毒力大功宏，正如李时珍所谓"犀角能解一切诸毒"，对HBsAg转阴多有促进作用。苍术能解郁燥湿，历代医家多有推崇，刘守真谓"茅术一味，学者最宜注意"，李时珍谓"辟一切恶气"，朱丹溪谓"苍术治湿，上中下皆有可用，又能总解诸郁"，临床多用于慢性肝炎湿浊交结难化者。现今因动物保护，犀角以水牛角替之，虽量有十倍余，力仍有不逮。

臌　胀

（一）概述

臌胀又称单腹胀，以腹部胀大如鼓而命名，以腹部胀大，皮色苍黄，甚则腹皮青筋暴露、四肢微肿为特征，是中医所称"风、痨、臌、膈"四大疑难重症之一。主要见于西医的肝硬化腹水。

（二）病机探析

颜老认为，臌胀的病机主要是肝、脾、肾功能失调。初起重在肝脾，情志所伤，气机不利，肝郁乘脾，脾失健运，水湿内停。若失治、误治，水湿不去，土壅而侮木，肝郁更甚，既可及血而致血瘀，又可致脾气更虚，水湿更盛。脾虚不运，水谷精微不能游溢于肾，肾精衰减，而导致肾阳不足，膀胱气化不利，命门火衰，则进一步导致脾阳更虚，脾肾阳虚，水湿潴留更甚。肝气郁结，郁久化热，脾胃湿热，均能导致热灼阴伤，肝阴不足。肝肾同源，肝藏血，肾藏精，肝阴不足必然影响及肾，导致肾阴不足，肝肾阴虚，则臌胀病势日趋加重。故臌胀的基本病机为本虚标实，肝、脾、肾三脏功能失调，气滞、血瘀、水饮互结于腹中。初、中期为肝郁脾虚，累及于肾，气血水互结。晚期肝郁化热，脾胃湿热，水湿郁久化热，热扰心神，引动肝风，卒生神昏、痉厥、出血等危象。

（三）审机论治

臌胀大多病程日久，缠绵难愈，气滞、血瘀、水饮互结，病情复杂，变生多端，故颜老主张臌胀辨治，当分虚实，实证宜除湿化瘀，虚证当补而不滞。

1. 湿热壅结，清热利湿

臌胀虽有气臌、血臌、水臌、虫臌之分，然论其因，常由情志郁结，饮酒过多，或感染虫毒，黄疸日久，湿热壅结，肝脾同病所致。表现为腹大坚满，脘腹胀急疼痛，纳差，烦热口苦，渴不欲饮，小便赤涩，大便不畅，舌红，苔黄腻，脉弦滑数，治宜清热利湿，抑肝扶脾。尝谓：本病发展缓慢，初起不易觉察，迨至腹大如鼓，则已进入晚期，肝脾皆伤，不易痊愈，若徒用攻下则正气受戕，病更难愈，用药宜取丸剂缓图，汤剂仅可暂服。临床常用丹溪小温中丸，方以黄连、苦参清热燥湿；白术、陈皮、生姜健脾运中；钢针砂抑肝祛湿，大得《内经》"土郁夺之"之旨。凡湿热内壅，肝脾损伤之臌胀，不论有无腹水，均可投之。

2. 寒湿停聚，祛寒除湿

寒湿停聚，脾阳不振，水蓄不行，则见腹大脐凸，畏寒无热，二便涩少，舌黯不荣，脉细涩迟缓，当斡旋中阳，祛除寒湿。颜老常用禹余粮丸加减：禹余粮、蛇含石、钢针砂，皆醋煅研末，量人虚实随症加入羌活、川芎、三棱、莪术、白豆蔻、肉桂、炮姜、青皮、广木香、当归、大茴香、附子、陈皮、白蒺藜，各研为末，与前药和匀，加适量神曲糊为丸，如梧桐子大，每服三、五十丸，日 2 服。服后腹水减后可减量，每日 1 服，兼用调补脾肾、补益气血等汤药，以资复原。王晋三曰："统论全方，不用逐水之药，不蹈重虚之戒，斯为神治也。"许学士亦称："此方治臌胀之要药"。此方之义重在调和肝脾，熔通气活血、壮阳祛寒、除湿行滞等法于一炉，对脾虚肝旺，土不胜水之水气臌胀、脚膝浮肿、上气喘满、小水不利等症状，颇有奇效，为治寒水臌胀之无上佳方。原方载："兼以温和调补气血药助之"，颜老临床遵循此意，临床每加黄芪、党参、苍术、白术、白芍等益气养阴以扶正气，但若属实甚于虚者，又宜急者治标，如水壅气促者加葶苈子、车前草；湿阻黄疸者加栀子、茵陈；肝功能损害者加仙人对坐草、平地木等。

3. 瘀滞内阻，活血搜络

初病在气，久病入络。盖臌胀日久，隧道壅滞，气血互结，表现为腹大坚满，脉络怒张；胁腹攻痛，面色黯黑，头颈胸臂有血痣，手掌赤痕，舌现紫斑，脉象细涩。颜老认为，血滞乃臌胀必现之证，提出"血分求之"之观点，采用活血化瘀法，下瘀血汤为最常用之方。方中大黄荡涤瘀血，桃仁活血化瘀，䗪虫逐瘀破结，三药相合，破血之力颇强，对大量腹水、腹胀难忍、小溲极少、体质尚实者，本方与峻下逐水之商陆、大戟、芫花同用；或以甘遂粉少量蜜糖调服；或以黑丑末少量研末冲服；体质较虚，又可以与党参、黄芪、白术等补益之品同用。对本病的治疗当宗《内经》"大毒治病，十去其六"之训，衰其大半而止，或以糜粥自养，或以健脾之丸药善后，以防伤及正元。颜老在处方中，必参活血之品，常用药如益母草、泽兰叶、地鳖虫、丹参、赤芍等活血利水搜剔之品，颇有事半功倍之效。但如血络阻滞日久，非纯用草木之药可去，须配虫蚁搜络法去其阻塞，民间治痞积腹胀有采用蟑螂及茅屋虫等，焙干研末，调入粥内服用。也有用将军干一对研末吞服，治肝腹水有效。活血通络，原取法于仲景之大黄䗪虫丸、鳖甲煎丸。颜老常用䗪虫、水蛭、穿山甲、当归、桃仁、蒲黄、益母草、泽兰叶、五灵脂，随症加减，多有痊者。

4. 肝脾虚损，补而不滞

臌胀一证，病延稍久，肝脾日虚，进而肾脏亦虚。肾阳不足，命火式微，火不生土，则肝脾益虚。表现为腹胀、畏寒、面色苍白、下肢浮肿、脘闷纳呆，此时颜老常用温阳利水，崇土健脾之法，方用苓桂术甘汤合金匮肾气丸加减。尝谓：臌胀为壅滞之病，虽见虚须补，然须补而能通，才合法度，若投呆补，滞而不通，反使气机闭塞，胀满更甚。故用人参、白术，须佐川朴、茯苓；如用熟地、怀山药，须佐砂仁、陈皮；补阳宜兼温，补阴宜兼清，阴虚多热，补而忌燥；阳虚多寒，补而忌润，要做到补而不碍邪，去邪不伤正，才称完美。崇土制木，调中健脾，不仅为治疗臌胀之大法，也可防治肝病之复发，乃取其相生相侮之义，临床多有验证。在具体用药上有以下特点：健脾不如运脾，首先喜用苍术，因其运脾燥湿，化湿解凝，健脾助运；其次用党参，常以姜汁炒之，因临症呕恶每每可见，如此炮制，健运中州且有和胃止逆之功。另外，白术多重用，其源出自《日华子本草》，白术治水气，利小便，剂量为30g，颜老每倍其量投治，师出皆捷，殆含《内经》塞因塞用之义。

5. 大气一转，其气乃散

颜老提出畅通气机治则，冀大气一转，症情得减，证之临床，服用理气之品多有胸中大气一转，豁然开朗之感。具体用药多以莪术、带皮槟榔、枳实、厚朴等破气除满，调气则以柴胡、绿萼梅，降气则以降香合葶苈子，颜老还喜用枳壳与桔梗一升一降，其壅滞之气得利。其次两个对药的运用更是颜老的独到之处：①沉香粉、琥珀粉小量吞服。《本草通玄》载沉香温而不燥，行而不泄，扶脾而运行不倦，达肾而导火归元，有降气之功，无破气之害；琥珀专入血分，有散瘀止血、利水通淋之功，二药合用，利气畅中，相得益彰。②小茴香、泽泻合用，茴香温中，辛香发散，通阳化气，与利气渗湿之泽泻相伍则加强利水之效。茴香量宜小，泽泻量宜大，得心应手。外敷法：取麝香少许，蝼蛄数只，青葱二支，共捣敷脐。麝香通行十二经，芳香走窜之力极强，蝼蛄利水，青葱通阳，治肿满喘促，此法用之多验。

（四）病案举例

案1 王某，男，65岁。

病史：1968年患急性肝炎，1983年发腹水，诊断为肝硬化合并消渴，以后每遇劳累即作，伴齿衄。体格检查：形体消瘦，面色黧黑，腹部膨隆，腹壁静脉怒张，腹水征（+），腹围89cm，肝肋下及，剑突下2cm，下肢浮肿。实验室检查：肝功能、TTT（+++），麝香草酚絮状试验（TFT）（+++），硫酸锌浊度20单位，白蛋白（A）2.22g/L，球蛋白（G）4.8g/L，A/G0.52∶1，血糖13.8mmol/L，尿糖（++）。

初诊：大肉日削，少气懒言，齿衄时作，口干多饮，五心烦热，腹胀，小溲少，大便稍艰，脉沉细，舌红苔少见裂痕，虚中夹实。拟滋养肝肾，化瘀利水。

处方：北沙参12g，麦冬9g，当归9g，枸杞子9g，葶苈子12g，川楝子9g，小茴香2.4g，泽泻30g，猪茯苓各15g，十枣丸（吞）3g，生鳖甲（先煎）30g，生地12g，丹参15g，熟大黄6g。

二诊：服药后二便通利，腹围缩小，五心烦热亦减，仍见口干思饮，神疲乏力，脉细数，苔光舌红，改予健脾育阴，利水调气。

处方：党参15g，黄芪15g，生鳖甲30g，瓜蒌根9g，知母9g，生白术15g，带皮茯苓30g，枳壳4.5g，葶苈子（包）9g，麦冬9g，石斛9g，沉香粉（吞服）0.6g，琥珀粉（吞）1.5g。另与食疗方：红茶鲫鱼汤。

1个月后，症情大减，精神已振，口干除，齿衄未作，腹胀亦失，腹水消退，腹围78cm。实验室检查：肝功能好转，白细胞比例上升，血糖恢复正常，尿糖（-），继以前方加丹参15g，桃仁9g巩固。

按语 叶桂论水肿云："凡病本于阴阳，通表利小便，乃宣经气，利腑气，是阳病治法；暖水脏，温脾肾，补后方以驱水，是阴病治法，治肺以轻开上，治脾必佐温通，若阴阳表里乖违，脏真日离，阴阳不运，亦必作胀，治以通阳，乃可奏绩。"本案本虚标实，急则治标，当以利水为先，根据经旨"气化则能出焉"而立法。气化含义有二：一指正气亏虚，肾阳不振，命门火衰，不足以蒸动水分；一指气滞湿阻，气分不宣而致水不流行，古人早有治水者先治气，气行则水自行，气足则水自化的经验。案中沉香粉、琥珀粉同用，寓行水于化气之中，亦系贯彻经旨之具体应用，本法施用于多例肿胀患者，颇有效果。本案迁延日久，阴津亏耗，诚如叶桂所指阴阳表里乖违，故二便通利后，从健脾助运、育阴利水入手，可较长时间服用，以善其后。

案2 林某，男，58岁。

病史：患者自述因下海捕鱼，操劳过度，出现右胁下胀痛不舒，为时已久，曾在当地医院检查肝功能及B超提示：肝硬化、脾大、腹水少量，服用中西药护肝、利尿之品无效。

初诊：患者自感乏力，腹部日渐膨大，脉左细涩，舌苔薄，舌质多瘀点，肝肋下可触及，质较硬，腹壁青筋暴露，眠、食尚可，虽病经数月精神不减，因思劳力过度，初为气衰在经，久则血伤入络，拟疏通气血，佐以扶正。

处方：青陈皮各6g，制香附6g，木香9g，槟榔9g，棱莪术各9g，桃仁9g，当归12g，红花6g，潞党参12g，白茯苓12g，苍术12g。7剂。

二诊：脉左涩已除，苔白厚不渴，腹壁青筋平伏，腹胀转软，小便浑赤。因思苔白厚，小便混赤，口苦不渴，均为湿热见证，盖湿遏热伏，络瘀成胀，今络瘀略已疏通，湿热盘踞未去，是以腹胀大不退，前方加丹溪小温中丸 10g，每日 2 次，开水送下，嘱戒食油腻等食物。

三诊：药后口苦得除，小便转清，腹胀减去大半，此暂效耳，盖因肝病引起腹水，属于脏病，原非易愈之证，前法巩固，并嘱善于调养，休息。

按语　《素问·至真要大论》曰："诸湿肿满，皆属于脾，诸胀腹大，皆属于热。"此言包括肝硬化腹水在内。先辈朱丹溪根据《素问》"土郁夺之"之旨，定小温中丸一方，对湿热壅滞引起之单腹胀，用之立效，此丸用二陈汤加白术以去湿，苦参、黄连以清湿热，香附、神曲理气化滞，妙在用钢针砂之重坠入下，抑肝消胀，是非名家不能擅用此方，颜老每用此方，存活多人，此丸中和王道，无舟车神佑等丸峻烈之弊，然寒水臌胀，则非此丸所宜。

郁　证

（一）概述

郁证是因七情而致的脏腑阴阳气血失调的一种疾病，如不及时诊治，常可罹患癫狂、百合病、脏躁、不寐等他种疾病。现代研究证实，郁证与社会心理因素有关，其中就有精神因素。

（二）病机探析

颜老常谓百病无不由于气者，气机阻滞则成郁。郁证初病体实，病变以气滞为主，常兼血瘀、化火、痰结、食滞，多属实证，经久不愈则由实转虚，随其影响的脏腑及损耗气血阴阳的不同，而形成心、脾、肝、肾亏虚的不同病变。痰、瘀、郁之间相互交杂，互为因果。颜老认为痰与瘀血的关系最为密切。凡体内任何组织在病理发展过程中所产生的非正常体液统称为痰，其乃生化之本。张景岳说："痰即人身之津液，无非水谷之所化，此痰亦既化之物，而非不化之属也。但化得其正，则形体强，荣卫充，而痰涎本皆血气，若化失其正，则脏腑病、津液败，而血气皆痰涎。"故素有痰瘀同源之说，怪病多痰，怪病多瘀也常为指导临床辨证论治的法则。痰与郁的关系也颇密切。《直指方》云："气结则生痰，痰盛则气愈结。"郁证是由于情志抑郁，气机郁滞所引起疾病的总称。凡因情志不舒，气郁不伸而致血滞、痰结、食积、火郁乃至脏腑不和等引起的种种痰病均属之，其范围非常之广。王安道说："凡病之起，多由于郁，郁者，滞而不通之义。"朱丹溪创立六郁学说，试观六郁中的血郁与血瘀在病机上是相同的，只是在病名上略有区分而已。痰、瘀郁均可以用气来贯通，痰之为物，随气升降，无处不到，气滞可成痰。又因气为血帅，气行则血行，气滞则血瘀，气虚则血少，气止血亦停。另外郁病虽多，皆因气不周流而成，故气滞又可成郁。颜老从此三者论治郁证，常应手而效。

（三）审机论治

颜老在郁证治疗中，按《内经》"谨守病机，疏其血气，令其条达而致平和"之旨，并在长期的临床实践中不断发挥，或从痰瘀论治，或善用疏肝化瘀、清热化瘀之法，以求阴阳平衡，气血流畅，不治郁而郁自解，效果显著。

1. 气滞血瘀，调气行血

颜老对"百病皆生于气"、"气为百病之长"之说颇为赞赏。认为"气"之与病密切攸关，因五脏六腑，非气不生，神静则宁，情动则乱，气虚、气实、气滞等均可导致疾病，气滞而致血瘀乃是郁证的病机，故平衡气之升降出入，调畅气机是治疗郁证的主要治则。逍遥散是常用之方，本方由四逆散加减而成，根据《内经》"木郁者达之"原则，先顺其条达之性，开其郁遏之气，非养营血而健脾土，以柴胡疏肝解郁，当归、白芍和营补血养肝，茯苓、白术、炙甘草健脾补中，再加薄荷以增解郁之功，若气郁化火，再宗经旨"火郁者发之"加丹皮、栀子以发散之。情志病变，罹肝传脾，也可直接罹肺为害。

2. 肝郁痰扰，疏肝豁痰

《内经》曰："诸气膹郁，皆属于肺。"脾为生痰之源，肺为贮痰之器，七情内伤，脾胃运化失常，酿成痰湿，如见肝胆郁热而痰气内扰、心气不足而心神浮越，颜老撷《伤寒论》柴胡加龙骨牡蛎汤以疏解肝胆郁热，益气养心敛神。若取化瘀法效欠佳时，改用本方常有较为满意的疗效。方中有柴胡、黄芩、桂枝、茯苓、半夏、大黄、铅丹、生姜、大枣、龙骨、牡蛎、人参12味药物组成。其中柴胡、黄芩、大黄解肝胆郁热，人参，大枣、龙骨、牡蛎、铅丹益气、敛神、镇惊，桂枝、半夏、生姜化痰利湿。因铅丹有毒，且对肠胃道有刺激，常以镇逆气、除痰涎、通燥结的生代赭石代之，临床上凡属肝胆郁热，痰气内扰之情志病，包括不寐、脏躁、痛证、癫狂、老年性痴呆及脑动脉硬化，只要辨证准确，常能收到很好的效果。此外见痰内扰，神不守舍，可用黄连温胆汤清心祛痰。礞石滚痰丸泄热涤痰，白金丸解郁化痰。如痰火较盛，心烦易怒，舌红脉数，可用除痰降火汤，此方即温胆汤加珍珠母、夜交藤、栀子、龙胆草，疗效亦佳。

3. 瘀血阻滞，活血化瘀

"血为百病之胎"，是指百病与"血"有关，《医学准绳》指出："百病由污血者多。"情志病日久，必有瘀血阻滞，这也就是颜老"久病必有瘀"之观点。治法上提出活血化瘀。正如《素问·至真要大论》云："谨守病机，疏其血气，令其条达而致和平。"活血化瘀能调整气血平衡以俾阴阳之通。王清任说："治病之要诀，在明白气血。"心主血、主神明，活血化瘀药因能起到平衡气血的效果，有调整血家的作用，故有一定的改善患者情志的作用。颜老在情志病的运用中常用疏肝化瘀或清热化瘀之法，血府逐瘀汤为代表方。以桃红四物汤活血化瘀，四逆散疏肝理气，加桔梗使气机上升，牛膝导血瘀下泄，以畅通全身气血，适合于一切气滞血瘀造成的病证，尤对肝郁日久，经疏肝法无效者，投之每能奏效。若因情志不畅，日久凝滞脑气，神明受扰，夜不能寐，可加服磁朱丸，且磁朱丸能通络安神，对女性经闭者有通经之功，效果更佳。若因瘀而成癫狂者，出现语无伦次、不避亲疏、神志失常用癫狂梦醒汤，行气祛瘀醒神，也可用桃核承气汤，泄热逐瘀宁心。古时有以桃花治愈癫狂的记载，因桃花利宿水痰饮积滞，治风狂。

4. 心神不宁，养心安神

《内经》云："心者，五藏六府之大主也……故悲衷愁扰则心动，心动则五藏六府皆摇。"七情所伤，虽分五脏，但必归于心，各种情志刺激，在影响本脏的同时，都会影响心的功能。所以，养心安神之法也常用，柏子养心汤、归脾汤是代表方。两方均有酸枣仁、柏子仁、合欢花等养心之品以宁神定志。颜老常喜归脾汤加入黄连一味苦寒入心，屡试屡验，如因脏液枯燥而发为脏躁者，又取甘麦大枣汤、百合汤等以养心液，安心神。

此外，心情调摄也很重要。颜老常谓，此病全在病者移情易性，疾病痊愈虽离不开药物的作用，但怡悦心志，开怀静养的精神调摄更是康复的关键。正如叶天士所云："用药乃片时之效，欲得久安，以怡悦心志为要旨耳。"诚哉斯言。

（四）病案举例

案1 陈某，女，37岁。

病史：患者因家事情怀不畅，郁郁寡欢，喜悲伤欲哭，胸闷心悸惕惕，反复发作，突发突止，阑尾手术后发作频繁。口干苦，纳不佳，寐不安，甚至彻夜不寐，月事延期，二便尚调，脉细滞，苔薄腻舌紫暗。治疗曾以理气化瘀、宁心安神，血府逐瘀汤加苍术、紫贝齿、磁朱丸，药后胸闷心悸仍作，夜不得寐。

初诊：情志抑郁，肝失疏泄，气机不畅，气滞血瘀，瘀阻心脉，心失所养见胸闷心悸，时作时休。心者，君主之宫，主神明，阳不入于阴则目不瞑，瘀血阻于冲任见经来色紫有块，月事延期，胃纳不佳，表情仍淡漠，不欲多言，大腑维艰，脉细数，苔腻舌紫。予疏肝安神并加以疏导。

处方：柴胡9g，龙牡（先煎）各30g，柏子仁9g，酸枣仁9g，川芎9g，枳壳6g，川楝子9g，赤芍9g，绿萼梅4.5g，黄连3g，青皮6g，栀子9g。

如是调治1个月，症情明显减轻，胸闷心悸偶作，心情也较前舒畅，夜寐较安，出院带药巩固。

按语 传统治脏躁、癫狂均用化瘀法，亦通用治功能疾病从血分求之，疏肝化瘀之血府逐瘀汤为常用方，但临床仍需详细辨证，掌握禁忌证。如心率快及月经过多者则不宜。对于血府逐瘀汤一方，王清任有"治夜不能睡，用安神养血药治之不效者，此方若神"之说，为何本案用之不效？因活血化瘀能激发功能，属通法范畴，患者心中惕惕然，且脉数，血府逐瘀汤不宜，故予疏肝安神并加以疏导。柴胡加龙牡汤原为仲景治疗误下后胸满烦惊、谵语而设，全方散与敛、通与补、温与清共于一炉，法度严谨，配伍巧妙，在情志病的治疗中，颜老常喜用之，只要脉证相符，效如桴鼓。

案2 杨某，女性，24岁。

病史：患者每次行经前辄有性情变化表现为性情急躁，多语，但有时也沉默寡言，易怒，夜不能寐，乱梦纷纭，影响工作而来求诊。

初诊：经前烦躁，自言自语，易怒，情绪忧郁，时而恐惧，时而哭泣，夜分少寐，多梦，手心灼热，脉细弦，舌苔薄净，巩膜瘀丝，眶周黧黑。肝郁气滞，郁久化热，肝家气火上扰，瘀热内阻，阴液暗伤，心病者，宜食麦，瘀滞者，宜逐之，据以立法。

处方：

（1）甘草6g，浮小麦30g，大枣6枚，丹皮6g，栀子6g，菊花9g，双钩15g，每日1剂。

（2）柴胡4.5g，生地12g，当归6g，赤芍9g，红花9g，桃仁9g，枳壳4.5g，桔梗

4.5g，牛膝 6g，川芎 4g，甘草 3g，白薇 9g。

每次月经前停服第 1 方，服用第 2 方 7 剂。

经上法治疗，缓解 1 年，恢复如常人。翌年因投考大学，思虑繁重，旧疾复发而来复诊。仍以血府逐瘀汤加入石菖蒲 4.5g，日 1 剂，1 个月后康复。

按语 脏躁属于情志之病。多见于女性。类似现代医学中的神经衰弱、植物神经紊乱、更年期综合征、癔症和精神分裂症（轻型）等。《金匮要略》中云："妇人脏躁，喜悲伤欲哭，象如神灵所作，数久伸，甘麦大枣汤主之。"自此以后，历代医者论治大多从养心安神、健脾益气施药，常以甘麦大枣汤求治。然临证所见，脏躁一症，大多病程日久缠绵难愈，病情繁杂，变生多端，若仅以上法施药，则取效甚微。颜老谓脏躁，当先辨虚实。大凡情绪不宁，胸胁胀痛，烦闷急躁，易怒善哭，失眠多梦，脉实形盛者，多为实证；若见情志抑郁，心悸少寐，寡言多疑，形体消瘦，病程日久，脉沉细无力，多属虚证。实证者多由情志不舒，肝郁气滞所致，治疗当以疏肝理气，活血化瘀，所谓"木郁者达之，血瘀者逐之"；虚证者多因病久，精血暗耗，心气阴不足，心血亏损，心失所养而致，治疗当以益气养心、宁心安神为主。无论虚实，治疗当重气血，拟疏肝理气，活血化瘀，予以血府逐瘀汤治之。颜老经验，对于久病、血瘀明显者，若见面部色素沉着，肌肤甲错，形体消瘦，或经行腹痛，月经血块，或经闭，舌见紫暗，脉细涩者，加服水蛭粉 1.5g，或入益母草、泽兰各 9g。若见郁郁寡欢，寡言少语者，佐石菖蒲、郁金，或以逍遥散、柴胡疏肝散之属，可重用柴胡 15g，疏肝解郁。若见烦躁不安，心急易怒，有气郁化火者，佐以栀子、丹皮各 10g，或入黄芩、龙胆草，以清肝泻火。火势盛者，狂躁不安，可重用龙骨、牡蛎等镇潜之品。

案 3 童某，男，43 岁。

病史：因青光眼术后即有不寐，初发时每晚睡数小时，伴有头目晕眩，神疲乏力，外院服用镇静剂效果不佳。近 1 个月来上症加重，每晚仅睡 1 小时，甚则彻夜不寐，耳鸣，口干苦，头胀，精神焦虑，脉细弦，苔薄黄，舌紫暗。前医曾予化瘀安神镇惊之血府逐瘀汤加磁石、生大黄、苍术，初期稍效，但后症情依然。

初诊：不寐者，病在阳不交阴也，《灵枢》有阳气不得入于阴则目不瞑之说，患者形体丰腴，痰湿奇盛，复因术后有瘀，瘀血内阻。术后气虚，脾运失健，痰浊内生。痰瘀交阻，心肝之火上扰，发为斯症。今当痰瘀同治并加气血药，予柴胡加龙牡汤加减。

处方：柴胡 9g，桂枝 2.4g，龙牡（先煎）各 30g，大黄 9g，丹参 15g，半夏 15g，朱砂拌茯苓 15g，炙甘草 2.4g，白芍 9g，太子参 9g，生姜 2 片，大枣 7 枚，代赭石（先煎）30g。

二诊：服上方后，上半夜能安睡，但后半夜仍不寐，头目昏胀而痛，郁郁寡欢，口气秽浊，口干苦，大腑干结，数日 1 行，证属痰火偏盛，心神受扰，改予除痰降火汤，宁心神，除痰火。

处方：柴胡 9g，黄芩 15g，半夏 12g，青皮 9g，枳壳 9g，竹茹 9g，珍珠母 30g，龙胆草 9g，栀子 9g，夜交藤 15g。

药后症情逐步好转，夜能安睡数小时，精神转振。

按语 本案先用血府逐瘀汤，继用柴胡加龙牡汤，症情仍反复，最后用除痰降火汤而应手，可见痰浊在情志病中的重要。诚如《医通》所言："凡人肥盛多郁……从郁结痰火治"，这亦说明治病贵在辨证，方能丝丝入扣，取得疗效。

第六章 肾系病证

水 肿

（一）概述

水肿是指组织间隙液体过多而引起体内水液潴留，泛滥肌肤，引起眼睑、头面、四肢、腹背，甚至全身浮肿的一类病证。水肿不是一个独立的疾病，而是与某些疾病相伴随的病理过程。与西医的急、慢性肾小球肾炎，肾病综合征，心力衰竭及营养障碍等疾病出现的水肿较为相近。

（二）病机探析

本病在《素问·评热病论》称"水气"。《金匮要略》从病因脉症分为"风水"、"皮水"、"正水"、"石水"、"里水"、"黄汗"、"心水"、"肝水"、"肺水"、"脾水"、"肾水"等。元代朱丹溪总结了前人的理论与实践经验，提出了阳水与阴水的分类方法。凡外因风邪侵袭，雨湿浸淫引起的称阳水；内因劳倦内伤，脾肾虚衰引起的称阴水。颜老认为水肿的形成与肺、脾、肾三脏对体内水液调节失调，三焦水道通利不畅有关。体内之水常则为津、为液，变则为痰、为饮、为肿。《素问·经脉别论》曰："饮入于胃，游溢精气，上输于脾，脾气散精，上归于肺，通调水道，下输膀胱，水津四布，五经并行"，《素问·逆调论》曰："肾者水藏主津液"，指出津液的生成、输布和排泄离不开肺、脾、肾三脏的功能。肺失宣肃，则气不化精而化水；脾不健运，则土不制水而反克；肾失开阖，则水无所主而妄行，水邪内停而成肿。

（三）审机论治

中医治疗水肿，不离肺、脾、肾三脏。颜老治水肿有宣、祛、温、化等方法，调动肺、脾、肾等脏腑的功能，旨在利尿退肿而不伤正，疗效显著且巩固。虚证以阳气不振为主，治宜温阳益气；实证以水停瘀滞为多见，血瘀气滞者宜活血祛瘀，水蓄气滞者宜行水消肿。关键在于谨守病机，以疏调气血，令其条达而致平和为治疗大法。

1. 提壶揭盖，治肺利水

颜老认为，治肿从脾、肾论治为正治大法，但也常取治肺以利水，尤其是腰以上肿及头面肿明显者。他尝谓："肺为水之上源，上源壅阻，郁闭，水何以成流，源头开启，方能水流涓涓而不息。"宣散、肃降交替而作是肺功能活动的基本状态，肺有宣肃之动，才有主气、司呼吸、通调水道、朝会百脉之功，肺气宣散，水津四布，五经并行；肺气肃降，废弃之水液下输膀胱而排出。肺容不得外来之邪气，亦受不得他脏之病气。外淫侵袭，痰浊阻滞，肝火上刑和肺之气阴两亏都会使肺之宣肃失职，导致水道失通调而成肿。颜老治肺退肿，既注重祛除外邪，蠲除痰浊，平降肝火，补益气阴等病因治疗，更注重恢复肺之宣肃功能。肺气壅塞不降者，常用苏子、杏仁、桑白皮及葶苈大枣泻肺汤泻肺利水。肺气郁闭而不宣者，习用生紫菀、薄荷、蝉衣及麻黄连翘赤小豆汤宣肺利水，认为治肺利水犹如提壶揭盖，壶盖一开，则水流通畅。

2. 水为阴邪，得阳则化

体内津液的气化、输布和排泄有赖于肺之通调、脾之转输和肾的蒸腾气化，而这些功能都是阳气在各脏腑的体现。"阳气不能宣泄，二便不通，形乃大伤。"脾阳不运，不使津液之精上散而归于肺。清精不升，浊液不降，水湿郁滞于中焦而不化，则困阻体内，为痰、为饮上犯于肺，则为咳；弥漫全身，则成肿。肾阳虚衰，则水液失于蒸腾气化，清浊不分，精微混杂于尿液之中排出体外；或膀胱开阖不利，水湿外泄不畅，停聚成肿。水为阴邪，水湿浸淫，阳气亏损，阳虚又使水气不化，互为因果，相反相成。肿者多阳虚，症常兼见畏寒、肢冷、短气、乏力。从脾、肾入手乃治肿之正治大法，但无论治脾，抑或治肾，颜老认为其法都不离温阳，他推崇前人"离照当空，阴霾自散"之训，常用附子理中丸、苓桂术甘汤合五苓散、五皮饮温运脾阳，通阳利水；用附桂八味丸、济生肾气丸加利水之品，或用真武汤等温肾利水。颜老善用附子温阳，认为此药大辛大温，为温阳之要药。水肿者，阳气虚衰，水阴内盛，病重者非附子莫属。水阴得阳气温熹而化为气，再经肺、脾之转输和通调，体内津液的输布、排泄恢复如常，水肿自治。

3. 血水同源，常变皆然

血是津液中最精专的一部分。《灵枢·营卫生会第十八》曰："……泌糟粕，蒸津液，化其精微，上注于肺脉乃化而为血。"《灵枢·痈疽第八十一》又曰："津液和调，变化而赤为血。"《金匮玉函经》也认为："水入于经，其血乃成。"水并非血，但也不离乎血，血水同源，津液的多少与血液盈亏相互影响，一荣俱荣，一损俱损。颜老认为，人之气、血、津液贵在流通，只有气、血、津液周流不息，人才能健康长寿；并认为气、血、津液三者之间相互影响，其一失于调畅而郁滞，则其他二者也必受累。就血和津液而言，则是"水病不离乎血，血病亦不离乎水"。颜老经常引用古人之谓"血不利则为水"，指出瘀血阻于经络以致水液停留于局部，形成血病及水之证。他还常谓"水必夹瘀"，意指水湿蕴于体内，日久不退，水病及血，致使血流不畅而成瘀。故无论是由血瘀致水肿，还是由水肿致血瘀，颜老治水肿，久治不效，必从血分求之。常用的药物有水蛭、水红花子、泽兰、益母草、凤尾草等，活血化瘀，化血为水，血脉流畅使泛滥于肌肤的水液得以渗利而外泄。

4. 气载水阴，化气行水

水津在体内四布，并能五经并行，全赖气之运行。气载水阴，气行则水行。周身内外，四肢百骸，气无处不到，水依气行，才能无处不达，濡养筋骨、关节、孔窍、皮毛、髓腔。气载水阴行于上，则蒸腾而为津液；气化于下，则水道通利而为尿。如气滞壅遏，则可引起水液积蓄而成肿。水肿的出路有发汗、利尿、逐水，其中尤以利尿为主要。利尿既依赖于肾气的开阖，也靠膀胱的气化作用。《素问·灵兰秘典论》云："膀胱者，州都之官，津液藏焉，气化则能出矣。"膀胱气化不利，则水道不通，小溲或癃，或闭，津液不能出。积滞于体内的水液无外出之途，水肿亦难消退。颜老认为，化气行水是治肿的一个重要方法。膀胱气化不利之缘，或由于气化受阻，或由于气、阳不足引起的气化不及，对于前者，他常用小茴香、泽泻、厚朴、琥珀、沉香等行气导水；对于后者，气虚则益气，阳虚者温阳，益气温阳以助气化，气化及于州都则将储藏的尿液排出体外，水有出路，肿可消退。颜老认为，滋肾通关丸中之肉桂温阳不在散寒而在资助气化，而黄芪防己汤中的黄芪益气而使气化有及。

（四）病案举例

案1　张某，男，66岁。

初诊：慢性肾炎史20余年，反复发作，经中西医治疗，近1年来症情稳定，入院前2周劳累过度，感受风邪，症情又起。颜面浮肿，头重身寒，腰酸肢肿，神疲乏力，胸闷气短，咳嗽咯痰，尿少频急，排尿隐痛，苔薄白腻，脉浮带滑。此乃素体肾虚，风邪外袭，肺气郁闭，水湿内停，蕴湿化热，阻滞下焦。治拟宣肺利水退肿，佐以清利下焦湿热。

处方：麻黄9g，赤小豆30g，连翘12g，生紫菀9g，桑白皮12g，前胡9g，蝉衣4.5g，生栀子、瞿麦各9g，鲜茅根15g，小茴香2g，车前子草各12g，服药8剂。

二诊：颜面部浮肿减退，咳止，小溲正常，再以五苓散合济生肾气丸温肾通阳利水，又进8剂，浮肿消失，尿蛋白少许，症情稳定。

按语　本案水肿以头面浮肿为主，兼见外感风邪，湿热蕴结下焦之症，责之于肺肾两脏，肾气素虚，邪闭肺街，颜老按"先新病后宿疾，先实症后虚症"原则，从宣肺入手，开水之上源，水道通调，湿与热分离，故咳止，小溲正常，浮肿减退，继而温肾利水收功。

案2　瞿某，男，58岁。

初诊：高血压病史20年，眩晕时作，曾有轻度中风偏瘫史，经治恢复。近2年来时感心悸、气短，稍劳则肢体浮肿。近1个月来症情加剧，肢体浮肿，神疲畏寒，胸闷气短，纳呆便溏，腰酸膝软，夜尿增多，面色苍黑，巩膜瘀斑，唇紫舌暗苔白，脉沉细乏力。此乃脾肾阳虚，水瘀交阻。治拟温补脾肾，化瘀利水。

处方：附子（先煎）9g，桂枝9g，苍术9g，白术9g，山萸肉9g，猪苓15g，生地15g，带皮茯苓15g，泽泻15g，益母草15g，泽兰叶15g，小茴香4.5g，水蛭3g，服药10剂。

二诊：浮肿大减，畏寒、腰酸、胸闷、气短均亦减轻。原方去水蛭、小茴香，加淮山药15g，党参12g，焦六曲9g。再进14剂，浮肿全消，亦无胸闷气短，纳谷略香，便软成形，余症亦各有好转，面黑、唇紫也有改善。

按语　本案素有肝肾阴虚，肝阳上亢，脉络瘀阻之证。日久阴损及阳，肾阳不振，阳虚水泛，兼因"血不利则为水"，故成水肿一症。颜老用附、桂，温补肾阳；"益火之源以消阴翳"，用水蛭、益母草、泽兰叶，活血利水；用小茴香，以助气化；泽泻、猪苓、茯苓淡渗利水。针对病症，合诸法于一方，故能药裹成绩。

关 格

（一）概述

关格者，上为格，下为关。关是关闭之义，即二便不通称关，现临床习惯仅把小便不通者曰关；格是格拒之意，即吐逆称格，把以恶心呕吐为主要特征者称为"格"。关格是指由于水肿、癃闭、淋病、黄疸、臌胀、消渴等疾病发展到后期，或浊邪疫毒、误食毒物、吐泻、失血等，导致气化失常所出现的以少尿或尿闭、呕吐恶心并见为主要特征且伴见多系统症状的一种危急重症。《类证治裁》曰："下不得出为关，二便俱闭也。上不得入为格，水浆吐逆也。下关上格，中焦气不升降，乃阴阳离绝之危候。"临床上多见于慢性肾小球肾炎、慢性肾盂肾炎、肾结核、糖尿病肾病、中毒性肾病、狼疮性肾炎、心血管疾病、休克、败血症等疾病晚期引起的急、慢性肾功能衰竭。

（二）病机探析

关于关格的病机，《内经》认为："阴阳俱盛，不得相营。"《伤寒论》认为："邪气格拒三焦。"《景岳全书》认为："阳亢阴竭，元海无根。"颜老结合历代医家的论述及近代的观点，认为关格是由多种疾病发展到脾肾阳虚，阳不化湿，水湿内生，浊邪壅滞三焦阶段所产生的结果。因此，脾阳亏损、肾阳衰微是其本；湿浊、热毒、瘀血壅滞，三焦不通是其标；脾肾阳衰，阳不化湿，水湿内停，浊邪壅滞三焦，三焦相溷，内外不通，故上则吐逆不入，下则溲闭不出。

（三）审机论治

颜老治关格认为临证应明辨脾肾虚损的情况，审察病变在气在血，采用"急则拯关格，缓则调气化"治则，治疗脾肾阳虚要缓缓补之，治疗浊邪当需急用，但以不伤正气为原则。

1. 温补脾肾，阴中求阳

在关格整个发生和发展过程中，脾肾阳虚有着密切的关系。《证治准绳》曾提出"治主当缓"原则，这里所谓的"主"指病之本，即脾肾阳虚，在病的早期或缓解期颜老主张可用附桂八味丸加减温补脾肾，缓之补之，使脾肾之阳虚逐渐恢复。本方组成即六味地黄丸加附子、肉桂（原方为桂枝，但后世多用肉桂）。在临床上治疗本病使用桂枝，取其通阳化气行水之功。方中六味地黄丸壮水之主，加附、桂补水中之火，以鼓舞肾气，俾水火相济，阴阳协调。用少量温肾药于滋肾药中，取少火生气之意。此外，为加强补肾之功，或加仙茅、淫羊藿温柔之属，或加鹿角、紫河车血肉有情之品。再因气阳同源，气阳互根，脾肾阳虚者多兼脾肾气虚，在组方用药时人参、白术也常习用。人参大补元气，对疾病的稳定、阻止疾病进一步发展有作用，对正气不支者尤为适宜，偏阳虚用生晒参，偏阴虚用皮尾参。吐逆症状缓解后方可重用白术。

2. 标本同治，补中寓泻

关格属于本虚标实之症，虚实错杂。此"实"即浊邪，浊是阴邪，最易伤阳。浊不去，阳不复。此时应标本同治，补中寓泻，在附桂八味的基础上加生大黄、六月雪、黑大豆等品。大黄乃降浊要药，其性寒苦泄，有蠲疾祛痰、泄热通腑之功。在此用之，是促使邪浊从大便而去。但用药后大便次数以每日 2～3 次为度。六月雪性味辛苦凉，有祛风消肿、清热解毒化瘀之功，常用治白喉、乳蛾、咽喉红肿、吐血、血淋、外伤肿痛等症状。用此药降低尿素氮及肌酐，效果尚满意。黑大豆性味甘辛，入脾肾经，有活血利水、祛风解毒之功。

3. 升清降浊，降中有化

升清降浊法适用于关格吐甚，尚能服用汤剂者。脾阳亏损，不运精微，肾阳亏耗，不分清浊。故使浊邪内阻，盛则壅滞三焦，而致恶心呕吐频作，汤药难进，饮食也不纳。为使机体恢复正常的升降功能，解决呕吐，实为关键。可用小半夏加茯苓汤和胃降逆，升清降浊。小半夏加茯苓汤为《金匮要略》方，方中半夏、生姜善能降逆和胃，茯苓有利水之功，更能蠲饮。此外半夏尚有化浊之妙用，如浊邪尚轻者常制后用，湿浊重伤元气者则生用。用生半夏，常先煎 2 小时，用量达 30g 也未见副作用。如呕吐仍不止者，多配以旋覆代赭石汤，加强降逆化浊之功，或加伏龙肝煎汤代水以镇之，疗效也满意。

4. 湿热兼治，清化浊邪

湿浊之邪，最易化热，而且久病体虚，外邪入侵，也易入中化热，症见神情委靡，呕恶厌食，口气秽臭，苔黄腻而干。如不及时清化，病情可日趋加重。颜老常用黄连温胆汤加味，化湿清热，和胃泄浊。其中黄连既能化湿清热，又能止呕，常配以苏叶同用，乃王孟英之方，辛开苦降，清热化湿，实有一举两得之功。温胆汤清胆和胃除痰，兼以止呕。只要掌握时机用之，常能应手而效。

5. 活血化瘀，血水同求

《金匮要略》有"水病及血"之明训，前贤也有"血水同源"之论。关格一症，常由水气病久治不愈而成。临床上可见到唇萎舌青、口燥但欲漱水不欲咽、肌肤甲错等种种瘀血的表现。通过血液流变学测定及甲皱微循环检查，也证实了这一论点。颜老习在处方用药时加泽兰叶、益母草之属化血利水，或加红花活血化瘀，水蛭粉吞服破血瘀，临床观察及实验检查，对改善肾功能有较为满意的效果。

6. 上补下泄，邪去正安

上补下泄法适用于关格重症难以服用汤剂者。通腑泄浊之法，是治疗关格的传统方法。用生大黄、六月雪各 30g，煎成 100～150ml 保留灌肠，每日 1 次，保留时间以 1 小时为妥，5 日为 1 疗程，可重复使用。为使药物在体内维持更长时间，起到相当于结肠透析的作用，近年又采用了中药煎剂点滴灌肠法，用法同上。运用中药煎剂灌肠导泻之后，血尿素氮及肌酐下降，可能是肠道内尿素氮等毒性产物排泄增加，促使浊邪从大便而去，起到了上补下泄、邪去正安的作用。

（四）病案举例

案 王某，男，27 岁。

初诊：患者住院检查确诊为慢性肾炎、慢性肾功能衰竭。头晕头痛，畏寒，五心烦热，口干不欲饮，乏力，精神萎顿，便溏日 1~2 次，小便混浊，脉沉细，舌尖红质紫。尿常规：蛋白+++，红细胞 3~5，白细胞少许。血常规：红细胞数 2.45×10^{12}/L，血红蛋白 7.0 克。血压 160/70mmHg。肾功能：尿素氮 71mg%，肌酐 6.47mg%。辨证为脾肾俱虚，阴虚阳亢，久病血瘀，予补肾养阴，滋水涵木，健脾益气。

处方：以附桂八味丸加减。因浊邪较盛，又用生大黄 15g，六月雪 30g 煎成 100ml，保留灌肠，每晚 1 次。并用丹参静脉滴注以加强活血化瘀，疗程 10 日。

二诊：恶心呕吐频作，汤水难进，殆因浊邪上扰，胃失和降。处方改以和胃降逆为主，予小半夏加茯苓汤合旋覆代赭汤。重用姜半夏 30g，7 剂。

三诊：呕恶不除。再用生半夏 30g，先煎 2 小时，与生姜配合运用，再加伏龙肝煎汤代水镇吐，7 剂。

四诊：呕恶症状减轻后，逐步加用健脾之白术。饮食以低盐低蛋白为主，忌食肥肉及豆制品，多食水果。灌肠方中生大黄的剂量逐步加至 30~45g，为加强泄浊之功，并配合西药支持治疗。经治月余，肾功能好转，尿素氮降至 49.8mg%，肌酐降至 5.12mg%，二氧化碳结合力正常。诸症均见缓解，治疗有效。用标本同治法，给予小半夏加茯苓汤合济生肾气丸，仍重用白术扶正，少加生大黄缓泻泄浊，出院随访。

按语 本案病情较重，血液生化检查指标也较高，治疗分三个阶段：先以扶阳补肾，继以和胃降逆，后以降逆佐以补肾，助以气化。并配合灌肠法和静脉滴注丹参，饮食也加以调整。诸法合用，药随证转，故疗效较为满意。本例用药的特点是重用生半夏，既能降逆，又能化浊。另外是灌肠方中大黄的量较大，患者正气虽虚，但浊邪也重，故倚重大黄。

癃　闭

（一）概述

癃闭是指排尿困难，甚至小便闭塞不通的一种疾患。亦有将小便不利，点滴而短少，病势较缓者称"癃"；便闭塞不通，欲解不能，病势较急者称为"闭"。临床一般多合称为"癃闭"。多见于老年人的前列腺增生、神经性尿闭、尿路损伤、尿道狭窄等。

（二）病机探析

癃闭多因湿热、气结、瘀血阻碍气化，或中气不足，或肾阴、肾阳亏虚而致气化不行所致。辨证应分清虚实。因湿热蕴结，浊瘀阻塞，所致者属实证；因脾气不升，肾阳不足，气化不及膀胱者属虚证。实证治宜清热利湿、化瘀软坚，重在祛邪；虚证治宜补脾肾、助气化，重在扶正。颜老认为癃闭的主要病机为三焦气化功能失常，上焦之气不化，则肺不能通调水道，下输膀胱，所谓上窍闭而下窍亦塞；中焦之气不化，所谓脾病则水窍不通，小便不利；下焦之气不化，火衰不能化水。此外，血瘀气滞也能引起癃闭，法当祛瘀理气，气行血畅，小便自能通调。

（三）审机论治

颜老治疗癃闭，常用温肾化气、升清降浊、宣畅肺气三法，同时认为本病常有水湿与瘀血的停滞，故清利湿热、化瘀软坚之祛邪利窍法亦为颜老所习用。而在患者突然小便点滴不通紧急之时，则常配合外治疗法，可收急则治标之效。

1. 急则治标，清热化瘀

三焦气化无权，水液代谢失常，水湿因而逗留；高年之人，血行不畅，脉络瘀阻，停于下窍。水湿与瘀血停滞又可进一步阻碍三焦的气化功能，恶性循环。故急则治标，清利湿热、化瘀软坚之祛邪利窍法为颜老所常用。中焦失运，湿浊内生，久而化热，湿热互结，下注膀胱；或膀胱气化失权，溺不得出，水湿内停，日久生热。湿热之邪困阻膀胱，则小便更为不利。颜老于此常选三妙丸清利湿热，或加茯苓、泽泻以渗利，知母、蒲公英以清热。癃闭患者除有三焦气化失司，湿热内生外，每有瘀血困阻下窍，所以小溲滴沥不尽，或尿时涩痛，或小腹胀痛，用药则欣赏穿山甲一味。穿山甲穴山而居，寓水而食，出阴入阳，其性走窜，无微不至，凡血凝血聚为病，皆能开之，其味咸，咸能软坚散结，用于前列腺肥大，能使增生改善。此外，颜老还常用兼能活血散瘀又能通利小便之品。如蒲黄，《本经》说它能"利小便"、"消瘀血"，仲景治小便不利则有蒲灰散。其他如益母草、泽兰等颜老亦较多运用。

2. 治病求本，宣通三焦

治本当恢复三焦的气化功能，《素问·灵兰秘典论》谓："三焦者，决渎之官，水道出焉。"人体水液代谢与三焦的功能至为密切，若欲小溲通利必赖以三焦的气化正常，气化一日不畅，水道必然一日不通。故颜老认为辨治癃闭，不可离乎三焦的气化功能，总以畅通气机为要，这才符合"治病必求于本"之道：①肺位于上焦，为水之上源，主治节而能制约膀胱，通调水道。故凡因肺失宣降而下窍之气不化者，当以宣肃肺气为治。颜老常用生紫菀开泄肺郁，宣通窒滞，以解癃闭之苦。若肺气壅塞，胸痞尿闭者，则投以葶苈子直泻肺气，以求"泄可去闭"之效。②脾胃属于中焦，为气机升降与水液代谢之枢纽。若其运化无力，转输失职，清不升而浊不降，则上可影响至肺，下可危害肾与膀胱，三焦气化不利，则发为癃闭。对此，颜老常选苍术运脾以振奋生化之权，配合升麻升发清阳，牛膝利水降浊，从而恢复中焦运化转输功能，以利气机之通畅。③《内经》云："膀胱者，州都之官，津液藏焉，气化则能出矣。"膀胱与肾互为表里，同位于下焦，于气化功能至为重要。若肾中阳气式微，水必不利，唯有温肾助阳则冻河得太阳而水自通。常用附子补命门真火，既能温阳又可通阳，雄壮剽悍力宏效捷。或再配以小茴香、泽泻同用，或以沉香、琥珀并施，以温中兼通，使气行而水行。

3. 内外同修，开窍利尿

癃闭，分而言之，则有缓急之殊。癃者久病，小溲淋漓点滴而出；闭者暴病，为溺闭，点滴不得出。《内经》云："大小不利治其标，大小利治其本。"若患者受各种因素诱发突然小便点滴不通，颜老常配合外治疗法，可收"急则治其标"之效。外治之法每选渗透之药，必佐以辛温芳香之品，方可使药性透过皮毛，内达脏腑三焦。使气机畅通，窍开尿通。颜老习用之法有：①豆豉15g，山栀9g，加葱一握，盐半匙，生姜2片，捣烂贴敷关元穴；②田螺1只，或活蝼蛄2~3只，加盐一匙，麝香0.15g，共捣烂，调敷于脐下。

（四）病案举例

案1 吴某，男，66岁。

初诊：近年来逐渐排尿不畅，外院检查确诊为前列腺肥大，迭经中西药治疗效果欠佳。近来右腰部疼痛，排尿滴沥不爽，少腹胀满难忍，面浮肤肿，便溏不实，舌淡苔薄白，脉细缓。高年肾阳虚惫，膀胱气化不利，治当温肾化气。

处方：制附子9g，续断9g，补骨脂9g，菟丝子9g，川牛膝9g，泽泻9g，狗脊10g，桑寄生15g，细辛3g，肉桂（后下）、小茴香各2.4g，14剂。

二诊：药后排尿渐见通畅，面浮肢肿亦退，大便见实，唯腰酸。舌淡苔薄，脉细。肾虚渐复，阴凝化而未尽，治宗前法，原方续进7剂。

按语 本案病机在于下焦命门火衰，膀胱气化不利，故用附子、肉桂、细辛、狗脊、续断、菟丝子温肾壮腰，加小茴香、泽泻使药力直达下焦病所，再配伍牛膝益肾、化瘀、引药下行、导浊邪从小便而出，一药四用。药合病机，故获良效。

案2 罗某，男，60岁。

初诊：有前列腺肥大、前列腺炎病史5年。小便点滴或失禁，少腹隐痛，口干而黏，胃呆便溏，腑行日1~2次。1981年曾因胃疾行胃大部切除术。脉细弦，苔厚腻。湿热夹瘀，清不升浊不降使然也。

处方：炒升麻9g，炒茅术9g，川牛膝9g，炮山甲9g，盐水炒知柏各9g，茯苓9g，泽泻9g，石韦9g，焦山楂9g，天台乌药4.5g，蒲公英10g，益母草30g，7剂。

二诊，小溲点滴失禁大减，但痛未已。脉细弦，苔已见化。当重以化瘀。同上方加生蒲黄（包）、泽兰各9g，7剂。药后病已缓解。

按语 本案之病变集中于中焦，脾胃升清降浊失职，而湿热内生，与瘀血阻于下窍，故尿道不利而小溲点滴或失禁。因而初诊用升麻、苍术、牛膝升清降浊，加黄柏（即含三妙丸）清湿热，炮山甲化瘀软坚，首战告捷。二诊加蒲黄、泽兰化瘀浊利小便，疗效颇佳。

石 淋

（一）概述

尿路结石包括肾、输尿管、膀胱及尿道结石，既是泌尿系统的常见病、多发病，也是当今难治病之一，属于中医"石淋"、"血淋"、"砂淋"范畴。

（二）病机探析

尿路结石，中医认为多由情致不舒，郁而化火，湿热下注，煎熬成石。《诸病源候论·淋病诸候》云："诸淋者，由肾虚而膀胱生热故也。"故临证常以清热通淋为法，沙石去则诸症皆安。古有忌补之说，认为"气得补而愈张，热得补愈盛，血得补愈涩。"颜老体会清热利湿通淋法对石淋初起，湿热壅盛，体强证实者有效，但治疗尿石日久，体弱正虚者则往往无效。而这一部分无效病例多属本虚标实之证，肾虚气化失利为其本，湿热蕴结下焦为其标，若专事清热通淋，不但尿石难以排出，且久用攻利，反有耗气损阳之弊。因肾主水，司二便，脾主湿，司运化，共为调节全身水液的枢纽。脾肾旺盛，气化正常，将浊中之清者复上升于肺输布全身，浊中之浊下注膀胱排出体外，则湿热无以蕴结，尿石无法形成。若脾肾阳衰弱，气化乏力，开阖蒸化之权，清浊泌别失司，湿浊不能外泄，郁而化热，则沉积为石。

（三）审机论治

颜老根据尿石形成的根本病因在于脾肾气衰，故治疗主张不可单纯用清热通淋之品，必须酌情施以补脾、温肾、活血之药，以补代通，使机体阳气充盈，气化则石能出焉。

1. 补益脾气，调气化湿

颜老治疗石淋每以补脾益气为先，认为土旺则能运化水湿，脾健则能升降气机，脾气健运，气机调达，则水湿自祛，尿石自化。临床习用补中益气汤加减治疗石淋，多有应验。其次，因足厥阴肝经环阴器，肝以血为体，以气为用，若肝失疏泄，足厥阴肝脉气血失于宣通，郁而化火，亦能熬湿成石。故临床凡是尿频尿急、心烦易怒、胁肋作胀者，则多配以逍遥散同投，若气郁化火，加丹皮、栀子，若便秘，加枳实、厚朴调气之品。

2. 温补肾阳，通利水道

尿路结石日久不愈，临床可表现为肾阳虚弱的症状，如神萎乏力，少气懒言，颜面或下肢浮肿，腰酸腿软，畏寒肢冷，舌淡且胖，脉沉细。B超及X线检查多提示为尿路结石，如肾盂、肾盏结石。治当以补为主，取附子与巴戟天、仙茅、淫羊藿、鹿角、补骨脂等药合用，以温肾补阳，充足肾气，调畅气血，通利水道，从而推动尿石排出。在温补肾阳治石淋的理论指导下，颜老在治疗难治性石淋时，每每在辨证的基础上加入附子而取得了满意的效果。附子辛甘大热，为纯阳之品，擅补命门之阳，温膀胱之气，且其性走而不守，又有通阳行气之力。用于石淋证，既能补虚衰之肾阳，又可逐壅滞之湿邪，标本兼顾，有一举两得之妙，随证配伍，每获良效。

3. 活血化瘀，通调排石

尿路结石频频发作，临床以下焦湿热壅塞不通为主要表现，如腰腹剧烈绞痛，小便刺痛或淋沥不尽，恶心呕吐，面色苍白，烦躁不宁，舌红苔黄腻，脉弦紧，B超和X线检查多提示结石在输尿管某段嵌顿。治当以通为主，取附子与三棱、莪术、穿山甲、金钱草、海金沙、牛膝等药配伍，以温经通淋。附子与清利通淋、活血化瘀之品同用，既可温阳以消阴霾，又能增强辛开祛湿、通利排石之力，有相得益彰之效。

（四）病案举例

案1　胡某，男，46岁。

病史：患者腰酸伴尿频反复发作半年余，经静脉肾盂造影检查确诊为右肾盂结石，迭进清利湿热、理气通淋诸法终不为功。

初诊：面色苍白虚浮，恶寒低热，往来不退，腰部沉重酸痛，少腹拘急，小便频数不畅，舌淡苔白滑，脉细无力。肾主二便，肾阳衰惫，气化无权，以致湿热留恋，凝结为石。治宜温肾益火，渗浊通淋。

处方：熟附子9g，巴戟天9g，鹿角9g，仙茅9g，黄柏9g，知母9g，白术9g，牛膝9g，生熟地各15g，补骨脂15g，淫羊藿15g，金钱草30g，石打穿30g，肉桂3g，甘草3g，服药10剂。

二诊：低热见退，但腰酸痛、尿频加剧，X线复查示原位于右肾盂的不透光阴影已下降至右侧盆腔，相当于右侧输尿管膀胱开口处，药已见效，原方续进20日，尿石排出，诸症次第消失，遂改用右归丸善后。

按语　此案患者肾盂结石，伴有恶寒低热，往来不退，乃阳虚同时兼有湿热，故温补肾阳，消石通淋，同时予黄柏、知母清利湿热，配生熟地避免阳旺利湿以致伤阴之弊，寒温并用，攻补兼施，矫枉而不过正。

案2　徐某，男，24岁。

病史：患者腰痛伴尿频、尿痛1个月余，近10日发作频繁，X线腹部平片示右侧输尿管下段接近膀胱处有黄豆大小的结石隐影，屡投清热利湿通淋之剂无效，外科建议手术治疗。

初诊：患者呈痛苦面容，面色苍晦，腹部胀痛，波及腰部，痛甚则冷汗出，小便作痛，并淋涩不畅，舌红苔黄腻，脉弦细。证属湿热蕴结膀胱，阳气受困，气化失利。治宜温阳通络，利水通淋。

处方：熟附子9g，炮山甲6g，威灵仙10g，三棱10g，莪术10g，牛膝10g，海金沙10g，石韦10g，乌药10g，金钱草30g，车前草30g。

服药3剂，患者少腹绞痛加剧，随即小便时排出1枚结石，痛势即失。

按语　患者腹部胀痛，波及腰部，痛甚则冷汗出，并淋涩不畅，提示尿石在输尿管某段嵌顿。治当以通为主，取附子与清利通淋、活血化瘀之品同用，充足肾气，调畅气血，通利水道，从而推动尿石排出。

阳　痿

（一）概述

阳痿又称阴痿，痿，阴茎痿软的简称，是男性生殖功能异常的疾病，常见的有不射精症、无精子症、精子活力低下、死精子症、男性勃起障碍、早泄、前列腺炎、精索静脉曲张等疾患。

（二）病机探析

颜老认为阳痿的病机与肝肾相关，因为足厥阴肝经环阴器，肝者筋之合，筋聚于阴器之缘，更重要的是肝主情志。若情志不遂，肝气郁结，血流不畅而致血瘀可致阳痿，故《素问·痿论》指出："思想无穷，所愿不得，意淫于外，入房太甚，宗筋弛纵，发为筋痿，及为白淫。故下经曰，筋痿者，生于肝，使内也"，表明以肝为中心的情志活动与男科阳痿的病机紧密相关。肾备阴阳二气，原夫人之生，本水火相守之局，具动静开合之机，阴阳互根，彼此递化。在于男子，则精气尤为至宝。故《诸病源候论》谓："肾开窍于阴，若劳伤于肾，肾虚不能荣于阴器，故痿弱也。"

（三）审机论治

男科的病因病机较为复杂，多属本虚标实，本虚即肾虚；标实即血瘀、痰湿、火盛、气郁等常见的病因。临床上常用补益肾气，疏肝解郁，活血化瘀，清利湿热，燥湿化痰等治疗方法。颜老治此证，常遵《内经》经旨："天癸至，阴阳和，故能得子；肝气衰，筋不能用；肾气衰，天癸竭，精少，形体皆极"，喜从气血辨证施治，论治求本，平衡之法，独擅其长，常以"气脉常通，肾气有余"为指归，临床颇有所获，引为辨证论治之心法。

1. 补肾益精，温阳益气

先天禀赋不足，元阳虚弱，或由恣情纵欲，房室太过，损伤肾精，精不化阳或由惊恐不释或正当房事突受惊恐，以致阳气散乱，均可导致肾阳不足，肾精亏损而出现阳痿不举，每伴有畏寒肢冷，阴囊阴茎冰凉，腰膝冷痛，头晕耳鸣，小便清长，舌淡苔薄，脉象沉弱。治宜补肾壮阳，方用赞育丹，药为仙茅、淫羊藿、韭菜籽、蛇床子、肉桂、巴戟天、菟丝子等。颜老指出，温补肾阳，必须佐以熟地、枸杞子、山茱萸等补精之品，以助互生互化之机，又宜配以党参、苍术、白术等健脾之药，以助补肾之剂的吸收，而获事半功倍之功。

2. 疏肝解郁，活血化瘀

中医治病，基于《内经》"阴平阳秘"之论，强调疾病的发生就是阴阳失调，故力主"谨察阴阳所在而调之，以平为期"，也即所谓"病者不平，医者平其不平而已"。其中，活血化瘀法能通过气血来调整机体的反应性，保持内环境的稳定，从而改善全身及局部。男科疾病的基本症状大多具有神志异常和性情乖戾，显然与肝经的关系尤著。肝藏血，主条达，若肝失条达，血流不畅，症状复杂，出现的瘀血指征亦较多，如阳痿不举或举而不坚，兼有精神抑郁，情绪不宁，善太息，或烦怒，胸胁胀痛等。这类患者除突然精神刺激可引起气血逆乱外，亦可因病失治、误治而致。一般病程较长，大凡影响生化之源而产生血瘀；或新瘀失宣，瘀潜窍络，着而不去。缘于气脉布及周身，所见症状已超越生殖与性的局限范围。对此，临床常用血府逐瘀汤出入投之，使得气脉常通，形质乃复，应合《内经》"血脉和利，精神乃居"之旨。

（四）病案举例

案1 李某，男，38岁。

病史：平素身健，但性功能异常，无性要求，亦不排精，结婚11年无生育，检查精子数值、形态均正常，遍用中西药物罔效，已失去治疗的信心。经妻子及众亲友劝说而来就诊。

初诊：壮年体健，寡言少笑，脉沉涩，舌紫苔薄腻。肝郁形之于神，气结血瘀，影响性功能，以化瘀赞育汤主之。

处方：紫石英（先煎）30g，蛇床子9g，韭菜子9g，红花9g，桃仁9g，赤芍9g，柴胡4.5g，枳壳4.5g，桔梗4.5g，牛膝4.5g，当归6g，生地12g，生甘草3g，川芎2.4g。7剂。

二诊：药后性情较活跃，再疏前方7剂。

服第2次7剂即排精，续进前方30剂而停药。第2年得一男孩。

按语 青壮年患肾亏，鲜有以温肾补阳而获效。肾气有余，本自气脉常通，肝气失和，脉道不利，症见神志、性情异常。前医重用参茸、睾丸素、促性腺激素等，实其所实，瘀滞胶结，气失流畅，乃未掌握七损八益之道，反使病势愈锢愈甚。予拨乱反正，气通血活，一方不易还其健康，并得一子，似非幸致。

案2 孙某，男，35岁。

初诊：颠沛1年，丧妻之后又遭亡母，叠经家变，悲哀色郁，气横胸臆。新婚初欢，阳事偶兴，且成苟安之局，未几即倒戈意懒。备投助阳起痿之味，终至罔然。5个月来，茎痿之外，更加入夜惊怖，合目汗泄，转辗不寐，懊侬之苦，莫可名状。神色恍惚，魂魄失宁，饮食杳思，大便窒塞。脉弦而数，舌紫，白苔满布。亟予交通心肾，健运脾胃，阳伤取药之气，阴伤取药之味，阴阳并理，气血同疏，能得衡法之微旨。

处方：苍术9g，白术9g，厚朴9g，半夏9g，北秫米9g，茯苓9g，红花9g，桃仁9g，川芎9g，蛇床子9g，韭菜子9g，磁朱丸（包）9g，黄连粉1.5g，肉桂粉1.5g（二味分匀，分2次吞服）。7剂。

二诊：精神渐觉爽慧，且喜白苔已化，纳谷甘味，寐得小安，脉有起色。未可议补，以免与气血为难。上方去苍术、厚朴，加紫石英（先煎）30g。

事隔1个月，阳事复兴，寐食俱安，情绪开朗。嘱诸当珍摄为贵。

按语 肝藏魂，心藏神，肾藏志。肝虚则魂不安宁，心虚则神无所依，肾虚则志乱作强乃废。君主不用，庸相冒明，气血为之乖乱。前医重用兴阳补肾，滋腻添精。诚如王清任所云："始而滋阴，继之补阳，补而不效，则云虚不受补，无可如何，可笑着书者，不分别因弱致病，因病致弱"，颇有见地。故正面抵邪用理气法，反面退邪用祛瘀法，一发中鹄。气血平正，心君泰然，相亦俯首听命矣。君相得安其位，上下通调，阴阳相得，水火既济，诸乱遂平。

第七章　气血津液系病证

血　　证

（一）概述

出血是内科常见的急症之一，按传统概念系指血不循常道，上溢于口鼻诸窍，或下泄于二阴，或渗于肌肤之疾患而言，并有咳血、吐血、便血、尿血、鼻衄、肌衄等不同。失血固属血证，若脾虚不能运化水谷精微，血液生成减少；肾虚精髓不足，血液化源匮乏所致贫血失血，亦可称血证。可包括现代医学中呼吸、消化、泌尿、循环等系统的很多出血性疾病。临床上常见的血液病，如再生障碍性贫血、粒细胞减少、白血病，其发病过程中所出现的贫血或出血征象，均可归属血证范畴。

（二）病机探析

颜老认为，血本阴精，不宜动也，而动则为病，气为血帅，不宜损也，而损则为病，妄动者多由于火，火盛则逼血妄行，损者多由于气，气伤则血无所存。故治血证，唯火唯气耳。此外，火盛或气虚均可导致血流异常而致血瘀，故治血证又不可忽视活血之法。中医素有"血无止法"之戒，不可见血止血，必先推究其出血之因，然后审因施治，方能中的。倘病因不除，血焉得宁。血证属热者居多，如《证治要诀》说："咳血者，咳出痰内有血者是；呕血者，呕出血者是；咯血者，咳出皆是血疙瘩；衄血者，鼻中出血；溺血者，小便出血；下血者，大便出血；虽有各名，俱是热证。"但亦有虚寒出血，如张景岳所曰："中气虚寒则不能收摄而注陷于下"。当辨证用药，不可执一。《红炉点雪》云："夫血者，气之配也。人之一身，五脏六腑，四体百骸，靡不藉其营养也。然须附气以行，气畅则畅，气逆则逆"，指出了气血相互依存的关系。若气逆、气虚均可引致失血。在病因上，有以阳乘阴者，阳盛血热而妄行；亦有阴乘阳者，阳虚而阴无所附，不循经而外溢。临床上以前者多见，病初属火属实，日久无不由阴虚阳亢，或火衰血失其守。且失血之证，每致留瘀，诚如唐容川言："故凡血证，总以去瘀为要。"治血证者，明此纲要则可左右逢源矣。

（三）审机论治

脉乃血之先，颜老在治疗血证中，十分注意脉象变化在血证中的意义，指出"凡脉来微弱平缓者易治，弦数急者较难治；左脉坚硬者，为肝肾阴亏；右脉坚硬者，病在气分；数大为阳亢，微细为血虚，弦数为阴火郁于血中，芤脉为失血，弦紧为瘀结，左脉

189

数盛为肝胆实火；右脉虚大为脾胃火邪，火致血海不宁，故阳脉较为难治"。在白血病的治疗中指出"凡病人脉象从细缓转为洪数、弦滑，并见烦躁失眠遗精等症，往往是急性发作的先兆。其中脉象洪数最重要"，需防止高热与出血。在再生障碍性贫血的治疗中又指出"病情变化，往往先现于脉，危急脉候以牢脉、躁动脉多见"。这些宝贵的经验，当为临证者重视。

1. 火升血涌，泻火宁血

凡热迫血络，血受热灼，热血相搏，迫血妄行之出血，临床所见来势较急，色鲜红而量多，舌红脉数。颜老说，此即所谓"血无火不升"，急当清火止血。热清火降，俾血还其道，不致奔脱。认为火热动血，每与心、肝、胃关系至密。临证时遇火热炽盛者，喜用犀角以清心火；用羚羊角以息肝火，以防颅内出血；用大黄以折胃火。指出大黄为止血圣药，历代医家喜用之，其功能直折而下，泄热化瘀，则血络随安。临床还可用大黄粉与鸡蛋清调敷太阳穴，治咯血、咳血、衄血等血涌向上之证，皆能抑其血逆之势。对于实火暴迫之大失血，颜老尝用紫雪丹1.5g，1日2～3次，每获殊验。徐灵胎有谓："邪火毒火，穿经入脏无药可治，此能消解，其效如神。"考紫雪丹方药，既有石膏、寒水石、滑石之大寒清热；又有犀角、羚羊角之清心解毒，平肝息风；更用磁石之镇，朴硝、硝石之泄，沉香之降。凡此，以清得一分火，保得一分血，于火迫失血，十分贴切。而对血证之阴虚者，则当宗张璐之瑞金丹（大黄、秋石）育阴泄热，亦多效验。

2. 气余化火，调气和血

陈无择有谓："人之脉者，乃血之隧道也，非气使则不能行。"血为气母，气为血帅。气机升降，又关于肝气之条达。临床所见之气郁、气逆，气有余便是火，气火逆乱则脉络不宁，而致血溢脉外。症见血家烦躁郁怒，喜冷饮，喜吹冷风。临证时若以泄热化瘀俱不为功。颜老赞赏先哲唐容川善以小柴胡汤治血证，独具卓识。提出凡是气余化火之失血，必参用降气一法，常以降香折其逆气。认为降香辛温，能祛瘀止血，降气定痛，《纲目》谓其能"疗折伤金疮。止血定痛，消肿生肌"。缪仲淳有治血三要法：宜行血不宜止血；宜降气不宜降火；宜补肝不宜伐肝。降香即能降气、化瘀、止血，用之得当，每获佳效。

3. 失血留瘀，化瘀致新

出血与瘀血互为因果，出血每致留瘀，瘀血不去，则新血不生，诚如唐容川说："经隧之中，既有瘀血踞住，则新血不能安行无恙，终必妄走而吐溢矣，故以去瘀为治血要法。"颜老推崇此说，指出治血当以去蓄利瘀，使血返故道，不止血而血自止，确为治血证之大法。故在止血中必寓于化瘀，方克有济。如尝用"止血粉"（土大黄、生蒲黄、白及）化瘀降火而宁络，治疗上消化道出血；投花蕊石散以治咯血、便血、溲血；以水蛭粉吞服治小脑血肿；用生蒲黄治眼底出血；取贯众治子宫功能性出血；用蒲黄加马勃治舌衄；投"四鲜汤"（鲜荷叶、鲜生地、鲜侧柏叶、鲜艾叶）治疗再生障碍性贫血出血。凡此皆取化瘀止血之义，临床皆获效验。

4. 气虚血脱，益气止血

阳气与阴血，阳气之用全仗阴血以营养，阴血之化全赖阳气以温运、摄纳。倘有阳气虚衰，则血失统摄，而致血溢暴脱。临床上多见大吐衄，或反复失血，面㿠不华，脉细无力，甚则大汗淋漓，肢冷而厥，出现阴亡而阳亦随之脱的险证。临证时当恪守"有形之血不能速生，无形之气所当急固"之训，颜老除投以常用的独参汤、参附汤益气摄血外，还喜用王清任急救回阳汤（党参、附子、干姜、白术、甘草、桃仁、红花），取其益气温阳与活血化瘀同用，或再伍黄芪、升麻升阳益气，每能化险为夷。

5. 脾肾双调，重在治脾

血液病出血控制之后，病情缓解，治疗应着重脾肾双调，只有脾肾旺盛，气血充足，方为血液病治本之道。而在脾肾之中，又须紧紧抓住治脾为首务，因血液的生成原根于肾，但资生在脾，饮食必赖脾胃运输转化为精微，而后化生血液。清代沈金鳌云："脾统四脏，脾有病必波及四脏，四脏有病，亦必将养于脾"，说明脾胃之重要。此外，颜老说，凡血证善后，必须以胃药收功，常用黄芪、党参、升麻、苍术、白术等，参合诸法，气血双补，方为王道。升麻几乎每方必用，在补脾胃之气时炙用，出血则取其生用。曾用生白术为常用量的十倍加米汤煎服，治愈大咯血，取培土健脾，振奋统摄之权。其次，在治疗过程中，如见肾阴虚转化为脾肾二虚，又转化为肾阳虚，其预后为顺为轻；若脾虚转化为脾肾二虚，又转化为肾阴虚，其预后为逆为重而多变。临床上，阴虚尤难调治，如能使阴虚转为阳虚，再用温补脾肾之药调治，每多获效，血象常持续上升。但亦非一味温补，恐温补化燥而反劫阴津，故宜于温补之中兼顾其阴。

6. 内外同修，巧用单方

颜老除内服法之外，每喜用外治法而收相得益彰之效，如大黄研粉，与鸡蛋清调敷两侧太阳穴以清血热；用附子粉、姜汁调敷两足涌泉穴以引火归元，治咯血咳血等一切血涌于上之证，颇能折其血逆之热。有用生蒲黄或五倍子煎汤漱口，治齿衄，舌衄；黑山栀末搐鼻以治鼻衄；生槐花捣敷眼角以治眼底出血等，不乏其例，颇可效法。此外，颜老在血证中灵活运用单方验方，或作食饵，每每出奇制胜，如用童便止吐衄，取其降火最速；用陈年京墨磨汁冲于药液治吐血；每晨饮鲜猪血一大杯治便血久不愈者；用白茅花15g，豆腐1块，清水2碗同煨去渣，顿服作食饵，非独治鼻衄而治诸种血证甚验。选择药物时，兼用化瘀及止血之品，考虑药性的寒热温凉、升降浮沉而加以辨证施用，寒性者如柏叶、地榆、大小蓟、茜草、藕节用于出血属热者；温性者用于虚寒出血，如参三七、牛角鳃、五灵脂、蒲黄、花蕊石、血竭等，再加以组方的巧妙配伍，颇多创见。

（四）病案举例

案1 咯血

戴某，男，42岁。

病史：有结核病史已20余年，多次反复咯血，本次因再次大咯血入院。入院后每隔2~3小时即咯血1次，每次约40~200ml，三日内估计达3000ml左右，经各种止血措施均未效，胸科医院会诊认为保守疗法困难，主张手术治疗，6 月 14 日请中医会诊。

初诊：患者倚床而坐，气促声壮，舌红苔薄，脉细滑小数，血家瘀热交阻，迫血妄行，急以清营凉血，而宁血络。

处方：

(1) 广犀角（先煎）12g，鲜生地 60g，丹皮 9g，赤芍 15g，大黄 6g，白及粉、参三七（和匀另吞）各 3g。

(2) 紫雪丹（分 2 次吞服）1.5g。

(3) 附子粉、姜汁调敷两足涌泉穴；生大黄粉、鸡子清调敷两太阳穴。

二诊：整口咯血已止，但仍有少量咯血，咯血前烦躁袒胸露腹，喜凉爽，但下肢喜暖，舌红苔灰黑，脉细缓而涩，气阴两亏，阴不敛阳，气瘀未化，拟降气宁荣，育阴化瘀。

处方：生地 12g，麦冬 9g，五味子 4.5g，北沙参 18g，丹皮 9g，石斛 12g，桃仁 12g，芦根 30g，冬瓜子 15g，黄芪 15g，生米仁 12g，白芍 12g，降香 2.4g。

药后脉静身凉，咯血即止。

按语 本案大咯血，先宗凉血宁络，降火归原之旨，投以犀角地黄汤加大黄并外敷法而见减，但大量失血后，气血已衰，出现下肢冷，舌红而灰，脉细涩与袒胸露腹，烦躁等阴阳俱耗，瘀热未化之虚中夹实的症状，故用生脉散加黄芪以防其脱。以千金苇茎汤去瘀清火，再取降香降上逆之气，祛瘀止血，取得了满意的疗效。历代医家治疗血证，均喜用大黄，大黄降火化瘀，用于急性大出血颇效。但对缠绵不愈或年老体弱之患者，对用过大黄仍不效者，则用降香较合，降香辛温，能祛瘀止血降气定痛，《本草纲目》谓降香能疗折金疮止血定痛、消肿生肌。缪仲淳曰："凡治吐血，宜降气不宜降火，宜行血不宜止血，宜补肝不宜伐肝。"降香既能降气，又能行血，用之得当，确实有效。

案 2　便血

蔡某，男，46 岁。

病史：患者曾反复呕血、便血多次住院治疗。这次因右上腹部持续绞痛，阵发性加剧，发热，呕吐等再次入院。经抗生素与一般处理症势略定，于第 5 天突然出现便鲜血，一次达 200ml，持续不止，用多种止血药无效，钡餐检查食道静脉曲张极为广泛而显著，外科无法手术，而请中医会诊。

初诊：始而身热，继之便血，盈盆盈碗，神萎面㿠，舌淡苔薄净，脉细沉。久病伤络，阴络伤则血内溢，血去气伤，复感热邪，以致气阴两亏，瘀热羁络，当剿抚兼施。

处方：黄芪 30g，白及 12g，北沙参 30g，五味子 9g，麦冬 12g。云南白药、紫雪丹分 2 次另吞。

二诊：出血渐趋好转，身热亦净，偶尔烦躁，脉亦转为细弦，舌淡红，气阴初复，瘀热未化，血海未宁，仍当扶正达邪，凉血治血。前方加芦根 30g，桃仁 12g。

三诊：血止神安，已能纳食，舌淡苔薄，脉细缓，血海初宁，生化之权未复，用归脾汤以善其后。

按语 张景岳论便血"大都有火者多因血热，无火者多因虚滑，故治血者，但当治虚实之要"。本案食管静脉曲张极为广泛而显著，反复呕血、便血，并见神萎面㿠、舌淡脉沉细，气虚不能摄血之象已显，但又患胆道感染，复见右上腹疼痛不移、发热、白细胞计数偏高、出血鲜红等象。审证求因，瘀热灼络，血海不宁乃为其标，血伤气无以附，气虚不摄而致反复出血乃为其本，图治不能偏废，故用黄芪合生脉散补气养阴，防其血伤气脱，以千金苇茎汤意化瘀泄热，釜底抽薪，虚实兼顾，标本同治，故能收到预期的效果。《景岳全书》曰："凡治血证，须治其要，而血动之由，惟火与气耳，故察火者，但察其有火无火，察气者，但察其气虚气实，知此四者，而得其所以，则治血之法无余义矣。"此诚为治血之概要，不明此理，则易犯虚虚实实之戒。

消　渴

（一）概述

"消渴"一证，早在《金匮要略》就有"男子消渴，小便反多，饮一斗，小便亦一斗"的记载。消渴一证，有多饮、多尿、多食之特征，其病因与饮食不节、情志失调、五脏柔弱有关，涉及肺、脾胃及肝肾等脏器。《素问·奇病论》谓："此人必数食甘美而多肥也，肥者令人内热，甘者令人中满，故其气上溢，转为消渴。"《素问·气厥论》谓："肺消者，饮一溲二……胃中热则消谷，大肠移热于胃，善食而瘦。"后世中医对消渴病的辨治多分上消、中消、下消三型。消渴多见于糖尿病。

（二）病机探析

颜老认为上、中、下三消分症，虽从症状阐发，与临床颇为相合，但从病之轻重缓急截断，则更为明确，病之初之渐常在太阳阳明，之末常在厥阴少阴，肝肾阴亏是其本，肺胃燥热乃其标。中焦脾胃是津液输布的枢纽，因而亦是消渴起病的关键，认为"脾脆，则善病消瘅"（《灵枢·本藏》），"脾病者，身重善饥"（《素问·藏气法时论》），脾之运化输布功能失职，津液不能通达周身，因而变生消渴证。此外，颜老认为瘀血贯穿于糖尿病的始末，其是糖尿病的病理产物。糖尿病产生瘀血的机制主要是阴虚津亏，燥热内亢，由于津血同源，津亏而致血少，燥热使血黏稠，血液艰涩成瘀。其次，阴津亏耗伤及元气，气为血帅，气虚无力鼓动血行，或多食肥甘，气机郁滞而成痰瘀，或久病入络，均可形成血瘀。血瘀又是新的致病因素，如瘀血阻于脑络可致中风；阻于心脉可致冠心病；阻于眼目可致视网膜病变；阻于肢体则可致神经炎；阻于下肢脚趾则可致脉管炎；阻于肾络则可致糖尿病肾病。

从临床上看，糖尿病患者的瘀血体征有：面有瘀斑、黧黑，舌黯有瘀点，舌下静脉青紫或怒张，妇人月经血块多，以及合并症所表现的上下肢痛、心前区痛、肢体麻木、半身不遂等。甲皱微循环检查可见微循环的管袢数、袢型、袢输出支和袢顶宽窄及流态等方面均有明显改变，且中晚期的改变大于早期，有合并症者更明显。血液流变学检查可见糖尿病患者的血小板聚集率升高，血浆比黏度、全血比黏度、红细胞压积、血浆纤维蛋白原等指标与正常相比，均有明显升高。因此，主张糖尿病从瘀论治。

（三）审机论治

颜老认为"脾为生化之源"，人所有饮食营养的吸收与排泄都要归到脾脏的功能，

"脾"应该包括现代医学中的"胰"。故在消渴的证治中,打破视糖尿病为"虚症",以补肾为主的治疗路线,而强调"脾统四脏"之说,抓住健脾和活血化瘀来解决最棘手的"胰岛素依赖"和并发症问题。

1. 运脾行津,治脾治胰

消渴病的病因多系恣啖肥甘,以致脾运失畅,湿热内盛,肝肾阴亏,故《素问·奇病论》谓:"此肥美人之所发也,此人必数食甘美而多肥也。肥者,令人内热,甘者令人中满,故其气上溢,转为消渴。"可见,消渴的病机与脾失健运有关,其症状也多系脾失健运的结果。如脾气不足,则津液不升,故口渴欲饮;脾气不升,反而下陷,使水谷精微随小便排出体外,而出现多尿且味甘;脾虚不能为胃行其津液,而致胃火炽盛可见消谷善饥;脾主四肢肌肉,脾虚则肌肉瘦削、乏力倦怠等。中医学无"胰"之脏,颜老认为从胰的生理功能来看,当隶属中医学"脾"的范畴,胰腺的病理改变大多归属于脾的病理变化之中,为此提出"脾胰同源"之说,应用运脾法治疗胰的病变,临床习用苍术健中运脾治疗消渴病,使脾气健运,不治渴而渴自止。

2. 活血化瘀,调畅气血

消渴病缠绵难愈,日久势必影响气血功能,导致气血阴阳失调,血气运行不畅,瘀血内生。如脾气虚弱,运行乏力,血流受阻,可致血瘀;或阴血不足,血脉失于濡润,使血干涩成瘀。临床上常见消渴病的口渴、头晕、胸痛、舌紫均为瘀血表现,故颜老自拟"消渴清",药如蒲黄、苍术、黄连、知母等活血化瘀,运脾化湿治疗消渴病效果明显。

3. 巧用对药,降糖止渴

颜老治疗消渴,临床选用各类降血糖之对药。如地锦草、鸟不宿、木瓜、知母、淮山药、山萸肉等。地锦草、鸟不宿原为凉血清热、化瘀通络之草药,《嘉祐本草》云:地锦草"主流通血脉,亦可用治气"。《纲目拾遗》谓:鸟不宿"迫风定痛,有遗骨之妙"。经药理实验研究提示,两药均有降血糖作用,颜老移作治消渴之用,临床用量常达30~60g,亦可将新鲜地锦草泡茶长期饮用。木瓜性凉,味酸,可敛肺和胃,理脾泄肝,化食止渴,用于消渴之治,亦有独特的功效,唯山药为健脾敛阴之品,熬粥长期食用,乃消渴病食疗之良方。此外,用升麻升清降浊,提壶揭盖,治下消亦是颜老擅用之法。

(四) 病案举例

案1 华某,男,50岁。

初诊:患消渴证1年余,腰背酸楚,精神倦怠,尿频,口苦口渴引饮,夜寐多梦,滑精,大便时溏时燥,舌暗红,苔薄腻,脉右沉细,左小弦数。查尿糖(+++),血糖16.76mmol/L。此乃肝肾之水亏耗,龙雷之火腾越,治从滋阴退火之法。

处方:炒知柏各12g,生地12g,淮山药12g,山萸肉12g,瓜蒌根12g,天冬12g,麦冬12g,茯苓12g,泽泻15g,丹皮9g,鸟不宿30g,地锦草30g。

二诊:5剂后口苦口干症状减轻,小溲减少,但仍有腰痠足软,夜寐不安之症,舌暗红苔薄，脉细弦，加用小茴香以理气温胃。上方连服 10 余剂，佐以饮食控制后，血糖渐降至 11.25~9.72mmol/L，尿糖（±），1 个月后，诸症皆除。

按语　方以知柏地黄丸组成为基础，佐以天麦冬、瓜蒌根养阴生津，配以颜老降糖经验药：鸟不宿、地锦草。二诊于一派养阴药中加用小茴香，温胃理气，以防阴盛有碍气机运化，颇有反佐之功。

案 2　田某，男，**67 岁**。

初诊：已久有消渴，肺肾俱虚，口渴喜饮，消谷善饥，大便溏薄，形体消瘦，面色灰黑少华，舌暗红，苔薄腻，脉细滑。治以上消中消立法，玉泉散加味治疗。

处方：生黄芪 15g，瓜蒌根 15g，葛根 9g，麦冬 9g，太子参 9g，地龙 9g，乌梅 9g，茯苓 9g，知母 9g，鸟不宿 30g，地锦草 30g。

服药 1 个月余，并经饮食控制，病情减轻。空腹血糖由 12.08mmol/L 降至 7.43~6.6~4.9mmol/L。

按语　玉泉丸出处《杂病源流犀浊》，本方由瓜蒌根、葛根、麦门冬、人参、茯苓、乌梅、甘草、生黄芪、炙黄芪诸药组成，取甘寒滋润，生胃津以止渴。玉泉，为泉水之美称，道家亦指口中舌下两脉之津液。本方用大队滋阴润燥、益气生津之品组方，服之可使阴精得充，津液自回，口中津津常润，犹如玉泉之水，源源不断，故名玉泉方，妙葛根升达，使水津上布。

痰　饮

（一）概述

痰饮是指水液在体内运化输布失常，停积于某些部位的一类病证，痰饮所涉及的范围很广，可散见于西医学内、外、妇、儿等各科疾病中。痰饮有广义、狭义之分，广义的痰饮是指《金匮要略》所划分的四饮，即痰饮、悬饮、溢饮、支饮；狭义的痰饮是指四饮之一的痰饮。

（二）病机探析

颜老论饮，宗长沙之说，尝谓"凡阳气不到之处，便为饮邪留滞之所"，"盖饮为阴邪，得寒则凝，得阳则化"。故痰饮虽与肺的关系密切，但其成因归咎于脾肾阳气之不足。因脾主运化，饮食于中，全赖脾土之薰化转运，而脾阳又赖肾阳之温熹，若肾阳不足，则火衰不能蒸土，土虚不能化物，以致水谷难以化为精微，而化痰饮，故痰饮病常由脾及肾或脾肾两伤。颜老认为，痰由脾阳不运而生，饮由肾寒水泛而成，故有脾阳虚为外饮，肾阳虚为内饮之说。一般而言，痰饮初成，脾虚湿滞为患，病浅而轻，为外邪，责之脾运不健；若饮病久发，外湿引动肾水，水泛为饮，病深且重，属内饮，咎之肾阳虚衰。更有年届花甲，命火式微，阳不胜阴，则水谷所入可化痰成饮。因此，老年命门火衰，肾气式微，更易罹患饮病。总之，痰饮病位有在肺、在脾、在肾之分，基本病机为水饮内停、阳虚阴凝。

（三）审机论治

痰饮一证，总缘阳虚为本，水泛为标，颜老根据其基本病机，或从脾治，或从肾治，或从痰治，或从瘀治，可收事半功倍之效。

1. 通阳化饮，宗长沙法

颜老认为，水积于阴则为饮，饮凝于阳则为痰，饮为阴邪，非温不化，"离照当空，阴霾自散"。《金匮要略》立苓桂术甘汤，以桂枝、甘草之辛甘通阳化饮，白术、茯苓之苦淡健中渗湿，俾中阳复振，阴饮自化，故可效法。故凡多年饮病，尤其是老年患者，形寒肢冷，咳嗽痰稀，舌淡苔白，脉迟或弦滑者，多用之，可加半夏、陈皮燥湿蠲饮，或加麻黄、附子加强温化之力。若肝郁气滞，中虚停饮者，宜配用香附、乌药、沉香、枳壳等理气化饮。若饮邪上逆，喘咳气促者，又可与旋覆代赭汤、苏子降气汤或葶苈大枣泻肺汤等相互配合以降逆化饮。但总不离"温药和之"之宗旨。

2. 外饮治脾，内饮治肾

前贤有论："脾为生痰之源，肺为贮痰之器。"颜老认为，痰由脾阳不运而生，饮由肾寒水泛而成，故有脾阳虚为外饮，肾阳虚为内饮之说。《金匮要略》设苓桂术甘汤以辛甘通阳，虽为健脾通阳化饮而立，但温通有余，健运不足，所以颜老治疗痰饮之滞，形瘦体弱，神倦肢重，纳谷不馨，大便溏泄属中阳衰弱，脾运不健者，常加苍术或理中汤，使中阳充足，脾胃健运，则饮食不失其度，运行不越其轨，痰饮潜移默化。肾虚水泛为饮，《金匮要略》有真武汤、肾气丸两法，颜老对饮病兼有气短，腰脊酸楚，肢体浮肿，喘促倚息者，常以肾气丸合黑锡丹、坎脐、紫河车温补下元，利水蠲饮。然饮属阴浊有形之邪，证虽虚而欲补，但须补而不滞才称完美，故取附子、熟地须与砂仁拌用以防滋腻，同时合用补骨脂、巴戟天、葫芦巴、甜苁蓉以补肾助阳，纳气平喘，配用得当，效如桴鼓。若老年久病，正气大虚，饮邪不去，则配以参附汤、黑锡丹、参蛤散以峻补下元，扶野镇固，以冀转危为安。

3. 痰饮夹感，标本兼顾

痰饮患者，饮邪充斥，淹蔽阳气，以致阳不卫外，无能御邪，所以只要稍一触冒风寒，即可引动伏饮，夹感而发。若久发不止，正气溃散，精气内伤，肾之真元损伤，根本不固，则非一般宣肺化痰之药所能胜任。且饮为阴邪，得湿则化，得寒则凝，若以西医消炎观指导中医临床，投之以清热解毒之品更大谬矣。观仲景治支饮，拟小青龙汤散寒解表，温肺化饮，实为饮病夹感而设，颜老最喜用之。然小青龙汤毕竟为宣散之剂，温阳之力尚嫌不足。凡阳气不到之处，即为饮邪停滞之所，唯有加入附子一味，温扶阳气，使邪正对峙之局突然改观，庶可克敌，常配合麻黄附子细辛汤，其中细辛一味，亦治饮之要药，若病情危重，附子、细辛用量可达9g以上，不可拘泥于细辛不过钱之说，另半夏可以生用，以加强化饮之力。在临床中，凡见咳喘，咯白色泡沫状痰，背寒冷如掌大，舌苔白腻等，即可投之。若表证重者重用麻桂；水气重者，重用姜辛、半夏；至于外邪郁而化热，出现身热，口渴，咳嗽痰浓，苔黄脉滑数者，则用小青龙汤加石膏或用大青龙汤急则治其标，在散寒蠲饮的同时，兼以清热疏表为治。

4. 久病必瘀，痰瘀同治

痰和瘀是两种不同的物质和致病因素，痰是人体津液不化而形成的病理产物，所谓"积水成饮，饮凝成痰"，故痰、饮名异而实同，瘀是人体血运不畅或离经之血着而不去的病理表现。在这种痰瘀分离认识的指导下，导致临床辨证用药迥然不同，但颜老在长期临床实践中观察到很多痰饮为病与瘀血相关，应用活血化瘀之方药治疗痰饮病取得了较好的疗效。甘肃汉墓出土一批医简，其中一个处方为：干当归、穹穷、牡丹皮、漏芦及䗪（䗪为贝母之别称），此方活血养血加贝母化痰散结，是痰瘀同治的典型方，另外，《内经》中对痰瘀相关的理论和治疗也早有记载，如四乌贼骨一芦茹丸，实际上是一个痰瘀同治方。至元代朱丹溪对痰瘀的相关问题进行了临床实践的探讨，认为需痰瘀同治才能收效，而清代唐容川在《血证论》中说："血积既久，亦能化为痰水"，"须知痰水之壅，由瘀血使然，但去瘀血，则痰水自消"。颜老认为，痰饮与瘀血成为一个病理产物和致病因子是阴津为病不同方面的表现形式，因此有分有合，系同源异物，有其同一性和特殊性，故在阳气不运，痰饮阻滞的情况下，则血行不畅，痰瘀交结不解，可出现互相转化的病理变化，痰能转化为瘀，瘀能转化为痰。在临床中常见慢性咳喘患者多因心肺功能减退而致口唇四肢紫绀，青筋暴露，在化痰药中加入赤芍、桃仁、丹参或水蛭研粉吞服，以祛瘀血则痰水自治，可资明鉴。

5. 未病先防，冬病夏治

临床所见，痰饮患者每以春冬受寒而发，可知饮病发作常和季节密切相关。颜老认为，饮为阴邪，能淹蔽阳气，在夏秋尚可，入冬则阳微阴长，阳气不能外卫，若触寒受风，最易引发，故对于痰饮病，治未病预防复发十分重要。《内经》云："春夏养阳，秋冬养阴。"颜老则常以"冬病夏治"，嘱患者在三伏天服用苓桂术甘汤加附子，借天之阳气以助药力，铲除深伏人体中之痰饮宿根，防患于未然。亦可趁春夏阳盛季节，用肾气丸以培补脾肾阳气，使阳得阴助，取效更速，持效更著。亦有饮病日久，肺、脾、肾三脏俱虚，诸症蜂起，往往有顾此失彼之感，前贤谓"培土生金"，"上下交损，当治中焦"，颜老则常以香砂六君子汤加苍术、怀山药等品以健脾化饮，以断生痰化饮之源，具有预防作用。

6. 擅用药对，祛痰化饮

（1）半夏配附子：附子药性刚燥，走而不守，能上助心阳以通脉，中温脾阳以健运，下补肾阳以益火，是温里扶阳之要药；半夏辛温燥热，祛痰降逆，以开中焦气分之湿结，两药合用，同气相求，具有温阳化饮，降逆散结之功。《金匮要略》云："病痰饮者，当以温药和之。"凡阳气不到之处，即为痰饮停滞之所，因生半夏燥湿之功有余而温化之力不足，故配附子以补半夏温化之不逮，以治寒饮喘咳，效如桴鼓。

（2）半夏配葶苈子：生半夏为化痰之妙品，配以苦寒之葶苈子，则可制其温燥之性，而发挥其化痰之长，可广泛应用于痰浊壅肺之证。症见咳喘胸闷、痰多白沫、形寒神怯等寒痰内盛者，临床以麻黄附子细辛汤投之，附子温里散寒，抑制麻黄之辛散，使麻黄宣肺而不伤正，但对久咳痰多难化者，仅用附、麻温散，犹难中的，必须加生半夏祛逐痰浊，葶苈子直泻肺气，使大量痰液倾囊而出，方能收事半功倍之效；症见咽痒咳喘、痰黏难出、舌红苔黄腻、脉滑数，属痰热交犯者，则用麻杏石甘汤加生半夏、葶苈子，直泻肺金痰热，一鼓而下，每每可立竿见影。

（四）病案举例

案1 金某，男，18岁。

病史：患者因即将高考，精神紧张，始而梅核气，咽喉梗仄不适，继之白沫痰多，盈盆盈碗已达4个月，伴口鼻干燥，选进中药治疗效果不显。

初诊：白沫痰多，脉小数舌苔厚腻，形体丰盛，痰湿本重，复因肝郁气滞，气机不畅，治拟理气开郁化痰。

处方：苍术9g，白术9g，苏叶9g，苏子9g，厚朴9g，茯苓9g，半夏9g，枇杷叶（包）9g，旋覆梗（包）9g，苍耳子9g，代赭石（先煎）30g，桔梗4.5g，枳壳4.5。14剂。

二诊：前方尚合病机，症情小可，白沫痰从日吐11瓶减至1~2瓶，脉小数，舌半部腻苔已化，咽喉梗仄亦减，痰饮已有化机，岂容姑息，再以前法更进一筹。

处方：苍术15g，白术15g，茯苓9g，半夏15g，干姜2.4g，公丁香2.4g，莱菔子9g，苏子9g，厚朴6g，代赭石（先煎）30g。14剂。

药尽后白沫痰已止而停药，继以肾气丸、香砂六君子丸脾肾双调而收功。

按语 年近弱冠，案牍劳累，脾阳不足，水液难以输化，停而为饮，再则肝失疏泄，咽喉梗仄，取半夏厚朴汤开结化痰，降逆顺气，苍术味辛气雄，为除湿上品，半夏燥湿化痰，降逆止呕，《素问病机气宜保命集》载治痰结咽喉、语音不出者用玉粉丸也倚重半夏，谓一可治水，二可消痰，再加细辛通阳，使饮从小溲去也，加公丁香温振脾阳，皆为治饮之经验。

案2 李某，女，30岁。

病史：咳喘绵延3年，咽干而痒，阵咳少痰，口干但欲漱水不欲咽，前医选投育阴宁咳、化痰肃肺，病未得解。

初诊：阵咳，咽痒，脉弦数，舌紫苔薄，其经来色紫，参其舌紫脉弦，"久病必有瘀"。此乃痰瘀交滞，肺络不畅，当痰瘀并治，化瘀宣肺着手。

处方：丹参15g，赤芍9g，炙百部9g，炙麻黄9g，桔梗10g，泽兰9g，葶苈子15g，瓜蒌皮9g，射干6g，苏子10g。7剂。

二诊：从痰瘀并治立法，咳喘已减，齿衄，脉小数，舌苔薄腻。血无止法，再参清热肃肺，守法不变，上方加芦根30g，桑白皮9g。7剂。

药后齿衄止，咳喘净，3年宿疾，愈于一旦，为之一快。

按语 尝谓痰饮咳逆哮喘之发不离乎肺，但又不止于肺。心肺同居上焦，主营血，肺朝百脉，全身气血均要经过心肺才能运行全身，因此，肺有辅心而行血脉之功。痰饮患者，肺失宣畅，缠绵时日，久病必致心血瘀阻，痰瘀交阻，如咳喘后期，常见心悸、胸闷、口唇紫绀、青筋暴露、脉结代等，久则血瘀亦可化为水而见全身浮肿。唐容川说："瘀血乘肺，咳逆喘促。"朱丹溪说："肺胀而嗽，或左或右，不得眠，此痰夹瘀而碍气而病。"本患者久病有瘀，故尔宣肺之外，还应参以化瘀，症轻可用赤芍、丹参，若重则用生蒲黄、水蛭。水蛭为血肉有情之品，善化瘀活血，一般以3g入煎，或以水蛭粉吞，每服1.5g，日1~2次，能改善缺氧症状，但因水蛭性寒，宜与降香末或沉香粉和匀另吞。

第八章 肢体皮肤病证

痹 证

（一）概述

痹证是因感受风、寒、湿、热等邪引起的以肢体、关节、肌肉发生疼痛、酸楚、麻木、重着、屈伸不利及活动障碍为主的病证。根据痹症的临床表现，主要包括风湿性关节炎、类风湿性关节炎、骨质增生性疾病等及一些脏腑疼痛病证。

痹的病名，最早见于《内经》。《素问·痹论》指出："风寒湿三气杂至，合而为痹，其风气胜者为行痹，寒气胜者为痛痹，湿气胜者为着痹也。"在痹证的转归、预后方面，《痹论》认为，风寒湿邪留连于筋骨，则肢体关节疼痛；病深日久，营卫之行涩，皮肤不营，则肌肤麻木不仁；病邪深入，内客于脏腑，则可导致脏腑痹，如"脉不通，烦则心下鼓，暴上气而喘，嗌干，善噫，厥气上则恐"为心痹；"善胀，尻以代踵，脊以代头"为肾痹等。此外，《痹论》还以风寒湿邪伤人的季节与所伤部位之异，分论了皮痹、肌痹、脉痹、筋痹、骨痹等。

（二）病机探析

历代医家对痹证病因病机的认识较为统一，多认为是感受风、寒、湿邪，使肢体、关节、肌肉痹阻所致。《素问·痹论》云："所谓痹者，各以其时重感于风寒湿者也。"并进一步对其分类："风气胜者为行痹；寒气胜者为痛痹；湿气胜者为着痹"。在《诸病源候论》中也把痹症分作"风湿痹"、"风痹"、"风不仁"、"风冷"等证候。因此，目前中医治疗痹证也大多从风寒湿论治，总以祛风除湿、散寒止痛为治疗大法。颜老认为，风、寒、湿邪侵袭是病因，而经络阻滞，气血运行不畅是主要病机。如《临证指南·痹》："痹者，闭而不通之谓也，正气为邪所阻，脏腑经络不能畅达，皆由气血亏损，腠理疏豁，风寒湿三气得以乘虚外袭，留滞于内，致湿痰浊血，流注凝涩而得之。"风寒湿邪初袭，气血津液运行不畅，血脉瘀阻，痰浊凝聚，以致瘀血痰浊痹阻经络。痹病日久，正虚邪恋，气血伤耗，可出现不同程度的气血亏虚或肝肾亏损的证候。

（三）审机论治

对于痹症初期，颜老主张当审机论治，根据风、寒、湿、热之为患，分别采用祛风、温经、除湿、清热之法，而对于经久不愈，由经络而病及脏腑，出现脏腑痹的证候，如胸痹、胃痛、腹痛时应注重表里双调，气血同治。

1. 清热利湿，通络止痛

清热利湿法适用于湿热痹证。颜老对痹证历来重视识病邪特点，从临床上看，风、寒、湿邪所致固然较多，但热痹也并非少见。热邪的产生，多由直接火热，或他邪化热而成，亦可由脏腑失调所致。其症状可见局部关节疼痛，痛处灼热，或见红肿，痛不可触，得冷则舒，伴发热、口渴、烦闷不安。治法当予清热通络止痛，桂枝白虎汤是最常用之方。白虎汤清解里热，用桂枝6~9g，行经通脉，以逐未尽化热之寒湿，方中石膏性凉而散、解肌清热，为清实热之圣药，对湿热或风湿夹热所致之痹确有良效，用量多在30~60g以上。另取知母10~20g，甘草10~15g，粳米30g，佐以忍冬藤、木瓜、桑枝、蚕沙、丹皮、赤芍、地龙、乳香、没药等清热凉血、祛风胜湿、舒筋通络、逐瘀止痛之品。颜老还喜以鲜蚯蚓外敷关节红肿处，清热止痛之力较强，如对发热、游走性关节炎、心脏、神经系统、皮肤均有损害之风湿热，谓此乃风热攻注，多从热痹论治，取清热凉血、败毒通络之法，大剂生地、赤芍、丹皮、紫草或银翘、紫花地丁、蒲公英、生升麻等均选用之。并以甘草研粉吞服，对本病的防治有很好的作用。

2. 温经散寒，逐痹止痛

温经散寒法适用于寒湿痹证。寒性凝滞，故痛处固定，又主收引，故疼痛剧烈，呈刀割或针刺样，遇寒而剧，得温则减，湿性黏腻，故疼痛重着，湿留关节则肿，且多发于下肢腰膝，寒湿蕴结而不散，病势缠绵不愈，此时，颜老选方多取乌头煎以温经散寒，逐痹止痛。方中乌头配麻黄搜入骨之风寒，辅以黄芪益气固卫，芍药和营血，甘草、蜂蜜缓痛解毒。乌头有川、草乌之别，草乌之力较川乌更为峻烈，如用制者不效，也可用生者，三生饮（生草乌、生半夏、生南星）也可选用，但需文火煎煮2小时，因生者入口即中毒，量从小剂量始，逐渐递增，以知为度。颜老运用温经逐寒药治痛痹有如下经验：①乌、附并用。一般而言，温经止痛用乌头，温补阳气用附子，颜老将此二药合用，有相得益彰之功；②细辛重用。《本经》曰：细辛可治头痛脑疼，百节拘挛、风湿痹痛、死肌。外可宣散风寒，内可祛除阴冷，风寒湿入络，在选用散寒利湿药时，以细辛为主，伍以乌附，有药到痛止、肿胀即消之效。颜老谓：用量至9g，镇痛效果佳，如仅有酸麻感，量又宜小也；③硫黄可用。沉寒痼冷凝于经脉，痹久不愈而诸药罔效者，此乃其寒在骨，可用硫黄治之。

3. 表里双解，气血同治

表里双解法适用于风寒痹证日久。痹证初起，多为风寒湿之邪乘虚侵入人体，阻闭经络气血，以邪实为主，如反复发作，经络长期为邪气壅阻，营卫不行，湿聚为痰，血阻为瘀，又成正虚邪盛之局。故在辨证上颜老先分新久虚实，一般说，新病多实，久病多虚，临床表现可见肢体关节、肌肉疼痛酸楚，痛呈游走、关节屈伸不便，且多见于上肢、肩背，伴畏风、发热等。在治疗上多选用五积散。此方原为寒、食、气、血、痰五积而设，有解表、温中、除湿、去痰、消痞、调经之功，是表里双解、气血同治之剂，颜老对此方十分推崇。

4. 祛瘀化浊，通络止痹

祛瘀化浊法适用于瘀浊痹证。颜老在痹病的辨证中常谓要识痰瘀特征，因为经脉气血长期不得通畅，往往产生瘀血和痰浊，痰留关节，瘀阻络脉，更加重了痹阻，使气血失荣而见疼痛、麻木、肿胀，甚至骨节变形，活动受限。颜老从临床实践出发，认为痹证日久，大多夹有瘀血，因痹证以疼痛为主要表现，其病机乃气血闭阻不通，不通则痛也，可从"骨痹"、"顽痹"、"痛痹"中论治。枣核指、鸡爪手、尻以代踵、脊以代头为其最明显的特征。方取身痛逐瘀汤或活络效灵丹加味。身痛逐瘀汤以桃、红、归活血化瘀，五灵脂、地龙通络，川芎、没药、香附理气活血，羌活、秦艽祛风湿，牛膝壮筋骨，全方共奏行气、活血化瘀、疏通经络之功。颜老喜以没药与莪术同用，谓此种配伍，化瘀之力可增。活络效灵丹载于《医学衷中参西录》，是治疗气血瘀滞、经络瘀阻、肢体疼痛之方，方中乳、没消瘀化块皆生用，辅以丹参、当归养血活血。对于关节变形者，颜老喜以鬼箭羽、露蜂房合用，除痹活络之功颇佳。

5. 扶正祛邪，调补气血

调补气血法适用于气血虚痹证。痹病日久，气血衰少，正虚邪恋，筋骨失养，年老及久病而成顽痹之人多见。临症可有关节肌肉酸痛，留连难已，时轻时重，筋骨抽掣、跳动，治疗当以扶正祛邪、调补气血为主，独活寄生汤加味。本方适用于肝肾两亏，气血不足，外为风寒湿邪侵袭而致之痹。颜老运用时喜加鹿角一味，因鹿角温督脉，对久痹督脉虚损最宜。颜老谓：若气不足，风寒湿邪外客，肢体疼痛者，妄疏散，更伤正气，病必不愈。诚如《类证治裁》云："总以补助真元，宣通脉络，使气血畅通，则痹自已。"对产后所致之血痹，其症以麻为主，颜老以黄芪桂枝五物汤温阳行痹，效亦显，此方重用生姜、大枣，即经旨"阴阳形气俱不足，勿取以针，而调以甘药"之义。

6. 虫蚁搜剔，逐瘀定痛

邪气壅滞而不去，深入关节筋骨，恶根深痼，难以骤拔，非迅疾飞走不能散，临证悉以全虫或蜈蚣煎剂内服，或研粉摊入膏药中外敷，取其搜剔经络血瘀之功。蛇类药性味甘咸温，功能祛风通络，镇静定惊，攻毒散邪，其透骨搜风之力，能外达皮毛、内通经络，为"截风要药"。乌梢蛇、白花蛇为最常用之品。颜老善用王清任逐瘀诸方，常运用龙马丹治疗痹症。龙马丹渊出清代王清任之《医林改错》。原方为马钱子、地龙、朱砂三药合成，用治痫证、瘫腿。颜老取叶桂虫蚁搜剔之意，在原方内加入地鳖虫、全蝎各3g，取名"龙马定痛丹"，用治各种痹痛，多能奏效。"龙马定痛丹"组成为：马钱子30g，地鳖虫、地龙、全蝎各3g，朱砂0.3g。制时先将马钱子用土炒至膨胀，再入香油炸之，俟其有响爆之声，外呈棕黄色，切开呈紫红色时取出，与地龙、地鳖虫、全蝎共研细末，后入朱砂，蜜丸40粒。服法：每晚临睡前用糖开水送服1粒。服1周后若不效，可于每晨加服0.5~1粒。服用本丸，须严格掌握剂量，不可盲目增进。临床个别患者求愈心切，误服大剂量，以致出现中毒症状，如焦虑不安、肌肉强直、口唇麻木，甚至抽搐震颤。此时可予浓糖水口服，或甘草、绿豆各30g煎浓汤，频饮即解。个别病例药后白细胞偏低，停药后迅速恢复。余无不良影响。本丸适用于各种痹痛，如肩背腰腿及周身疼痛、屈伸不利、肢体麻木等症状。包括现代医学之风湿热、风湿性关节炎、风湿性肌炎、类风湿性关节炎、坐骨神经痛、腰肌劳损、颈椎病、肩周炎等疾病。

颜老还常用虎没丸治疗顽痹。虎没丸源出《圣济总录》，原方为酒制虎胫骨120g，没药210g，共研细末制丸，用治顽痹其效如神。当虎骨货源尚有可为之时，颜老复加蜈蚣、全蝎各45g，蜜丸，每服5g，日2次，开水送下。曾施治于本病50余例，显效达95%，开始止痛有效日期，最快者5日。如治惠某，男，39岁，类风湿关节炎3年，手足不能涉冷水，伸屈不利，遍历中西名贵药品，针灸、推拿俱不为功，经服虎没丸300g，未竟剂而廖，长期病休得以复工。虎为国家一级保护动物，取材匮乏，施以豹骨代替，亦难以为继，易以鹿骨，皆非多得之品，则采用黄狗脊骨，仍有一定的疗效。

（四）病案举例

案1　谢某，男，66岁。

初诊：顽痹经年，两手指关节变形，僵直，伸屈不利，右拇指作痛尤甚，经温经通络等治，效果不显，脉小弦，舌苔薄。

处方：党参9g，当归9g，白芍9g，生草4.5g，熟地15g，威灵仙9g，鬼箭羽9g，露蜂房9g，红花9g，桃仁9g，赤芍9g，川断9g，杜仲9g，怀牛膝9g。

7剂后痛势缓解，再予上方加伸筋草15g巩固。

按语　患者高年久痹，非纯因风寒湿邪所致，乃本虚而标实，本责之于肝肾不足，气血不通。初投以温经通络之品，虽效但不显。其后予补益肝肾，行气活血，又因关节变形，以鬼箭羽、露蜂房合用，除痹活络。剿抚兼施，固本清源，功效显著。

案2　张某，女，56岁。

初诊：患坐骨神经痛10余年，时发时止，发则右侧臀部、髋部、小腿、足背均感疼痛剧烈，日轻夜重，甚则辗转呼号，不能自持，或彻夜难寐，遍尝中西药物不效。舌紫红，苔薄腻，脉弦数。证属痛痹，风寒阻滞经络，气血凝滞不通。

处方：投以"龙马丹"一料，嘱每晚吞服1粒，糖水送下。

因其子女至外地出差，未将服法与患者书明，患者1次即吞服4粒，2小时后发生头晕，肌肉发紧，牙噤齿强，四肢拘急麻木，不能言语，但意识清楚，经医院一般处理即见缓解，而后其病若失。

按语　"龙马定痛丹"组成为：马钱子、地鳖虫、地龙、全蝎、朱砂。马钱子，又名番木鳖，性味苦寒有毒，入肝脾经，功能活血通络止痛。张锡纯尝谓其："开通经络，透达关节之力，远胜于他药"；《外科全生集》称之："能搜筋骨入骱之风湿，祛皮里膜外凝结之痰毒"。配以地鳖虫、全蝎搜剔祛风，通络止痛，佐以朱砂为衣，制约马钱子毒性，且能护心神，通血脉。诸药合用，共奏活血脉、化瘀血、祛风湿、止痹痛之功效。

皮　肤　病

（一）概述

皮肤病是指有瘙痒、灼热、蚁行感、麻木等自觉症状，以及出现斑疹、丘疹、水疱、脓疱、结节、风团、鳞屑、糜烂、脱发等皮肤损害的疾病。在中医文献中，皮肤病名极多，仅《疡科心得集》、《医宗金鉴》、《外科全生集》三书中，记载就有 50 余种之多，概括起来大致可分为"癣"、"疮"、"疥"、"癞"、"风"等五类。从临床症状而言，主要包括细菌、霉菌、寄生虫引起的感染性皮肤疾患，还有过敏性及原因不明的皮肤病。

（二）病机探析

颜老认为，皮肤病的基本病机在外为风、湿、热，在内为气血不足，病位主要在心、肺、脾三脏，对疑难皮肤病，不但要辨痛、察色，重视触诊，而且要观察病程之长短，辨机体虚实，判断瘀血有无，颇为有益。《普济方》曰："人之一身不离乎气血，凡病经多日疗治不痊，须当调血。"

（三）审机论治

颜老辨证皮肤病，以"干"、"湿"为纲，凡皮肤干燥，痛轻痒重，搔挠后皮肤有出血点，为"干"类，属虚，为血虚生风生热，治宜养血清热祛风；凡皮肤红肿痒痛，搔挠处有渗水，甚则化脓，为"湿"类，属实，如风湿、风热、湿热为患，治以祛风、清热、利湿；而对皮肤病日久不愈，出现结节、皮损或色素沉着，则为瘀血之象，宜加入活血化瘀药治之。

1. 祛风止痒，化湿消肿

风邪致痒，湿邪致肿。颜老认为皮肤病中出现瘙痒、肿胀、渗水等症状与风、湿之邪为害有关，故祛风止痒、化湿消肿是治疗皮肤病的主要法则。若风湿热相夹为患，则皮肤红肿痒痛并见，遇热则剧，得凉则缓，伴有心烦口渴、小便黄赤、舌红脉数，治宜清热祛风化湿。颜老自拟麻黄蝉衣汤治之，效果显著，药为生麻黄、蝉衣、西河柳、赤芍、丹皮、槐花、生薏仁等。若风寒湿相夹为患，则皮肤苍白而肿，瘙痒重于疼痛，遇寒则重，得暖则缓，伴有畏寒肢冷、小便清利、舌淡苔白、脉浮紧等，治宜疏风散寒祛湿，方用桂枝汤出入，药为桂枝、生麻黄、白芍、紫苏、生姜、荆芥、防风等。

2. 活血祛风，化瘀止痛

疼痛是皮肤病常见的症状，如皮肤变应性血管炎、结节性红斑、红斑性肢痛症、急性发热性嗜中性皮病、带状疱疹后遗神经痛等病，皆以疼痛为主要症状。由于局部气血失畅，阻滞经络而呈固定性刺痛。正如唐容川所言："瘀血在脏腑经络之间，则周身疼痛。"颜老认为，此类疾病，治疗当遵张子和"气血流通为贵"之宗旨，治以理气活血化瘀。常用桃仁、红花、乳香、没药、郁金、姜黄、延胡索、川楝子、鬼箭羽等，方剂如王清任之身痛逐瘀汤类，运用时当辨其寒热虚实而加减：血热者加金银花、玄参、生地黄、牡丹皮；寒凝者加桂枝、细辛、麻黄；气虚者加黄芪、党参、白术；血虚者加当归、熟地黄、阿胶。皮肤病常有局部肿块或隆起，如临床常见之扁平疣、寻常疣等皮肤赘疣，以及恶性黑色素瘤、鲍温病等皮肤肿瘤，探其源由皆因阴阳失调，气血失和，血凝成瘀所致。《内经》曰："结者散之，留则攻之"，"菀陈则除之"，常以活血化瘀与软坚散结同用，药用如桃仁、桂枝、牡丹皮、五灵脂、牛膝、炮穿山甲、海藻、昆布、黄药子、牡蛎等，方如桂枝茯苓丸、海藻玉壶汤等。

3. 养血活血，祛瘀生新

察肤色，紫暗不荣，皆当祛瘀养血。凡皮肤干燥者，当以养血，皮肤色泽紫暗者，当以活血。颜老认为，皮肤病外观肤色改变为其辨证要点之一，如黄褐斑、黑变病之面色黧黑，肢端青紫病、网状青斑呈现之紫绀，进行性色素沉着病、过敏性紫癜所见之斑疹隐隐，皆为营血循行阻滞，瘀血凝聚肌肤之象。常用血府逐瘀汤加桑白皮以引药走于皮毛，取得了较好的疗效。其他如盘状红斑、硬皮病、银屑病及玫瑰糠疹，常表现为肌肤甲错，多为血虚兼瘀，常用养血活血，祛瘀生新之法，药用当归、川芎、红花、赤芍、丹参、鸡血藤等，方如桃红四物汤、生血润肤饮等。凡病瘀血阻滞，日久难消者，如皮肤变应性结节性血管炎之类，在选用三棱、莪术、毛冬青等草木之品时，酌加土鳖虫、水蛭、蜈蚣、全蝎等虫类药搜剔经络，可奏殊功。

（四）病案举例

案1　张某，女，31岁。

初诊：2个月前曾患外感发热，退热后两下肢发现有红斑结节，局部疼痛，走路尤甚，在外院诊为红斑性肢痛病，予以中西药治疗，时消时起，反复不愈。诊见：两小腿伸侧可见散在、大小不等的鲜红斑块6～7处，灼热感，疼痛明显，行走不利。舌红，苔薄黄腻，脉滑数。证属气滞血瘀，热毒下注，治宜理气活血通络，佐以清热。

处方：鸡血藤15g，地龙9g，当归9g，红花9g，牛膝9g，香附9g，赤芍9g，泽兰9g，茜草9g，王不留行9g，薏苡仁9g。7剂，每日1剂，水煎服。

二诊：药后红斑基本消退，大便不畅、脉滑、舌苔黄腻已化。守前方去金银花、薏苡仁，加桃仁9g，大黄6g。7剂而愈，未再复发。

按语　红斑灼热疼痛，舌红苔黄腻，热毒为患；病在双下肢，是为下注；病程反复2个月，久病入络必瘀。方用活血理气，清热解毒利湿药外，特用藤类攻四肢，地龙钻泥入土，无所不至，借牛膝引入下肢。二诊初愈，湿热已化，大便不畅，加大黄、桃仁活血并攻下，疗效方固。

案2　赵某，女，19岁。

初诊：3年来双下肢出现多个小硬结节，逐渐增多，瘙痒甚剧，经治疗瘙痒已减，但双下肢仍见多个豌豆大小的肿块，高于皮肤，呈暗褐色，舌暗，苔薄，脉弦细。诊为结节性痒疹。证属痰瘀交结，气凝血滞，治宜活血软坚散结。

处方：桃仁9g，红花9g，赤芍9g，牡丹皮9g，黄药子9g，炮穿山甲9g，连翘9g，荆芥9g，防风9g，蝉蜕6g。7剂。

二诊：药后结节有转红之势，已无瘙痒，舌暗，苔薄，脉细涩。守前方加重软坚散结，上方加三棱、莪术各9g。共服药2个月，结节平，瘙痒亦未再作。

按语　患者结节如豌豆高出皮面，诊为痰结；疹色暗褐，舌色暗，可见血瘀；伴有瘙痒，是为有风。方用桃、红、芍、丹活血；黄药子、炮山甲化痰；荆防、蝉蜕、防风驱风。二诊瘙痒虽止，但舌暗脉涩，仍予三棱、莪术加强活血，是取"治风先治血，血行风自灭"之意。

脱　发

（一）概述

脱发症在临床多见，其种类有斑秃、全秃、脂溢性脱发等，其他如产后、重病后、手术后发生脱发，有些药物也会引起生长期脱发。中医学称之为油风、蛀发癣等。

（二）病机探析

《内经·藏象》云："肾者主蛰，封藏之本，精之处也，其华在发，其充在骨，为阴中之少阴，通于冬气。"古人认为头发的盛衰，标志着肾脏的盈亏，肾脏是封藏之脏器，受纳五脏六腑之精气，是精的储藏之所，它的精华显露在头发，充实在骨髓。肾为先天之本，人生之根基，头发枯槁，发白，脱落，稀少，无不与肾有关，颜老则认为毛发盛衰与血气的关系也极为密切。如《巢氏病源》："足少阴肾之经也，其华在发，冲任之脉，为十二经之海，谓之血海，其别络上唇口，若血盛则荣于头发，故须发美，若血气衰弱，经脉虚竭不能荣润，故须发脱落。"又云："若血气盛则肾气强，肾气强则骨髓充满，故发润而黑，若血气虚则肾气弱，肾气弱则骨髓枯竭，故发变白而脱落。"由此可见，发之脱落和气血之盛衰有关，以血分药来治血气不足之脱发证，是有其理论据点的。

（三）审机论治

颜老认为对于脱发早期干性者，多为血热化风化燥所致，治宜润燥养血；后期病程缠绵多因血瘀阻窍，血不养发所为，治宜活血化瘀；因肝肾不足引起者，以补肾益精为主。

1. 清热凉血，祛风止痒

血分壅热，郁而化火，上犯巅顶，热伤阴血，则毛发失养而脱落。《冯氏锦囊秘录》谓："发乃血之余，枯者血不足也，忽然脱落，头皮多痒，须眉并落者，乃血热生风，风摇木动之象也。"证见头发突然脱落，头皮微红作痒，或头发干枯少泽，头屑增多，伴心烦易怒，大便秘结，舌红苔黄腻，脉弦数，治宜凉血祛风，方用清营汤、丹栀逍遥散等，药如生地、赤芍、槐花、丹皮、地骨皮、黄芩、侧柏叶等。

2. 滋养营血，升阳生发

素体虚弱，或病后产后，血气不足，不能荣养毛发，则发枯而落，症见头发枯黄无泽，每于梳洗时脱落，伴有面色萎黄、头晕心悸、失眠健忘、神疲乏力、指甲枯而少华、舌淡苔薄、脉细等，治宜养血生发，方为二仙丹、四物汤、归脾汤等。颜老认为，头为诸阳之会，唯风可到，主张在养血方中或加入祛风止痒之品，或伍以补气升阳之药，才能收到事半功倍的效果，故常在养血方中加入蔓荆子、防风、葛根、升麻、黄芪等。

3. 活血化瘀，通窍生发

血瘀阻窍，血不养发，则发枯而脱。《医林改错》谓："伤寒、瘟病后头发脱落，各医书皆言伤血,不知皮里肉外血瘀,阻塞血络,新血不能养发,故发脱落,无痛脱发,亦是血瘀。"症见头部圆形脱发,或头顶秃发,病程缠绵,伴情志抑郁,头痛头晕,入夜乱梦,舌紫苔薄白,脉弦,治当活血化瘀。颜老习用血府逐瘀汤、通窍活血汤化裁,药如桃仁、红花、赤芍、当归、川芎、柴胡、香附等。

4. 补肾益精,润养毛发

肾气不足,肾精亏虚,则毛发不能正常生长。症见头发大片脱落,甚则全秃,或见小儿毛发稀少细软,生长迟缓,或见老年毛发干枯少泽脱落,伴有头晕目眩、腰膝酸软、舌淡苔薄白、脉沉细,治宜补肾生发,方用七宝美髯丹出入。此方由明代方士邵应节所传,由何首乌、白茯苓、怀牛膝、当归、枸杞子、菟丝子、补骨脂等组成。颜老认为,肝肾同源,精血互生,故治疗脱发宜肝肾同治,方中如配以逍遥散等疏通肝络,有益而无弊。

(四)病案举例

案 赵某,男,50岁。

病史:患者有胃病史,长期消化不良,秋季感冒发热而后始有脱发,开始时在早晨梳洗时脱发较多,之后发现在睡眠时亦有大量脱发,甚至以手一摸,即脱落较多,经多方治疗无效而来就诊。

初诊:脱发有年,曾服补肾之品无效,发为血之余,当从血分求之。生发丸主之。

处方:侧柏叶60g,当归60g。

20天后,即有新发生长,续服一个疗程,药未竟即满头黑发。

按语 养血活血,凉血生发,方用生发丸。原方载于皇汉医药丛书"丹方之研究"一辑,原名"二仙丹"。组成:侧柏叶四两,全当归二两,焙干,研为细末,水泛成丸如梧桐子大小。服法:每天早晨以盐开水送下三钱,一日一次,连续服用20天为一疗程。如必要可以继续服用,并无不良反应。一般在服药20天即见脱发显著减轻,而有新发生长,有的病例仅服药10天后即有好转。亦有需连服两料方可见效者。此药无副作用,可连续服用至三四个疗程。方中侧柏叶苦微温,无毒,治吐血衄血、血痢血崩、能去湿痹,生肌,主治各种出血证,其止血之效在燥湿散血,而不在清热止血,中医在临床上多用作止血药,在《日华子本草》上曾提及外用涂头,能黑润须发。当归苦温无毒,近人多用作行血、补血、活血之药,《本经》认为其能温中止痛,治血内有毒,中风痉汗不出,补五脏等。甄权云:"能治一切风,一切气,补一切劳,破恶血,化癥瘕,去肠胃冷"。两药对血气衰弱的脱发有效。